«Vida low tox es una guía completa, inspiradora y, lo más importante de todo, realizable, hacia una vida sana y baja en tóxicos. Es un libro al que sin duda volverás una y otra vez.»

GEORGIA HARDING, NATURÓPATA

«Este hermoso libro identifica muchas de las toxinas artificiales que pueden causar efectos adversos en la salud y ofrece muchos consejos prácticos y fáciles de seguir acerca de cómo reducir tu exposición.»

NICOLE BIJLSMA, EXPERTA EN MEDICINA MEDIOAMBIENTAL, DOCTORANDA

«Éste es justo el libro que necesitas para demostrar cómo, con unos cuantos cambios simples y deliciosos, puedes dejar de limitarte a sobrevivir y, de hecho, florecer.»

JUDE BLEREAU, CHEF NATURISTA, ESCRITORA Y PROFESORA

«Las generaciones futuras pondrán cara de incredulidad ante el daño que le hemos infligido a nuestro único hogar, y a nosotros mismos, a lo largo de los dos últimos siglos [...]. También agradecerán que la situación cambiara cuando espíritus valerosos como Alexx alzaron la voz y le recordaron a todo el mundo que hay una forma mejor de avanzar.»

MARK J. HENRY, FUNDADOR E INGENIERO DE DESARROLLO DE SOLIDTEKNICS

«Nunca ha habido un momento más importante en la historia de la humanidad para tomar el control de tu propia salud. A diario estamos expuestos a literalmente decenas de miles de compuestos químicos a los que los humanos nunca se habían expuesto hasta ahora... Vida low tox es tu manual para tomar decisiones informadas respecto a cómo reducir tu exposición. Alexx proporciona soluciones sensatas, factibles y asequibles para ayudarte a fomentar tu resiliencia y a ser la mejor persona que puedas ser.»

DOCTOR RON EHRLICH, DEFENSOR DE LA SALUD HOLÍSTICA, DENTISTA, ESCRITOR

*Este libro está dedicado a mi hijo,
Sebastien. Todo lo que hago y el esfuerzo
que pongo en ello pretende crear un
mundo mejor para ti, precioso mío.
Un mundo que recompense lo bueno y
verdadero por encima de lo brillante
y nuevo, y un mundo que respete
a la que fue la mayor dadora de vida
para todos nosotros: la Madre Naturaleza.
Nutrámosla bien para que ella
pueda continuar nutriéndonos
bien a nosotros en el círculo de la vida.*

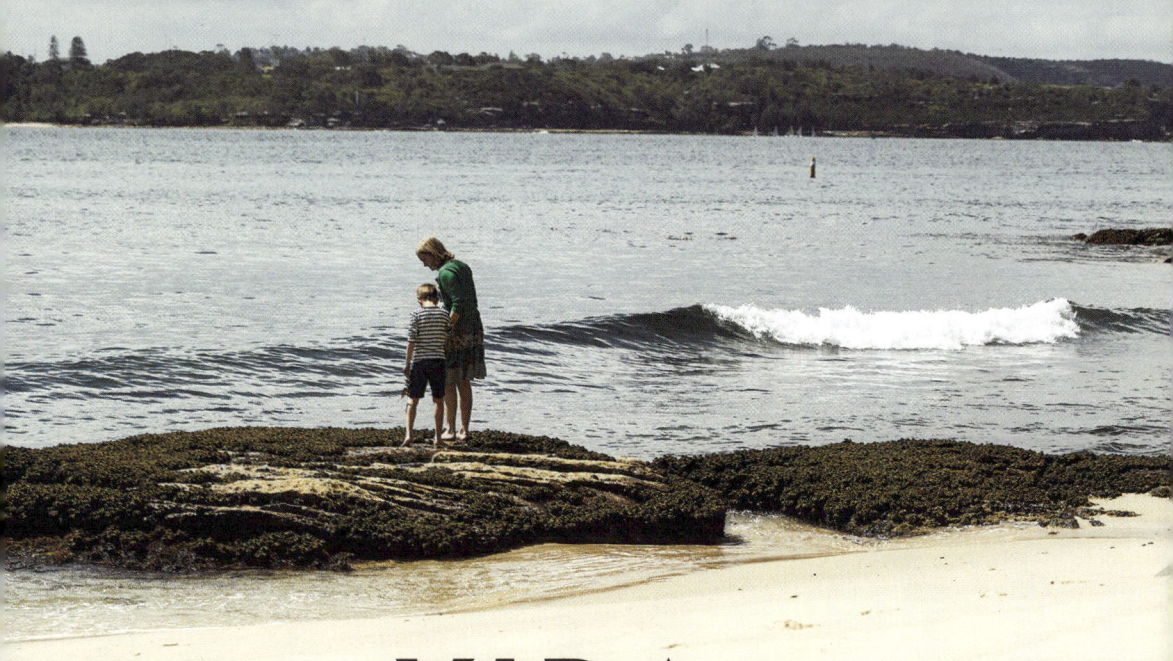

VIDA LOW TOX

MANUAL PARA VIVIR SALUDABLE
EN UN PLANETA FELIZ

ALEXX STUART

CONTENIDO

Introducción: Resulta que conozco a una chica... **6**

CAPÍTULO 1
VIDA LOW TOX
21

Hoy es el día perfecto para reducir los tóxicos **22**

Descubrimiento, no privación **28**

Atención al *greenwashing* **30**

La incómoda verdad sobre la comodidad **33**

CAPÍTULO 2
CUERPO LOW TOX
37

Cuidado personal **38**

Cuidado facial **46**

Maquillaje **56**

Cuidado corporal y protectores solares **61**

Cuidado del cabello **70**

Cuidado de las uñas **78**

Cuidado dental **82**

Fragancia personal **85**

Soluciones detox sencillas **88**

CAPÍTULO 3
HOGAR LOW TOX
93

Respirar con tranquilidad en casa **94**

Productos de limpieza y detergentes para la ropa **97**

Utensilios de cocina y repostería **116**

Fragancias y velas para el hogar **119**

Agua **123**

Reducir el uso de plásticos en un mundo atestado de plásticos **126**

Objetivo: cubo de la basura diminuto **136**

Reducir la exposición a sustancias contaminantes en el hogar **144**

Reducir los campos electromagnéticos **150**

Dormitorio low tox **153**

Ropa y textiles low tox **158**

CAPÍTULO 4

COMIDA LOW TOX

165

¿Que hay *qué* en mi compra del supermercado? 166

¿Qué es comida de verdad? 170

¿Qué no es comida de verdad? 172

Comer alimentos de verdad 175

¿Es importante lo orgánico? 180

Cocinar más sin perder el tiempo 186

Recortar el presupuesto para alimentación 189

Redefinir los caprichos: descubrimiento, no privación 191

Banquetes low tox 196

CAPÍTULO 5

MENTE LOW TOX

233

Permanecer felices mientras hacemos cambios low tox 234

Ganar tiempo 236

Satisfacción 238

Conexión 240

Sentirse anclado y unido a la tierra 242

Meditación 244

Descanso y relajación 246

Irradiar el cambio de manera pacífica 250

No es un adiós, es un *au revoir* 256

Bibliografía 260

Agradecimientos 266

Índice 268

INTRODUCCIÓN: RESULTA QUE CONOZCO A UNA CHICA...

...que come palomitas de microondas. Parece que le dan tos, pero no se hace muchas preguntas al respecto. ¡Ñam!

* Su idea de comer algo rápido implica verter el contenido de una bolsita en un cuenco, añadir leche desnatada y meterlo en el microondas durante tres minutos y cincuenta segundos a la máxima potencia; en el último momento, agrega un poco de calabacín troceado.
* Fuma mucho, casi un paquete al día. «Le encanta», así que no tiene ninguna intención de dejarlo en un futuro próximo, a pesar de que le ha prometido a su familia que lo hará más o menos cuando las velas no ardan.
* Se toma un par de cócteles o copas de vino todas las tardes después del trabajo, y a veces también unos cuantos chupitos de tequila.
* Ingiere a diario cuatro tipos distintos de medicamentos por problemas sinusales, como anticonceptivos y para aliviar las migrañas.
* Se pone nerviosa si no tiene analgésicos extrafuertes en casa. No sabe muy bien por qué enferma tanto y debe consumir tal cantidad de analgésicos y comprimidos para el catarro y la gripe. La verdad es que no tiene tiempo para pensar en ello. Hora de ir a trabajar.
* Le recetan antibióticos cada dos meses para curar sus inútiles amígdalas, y luego antifúngicos para lidiar con las consecuencias.
* Su aperitivo favorito son las tiras de maíz ahumadas a la barbacoa. Es muy raro, porque cuando las come no para de toser y le entra dolor de cabeza. Pero... ¡son tan ricas!
* Tiene una colección de más de cincuenta perfumes. Y jaquecas constantes. Huele bien, eso sí. ¡Una fragancia para cada estado de ánimo!
* Utiliza un desodorante en espray con un olor muy fuerte y atesora más de cincuenta productos para el cuidado de la piel. Usa una crema con perlas microexfo-

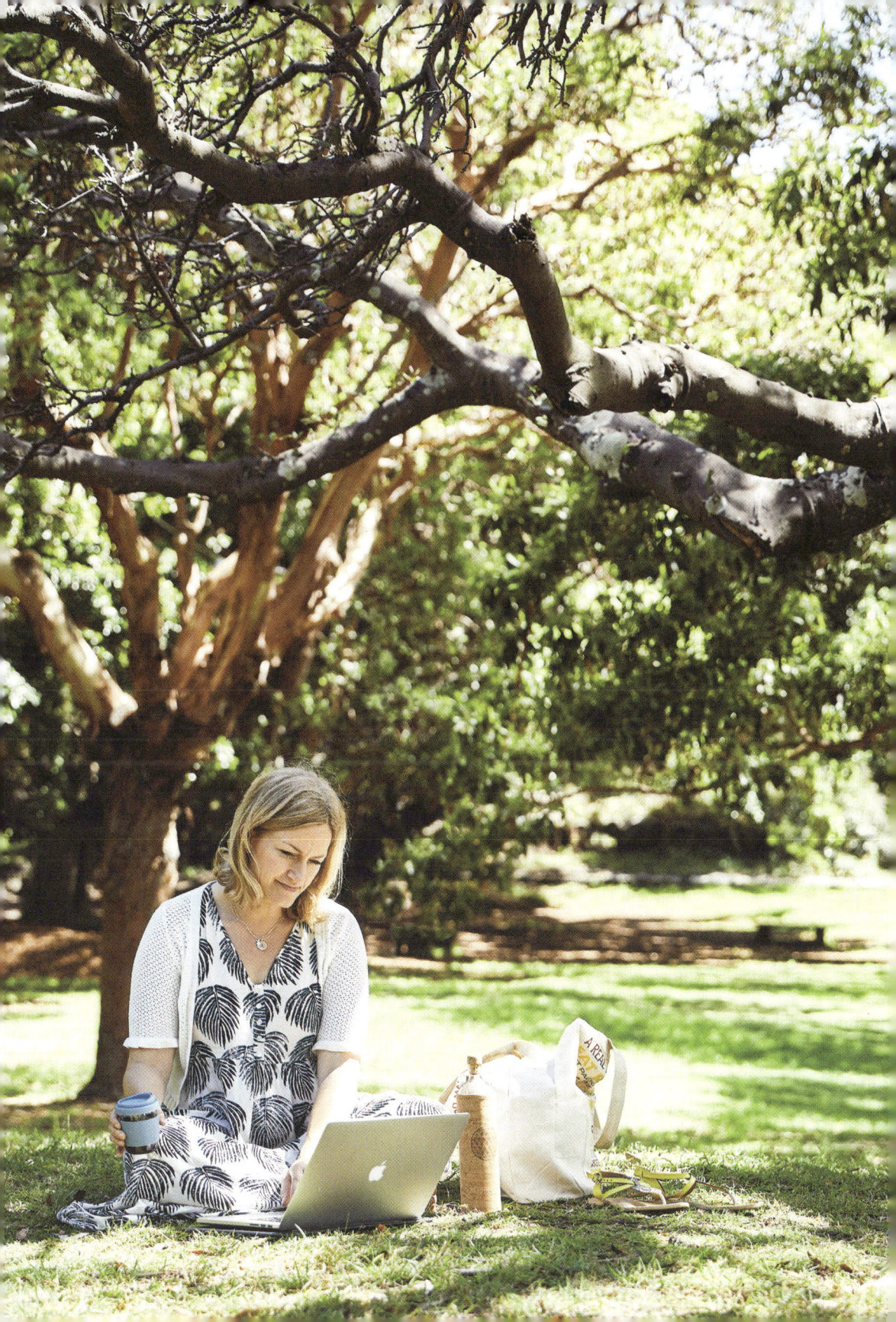

liantes mágicas: hay miles de ellas en cada bote. Está bastante convencida de que tiene menos arrugas gracias a ella, tal como decía el anuncio, así que les canta sus alabanzas a sus amigas.

* Tiene más de doscientos artículos de maquillaje que guarda en un cofre con tres cajones. Después de arreglarse por las mañanas se pasa un par de horas con los ojos llorosos y le pican un poco. Pero ¡qué colores tan bonitos!
* Compra siempre el yogur bajo en grasa, el aliño bajo en grasa, el queso fresco bajo en grasa, las galletas bajas en grasa, el bizcocho de chocolate sin grasa, el queso curado bajo en grasa, la leche desnatada, los *marshmallows* sin grasa y los batidos de desayuno bajos en grasa puesto que cree que todos ellos son la mejor opción... Eso dicen los anuncios, ¿no?
* Utiliza un espray que neutraliza los olores para que su uniforme de trabajo esté impecable y fresco, y suavizante para que todo esté supersuave y huela «a gloria».
* Está muy delgada, así que debe de estar bastante sana, ¿verdad?

«Ella» podría ser, y es probable que sea, cualquiera de nosotros, al menos en parte. Pero en este caso, en realidad «ella» soy yo, a los veintiséis años.

MI PUNTO DE INFLEXIÓN

En esa época estaba a punto de recurrir por primera vez a una naturópata, Christine, durante una crisis de salud en la que una triple ronda de antibióticos fortísimos no consiguió curarme las anginas. Había llegado a un punto tan sumamente bajo —tomaba muchos analgésicos por los frecuentes dolores de cabeza y antibióticos para los brotes de amigdalitis— que al final me vi obligada a pensar de forma creativa. Como dijo una vez una persona sabia, hacer lo mismo una y otra vez y esperar un resultado distinto es sin duda una locura, ¿no crees? Christine me cambió la vida.

Un año después, el que en ese momento era mi novio y ahora es mi marido fue lo bastante fuerte para dejar de fumar conmigo y, a lo largo de los siguientes años, informarse acerca de los aditivos, los conservantes y la cría intensiva de animales. Depuramos nuestra alimentación, redujimos el consumo de productos químicos en casa y trajimos al mundo a un niño precioso para convertirnos en una familia. Y todo con un presupuesto insignificante, podría añadir, y siendo personas normales con montones de cosas que hacer a diario.

De lo que vemos en Instagram podríamos deducir que, para disminuir nuestra carga tóxica y llevar una vida tranquila, con comidas más sencillas y productos caseros, hemos de ser agricultores con acceso ilimitado a fondos para ropa de hogar perfecta, jarras y piezas de cerámica raras y madera blanqueada; además de tener mano para la decoración floral y la costura. Y aunque tuve acceso a increíbles piezas de cerámica para las fotos que aparecen en este libro y adoro seguir la vida de personas dotadas para las manualidades, me alegro bastante de que Instagram no existiera cuando yo empecé, porque podría haber abandonado creyendo que jamás llegaría a hacer todo aquello con tanto primor. ¿Quieres apreciar los dones de la imperfección a lo largo de tu viaje? Entonces sígueme. ¡Sentirás que lo estás haciendo muy bien!

El objetivo de este juego no es la perfección.

Si eres una persona ocupada, desordenada, que va justa de presupuesto y a la que además no se le da del todo bien cocinar, hacer cestas de mimbre o elaborar sus propios bálsamos y ungüentos: «¡Hola!». Somos millones aquí fuera, pero aun así podemos llevar una vida baja en tóxicos (abundaré sobre esto más adelante) a nuestra manera y terminar convirtiéndonos en verdaderos expertos. ¡Yo me he sorprendido a mí misma inventando recetas a prueba de idiotas y formas supersencillas de cocinar y quedar como una reina delante de tus amigos y familiares! En serio, tengo que pellizcarme cuando pienso en que enseño a la gente a cocinar, porque a los treinta años no sabía ni freír un huevo.

Y antes de que pienses que ahora estoy absuelta de todos los pecados altos en tóxicos, que bebo un montón de batidos verdes mientras hago yoga en una colina al atardecer, que luego preparo diez recetas totalmente caseras sin ningún tipo de esfuerzo y que dedico una hora a la meditación antes de irme a la cama, siento decepcionarte, pero no soy perfecta. Mientras escribo esto, estoy tomándome una maravillosa ginebra californiana de producción limitada con hielo. Ayer me teñí el pelo y, como estoy escribiendo este libro, durante el último mes no he hecho más que un par de rápidos saludos al sol cada día. El objetivo de este juego no es la perfección. La perfección no existe, y me hizo feliz darme cuenta de que todo lo que estoy haciendo es suficiente siempre que esté haciéndolo lo mejor posible.

FACILITAR EL CAMBIO

Otra cosa que he comprendido es que, aunque no puedes modificar el pasado, siempre puedes reescribir el resto de *tu* libro, y esa reescritura puede ser sólo tuya. Cuando era pequeña, en las décadas de 1980 y 1990, los iconos trataban de imponerme de forma continua un cambio agresivo a base de dietas estrictas y programas de ejercicio, pero siempre sentía que había fracasado antes de empezar. Por el contrario, en *este* viaje de cambio, el que he creado para mí, he encontrado alegría, libertad y comodidad. He creado el sistema que nos funciona a mi familia, a mí y a mi vida.

> *En este viaje de cambio, he encontrado alegría, libertad y comodidad.*

Es lo mismo que quiero para ti. No soportaría que alguien leyera este libro con la sensación de «no estar haciéndolo bien», así que es importante que procuremos convertir el cambio en un éxito, porque he comprobado que, por una vez, los cambios que he llevado a cabo durante este camino hacia una vida baja en tóxicos han llegado para quedarse. Y ha resultado bastante sencillo... casi siempre. ¿Cómo puede ser, si, como a la mayoría de nosotros, cambiar siempre me había resultado dificilísimo? Tras pensarlo mucho, he llegado a la conclusión de que no mantenemos los cambios por todas o alguna de estas seis razones:

1. No entendemos realmente *por qué* ese cambio concreto es necesario.
2. No entendemos realmente *cómo* llevar a cabo el cambio de manera eficaz.
3. Cuando realizamos el cambio nos sentimos peor que antes de hacerlo, así que es inevitable que no queramos permanecer «cambiados» para siempre, ¡y ésta es la razón por la que las dietas estrictas jamás funcionan a largo plazo! Al final ganará el chocolate. Siempre lo consigue.
4. Agotamos nuestra capacidad mental, financiera o de dedicación temporal para efectuar cambios, por muy buenos que éstos sean, y abandonamos el barco a toda prisa porque la sensación de fracaso es demasiado vergonzosa.
5. Intentamos cambiar porque *alguien* piensa que es buena idea, pero nosotros todavía no hemos llegado a ese punto.

6 Copiamos la versión de cambio de alguien y nos perdemos a nosotros mismos durante el proceso. Y entonces un día nos despertamos, pensamos «no puedo seguir con esto» y abandonamos.

Una vez que averigüé *por qué* los cambios no habían funcionado en ocasiones anteriores, supe lo que necesitaba para lograr que fueran definitivos: debían ser cambios que *yo* misma quisiera hacer y que supiera a ciencia cierta que eran buena idea. Veamos los seis factores del SÍ para el cambio positivo, para no quedarnos con los negativos que acabo de enumerar:

1 Entiendo a la perfección por qué este cambio es necesario.
2 Entiendo a la perfección las opciones que tengo para llevar a cabo este cambio.
3 Este cambio me hace sentir bien y estoy utilizando un nivel de culpa saludable, ahora que sé lo que sé, a modo de trampolín para mejorar y hacer lo que quiero hacer.
4 He establecido como prioridad el espacio mental, el presupuesto y el tiempo necesarios para realizar este cambio.
5 Me da igual lo que hagan los demás. A mí me parece que esto es una buena idea y que merece la pena priorizarlo.
6 He visto unas cuantas maneras diferentes de afrontarlo, pero ésta es la que me resuena. Voy a hacerla propia.

Tomemos las bolsas de plástico como ejemplo. Antes era consciente de que las bolsas de plástico contaminaban nuestro planeta, pero en realidad no comprendía del todo la envergadura del problema. No luchaba contra la contaminación con pasión y determinación. Las bolsas de plástico me resultaban muy cómodas. Si a eso le sumas que no había dado con un método para recordar llevarme las bolsas reutilizables siempre que iba al supermercado, el resultado me convertía en una auténtica «buena chica a veces». Cuando estaba cansada después de una larga jornada de trabajo, me limitaba a aceptar la dichosa bolsa. Así que, ¿cómo cambié esa costumbre? Cumpliendo los seis factores del SÍ y logrando que el cambio fuera, en efecto, permanente. ¿Cómo lo conseguí? En seis pasos:

1 Estudié. Vi un par de documentales didácticos sobre plásticos de un solo uso que me llegaron al alma. Eso despertó mi fuego interior. Entendí el alcance del problema y me sentí horrorizada.

2. Puse normas. Pensé en cómo podía acabar con la costumbre de aceptar las bolsas de plástico y en una manera de acordarme casi siempre de las reutilizables. Me planteé un sencillo reto no negociable: si me olvidaba de la bolsa reutilizable, tendría que cargar con los productos en la mano o bien dejarlos allí. Enseguida me aseguré de que aquello no sucediera muy a menudo... dejando bolsas reutilizables por todas partes: junto a la puerta de casa en lugar de guardarlas después de colocar la compra, en el coche, en mi bolso de mano...
3. Lo convertí en algo más importante que yo misma. Me concentré en la belleza del cambio que estaba llevando a cabo, por mi propia sensación de realización y por nuestro hermoso planeta. Pensé en el mundo que iba a heredar mi hijo.
4. Hice espacio mental para el cambio. Lo escogí como prioridad en la que enfocarme.
5. Lo hice porque quería, no porque «debía».
6. Lo hice «*a mi maneeera*». Gracias, Frank.

Por fin se acabaron las bolsas de plástico.

Así, más que ser sinónimo de privación y dureza, convertí el cambio en una sensación de triunfo y descubrimiento en todos los ámbitos de la vida low tox. Acuñé este término allá por 2012, cuando decidí empezar a compartir mis experiencias y aprendizaje y a ofrecer a otras personas una mano amiga a lo largo del camino.

¡Fue tan fácil! Ya no me moría de ganas de comerme esa barra de chocolate procesada. De hecho, se convirtió más en un caso de «¡Como si yo fuera a comerme eso!» que de «Ohhh, no debería/puedo comérmela». Esto último es sencillamente insostenible, y si descubres que quieres hacer cambios pero sigues enfocándolos desde la perspectiva del «Ohhh, no debería», entonces es que todavía te queda bastante trabajo por hacer para lograr que los cambios que deseas se mantengan gracias a algo más que la culpa. La culpa puede ser positiva si se emplea como trampolín y no como algo en lo que regodearse, pero aun así no es suficiente.

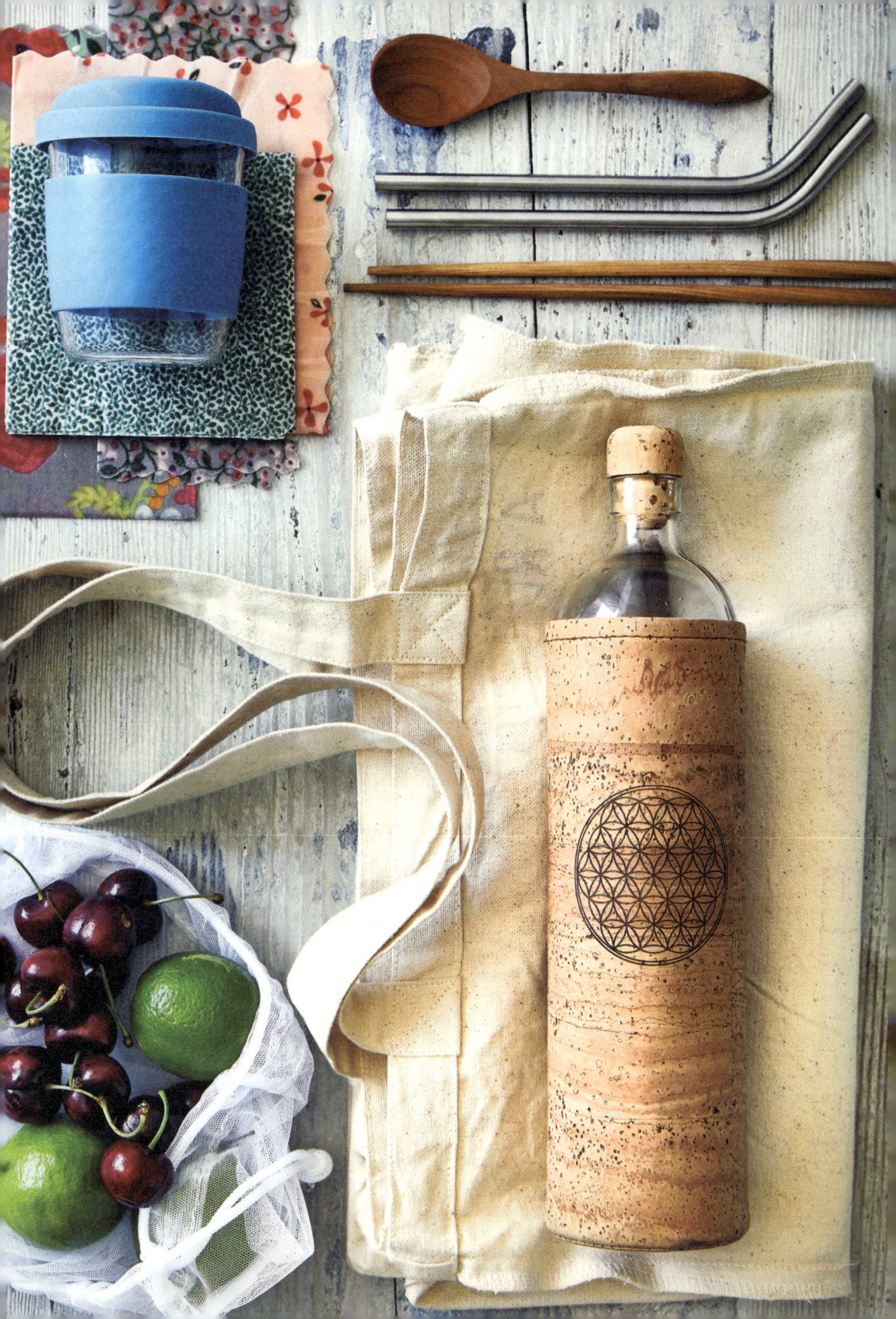

ENCUENTRA TU MOTIVO PERSONAL PARA CAMBIAR

Dado que en este libro vamos a hablar de disminuir nuestra carga de tóxicos, pregúntate ahora mismo: «¿Por qué estoy aquí?». Conecta con el motivo por el que te interesa este tema. ¿Es por tu propia salud? ¿Es por el medio ambiente? ¿O porque miras a tu hijo o hija y piensas «No quiero criarlos en un mundo de productos sintéticos y excesos»? ¿Hay en tu familia alguna enfermedad que nada logra solucionar y quieres explorar el impacto potencial de reducir tu carga de tóxicos? ¿Es tan sólo porque quieres intercambiar los productos de tu vida cotidiana por otros que te proporcionen paz mental?

Una vez que conectes con un impulso poderoso que te empuje a ponerte en marcha, es posible que descubras que, a medida que vas aprendiendo cosas nuevas, hay otros que van revelándose a lo largo del camino. Aun así, todos empezamos a partir de una pequeña corazonada que, desde algún rincón, nos dice que vale la pena investigar todo esto.

Mi primera razón para indagar un poco fue que ya no me quedaban fuerzas para enfrentarme a otro día de amígdalas rabiosas. La segunda fue el dolor de estómago y las glándulas inflamadas, para lo que no encontré una solución hasta que probé a eliminar el gluten de mi dieta. ¡Caray, era eso! La tercera fue mi hijo y el deseo de analizar y comprender todo lo que iba a ponerle y a darle de comer. Nunca me olvidaré de cuando, en mitad del pasillo de un supermercado, tuve uno de esos momentos de película en los que el actor empieza a emitir un grito agudo y prolongado y, para transmitir lo estridente del chillido y la importancia del momento, la cámara muestra los edificios circundantes, luego el resto de la ciudad, después una vista aérea y por último el espacio, ¿sabes a qué escenas me refiero? Pues ésa fui yo al tener «ese momento» mientras intentaba descifrar cremas y tarros de comida y pensaba «¿Qué *contiene* todo esto y cómo ha llegado hasta aquí?».

El cuarto motivo es pensar en grande, alzar mi voz y ayudar a todo el que pueda a crear un cambio de base. No tengo el carácter adecuado para la elaboración de políticas, para saltar de un barco a otro en el Pacífico o para organizar protestas. Si intentara promover el cambio con esos métodos, estaría negando mi identidad personal. Estaría haciéndolo a *su* manera, no a la *mía* (frase a la que mis amigos no paran de añadir «todavía», pero ¡ya se verá!). Y por eso me he lanzado en cuerpo y alma a ser una activista moderada, desde mis compras, desde mi cocina y mi casa, y compartirlo contigo y con nuestra comunidad low tox. Y lo bonito es que, una vez que aprendas todas estas cosas, te tocará a ti decidir qué hacer con ellas, cómo aplicarlas y a qué velocidad y hasta qué punto; y ya sea llevando a cabo estupendos cambios en tu vida y facilitándoles recursos a tus amigos cuando te los pidan, ya sea impulsando un cambio en las políticas, todos somos necesarios. Hasta la última de nuestras diversas maneras de establecer la diferencia es importante. A fin de cuentas, el colectivo es tan fuerte como lo sea su diversidad.

Hasta la última de nuestras diversas maneras de establecer la diferencia es importante. A fin de cuentas, el colectivo es tan fuerte como lo sea su diversidad.

En resumen, a lo que se reduce todo esto de que cada cual actúe a su manera es a lo siguiente: si estás aquí es porque sientes curiosidad acerca de cómo vivir más en sintonía con la naturaleza por medio de las decisiones que tomamos a diario (por ejemplo, respecto a qué nos ponemos o metemos en el cuerpo y respecto a qué elegimos tener alrededor). Cuanto más aprendas, más consciente serás de nuestro poder colectivo para crear influencias positivas en nuestra salud... y en la del planeta. Te preocupa la comida que compras o cultivas y también elegir las mejores opciones posibles para la salud de las personas y del planeta. Sabes lo que te aplicas en la piel y lo que empleas en tu higiene y en tu casa, y también que estás tomando las mejores decisiones posibles para el planeta y sus habitantes. Eres consciente de lo que permites que tu mente asuma y exprese, y escoges lo mejor posible a favor de la felicidad, la bondad y la paz. ¿Estoy describiendo una humanidad utópica? Sí, creo que eso es lo que estoy haciendo.

Bien, es posible que nuestra convencional forma de pensar que todo es blanco o negro te esté haciendo preguntarte: «¿Por qué "baja" en tóxicos y no "libre" de tóxicos?». Se debe a que mi deseo era crear un espacio para mí —y para todos aquellos que quisieran unirse a la comunidad low tox— que no fuera de extremos y blancos o negros. Sé que a veces vas a tener un día asqueroso cuando lo único que querías era no albergar más que pensamientos pacíficos. Que vas a tomarte un zumo en un aeropuerto extranjero y a olvidarte del vaso reutilizable o de decir «Sin pajita, por favor».

Que vas a comerte un filete de ternera no orgánica y alimentada con grano genéticamente modificado, acompañado de salsa de bote y cocinado con mucho amor, en casa de un amigo. Que vas a comerte una galleta procesada en un desayuno de media mañana. Que vas a recibir un producto comprado por internet que esté envuelto mil veces en plástico de burbujas (en serio, ¿qué les pasa con el plástico de burbujas? ¡Mándales un correo electrónico!).

Nada es blanco o negro. Nadie puede llevar una vida «libre de toxinas» o «cien por cien orgánica» en el mundo de hoy. Según mi experiencia, cuando intenté darle una breve oportunidad a ese extremo, resultó ser estresante. Me amargué. Y la verdad, estoy bastante convencida de que el estrés acabó con cualquier posible beneficio para mi salud, porque el estrés es el asesino silencioso capaz de destruirnos a todos mucho más rápido de lo que jamás lo haría una hoja de lechuga no orgánica. Así que «vida low tox» me parecía alcanzable, transmitía que podíamos ir incorporando sobre la marcha cada vez más cambios maravillosos en el ámbito del cuerpo, el hogar, la alimentación y la mente sin sentir que habíamos fracasado y que no éramos perfectos. Por lo que se ve, es algo que resonó en miles de personas, así que aquí estamos todos, y ahora tú también vas a unirte a la comunidad. ¡Hurra!

PUEDES HACERLO

• • • • • • • • • •

Si acabas de embarcarte en este viaje, tienes que empezar por algún lado. Es similar a cambiarse de casa y pensar: «¿Cómo voy a conseguir meter en cajas todo lo que hay en este apartamento?». La respuesta es cajón a cajón, estantería a estantería y caja de juguetes a caja de juguetes. Iniciar una vida baja en tóxicos no es diferente. Empieza con un cambio de desodorante o con pasarte al brócoli orgánico. Tras mi confesión de más arriba, es obvio que cuando yo empecé tenía mucho trabajo por hacer. Y aún me queda. Nunca terminamos, y que no tengamos que «llegar» a ningún sitio y decir: «Lo logré, ahora todo es perfecto» es un consuelo para mí. Sólo hay que ir haciéndolo siempre un poco mejor a medida que vas aprendiendo, o que dispones de fondos, o que tienes tiempo para priorizar algo. Aquí no se juzga. Deja en la puerta los posibles sentimientos de culpa por lo que no sabías hasta ahora y entusiásmate por lo que está por venir. No te preocupes por lo que ocurre de vez en cuando. Concéntrate en aspirar a la excelencia en lo que haces *la mayor parte del tiempo*.

Con el transcurso del tiempo, te convertirás en un detective cada vez mejor. Te resultará más fácil tomar mejores decisiones. Encontrarás productos y tiendas buenísimos y auténticos en los que confiar, y disfrutarás muchísimo de la paz que te da saber adónde va a parar tu dinero. También descubrirás que necesitas menos.

Siempre habrá alguien que sepa más que tú. Siempre habrá alguien que sepa menos. No te machaques, y tampoco machaques a nadie por estar justo al principio del viaje. Recuerda que tú también estuviste ahí una vez.

> ESTO SE PARECE A APRENDER UN IDIOMA. NO VAS A DOMINARLO EN UNA SEMANA.

Llevar una vida baja en tóxicos es algo muy personal. En mis cursos he tenido alumnos que terminan yéndose a vivir al campo en casitas diminutas construidas con sus propias manos tras abandonar un puesto importante en una multinacional (y sí, cuando he leído sus apasionantes historias en los chats de grupo, durante un breve instante he pensado: «¡Es demasiado, y yo no estoy haciendo lo suficiente!», pero luego he vuelto a ponerle freno a mi actitud. Ésa es *su* historia, la mía es mía. Y la tuya será tuya). Otros, por el contrario, han agradecido hacer unos cuantos cambios en su casa y en su vida diaria, sentir que están haciendo lo mejor por su ajetreada familia urbana y a la vez poniendo su granito de arena a favor del planeta, y eso también es perfectamente válido.

Con independencia de cómo se desarrolle para ti el proceso de cambio mientras lees las siguientes páginas, que sepas que no hay una única forma de éxito. Éste es un viaje de curiosidad y de despertares hacia mejores elecciones para nosotros mismos y para el planeta. Cómo decidamos vivir nuestra vida consciente a partir de los conocimientos que adquiramos depende por completo de cada uno de nosotros.

EL CAMBIO QUE TODOS NECESITAMOS

El cambio tiene que sentar bien. Puede que suponga un reto, desde luego, pero para que sea sostenible tiene que hacernos sentir bien. Así que, casi sin darme cuenta, ahora mi trabajo es ayudar a la gente a explorar el cambio en su vida cuando siente curiosidad acerca de cómo y por qué reducir su carga diaria de tóxicos y acercarse a la naturaleza en este atareado mundo moderno; después los ayudo a llevarlo a cabo de una manera práctica en su cuerpo, su casa, su alimentación y su mente. Con este propósito, me encantaría darte la bienvenida oficial a este libro, que podría decirse que es una especie de pack de iniciación detallado sobre cómo vivir una vida low tox.

El cambio tiene que sentar bien. Puede que suponga un reto, desde luego, pero para que sea sostenible tiene que hacernos sentir bien.

Voy a dejaros con una idea emocionante y poderosa. Se llama el principio de la séptima generación y está extraído de la Gran Ley de la Paz de los Haudenosaunee, que es la constitución oral de la Confederación Iroquesa, la democracia participativa más antigua del mundo:

> «EN TODAS NUESTRAS DELIBERACIONES, DEBEMOS CONSIDERAR EL IMPACTO DE NUESTRAS DECISIONES SOBRE LAS SIETE GENERACIONES SIGUIENTES.»

(Gracias a los maravillosos nativos americanos. Ellos sí que sabían.)

Imagina cómo quedan nuestras decisiones cuando empleamos esta frase como barómetro. Distinto de lo que nos rodea ahora mismo por todas partes, ¿no?

Para empezar, quiero empoderarte con unas palabras que fomenten tu mentalidad curiosa y abierta y hablarte sobre cómo ser la primera persona que hace cambios en su entorno y cómo sortear el complicado mundo del *greenwashing*.

¡Felices lectura y viaje!

CAPÍTULO UNO

....

VIDA
LOW TOX

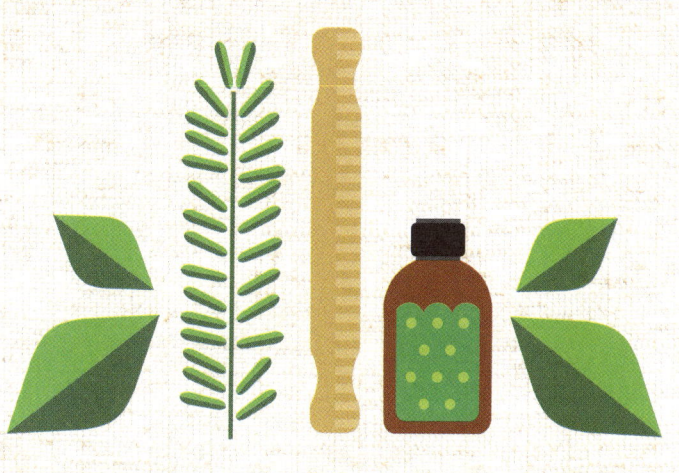

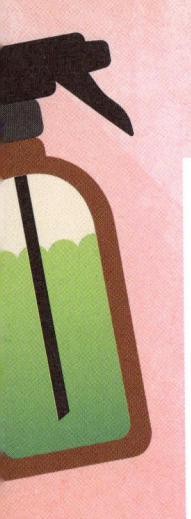
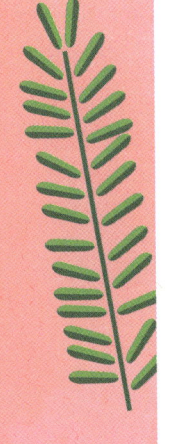

HOY ES EL DÍA PERFECTO PARA REDUCIR LOS TÓXICOS

¿Por qué es hoy el mejor día para reducir los tóxicos? ¿Acaso nuestro cuerpo no se enfrenta a las toxinas de todos modos y las procesa y las excreta a través del sudor, los ojos, la nariz, el sistema linfático, los riñones, el hígado, el pis y la caca? Sí, pero hasta cierto punto. Una hipótesis acerca de por qué hoy en día tenemos tantos problemas de salud es que no hemos evolucionado lo suficiente para sobrellevar la ingente cantidad de toxinas que debemos filtrar hoy. El medio ambiente tampoco lo está tolerando muy bien.

En la actualidad, nuestro cuerpo y nuestro planeta intentan lidiar con una exposición cada vez mayor a los productos químicos sintéticos. Hay más de ciento cuarenta mil en circulación, según el Programa de las Naciones Unidas para el Medio Ambiente (UNEP, por sus siglas en inglés), y sólo una pequeña parte ha superado pruebas de seguridad exhaustivas. ¿Cómo es posible? Aunque las causas varían de un país a otro, en esencia se debe a que las leyes sobre químicos, como la Ley de Control de las Sustancias Tóxicas, promulgada en Estados Unidos en la década de 1970, están obsoletas, y a que los productos químicos se someten a uso a mayor velocidad que la requerida para que pueda analizarse su impacto a largo plazo o su efecto sinérgico cuando se mezclan con otros productos químicos. Por tanto, dada la autorregulación generalizada de la industria química, depende de nosotros revisar qué contienen nuestros productos de cuidado personal y limpieza, sofás, camas, pintura y aparatos electrónicos y decidir por nosotros mismos. Debemos buscar estudios llevados a cabo con financiación independiente, emplear el pensamiento crítico y decidir en consecuencia. Calma: aunque ahora te resulte abrumador, al final de este libro ya no será así.

Te haya afectado o no de manera directa el aumento de toxinas, hay muchas pruebas que sugieren que el rápido crecimiento de la producción y uso de productos químicos a lo largo de las últimas décadas ha provocado numerosos daños en el planeta y en las criaturas que lo habitamos. Cuando respiramos, inhalamos información. Cuando comemos, ingerimos información. Cuando nos aplicamos una crema corporal, nuestra piel absorbe información. Nuestro maravilloso cuerpo está diseñado para asimilar gran parte de lo que le suministramos, pero lo que no asimila causa problemas como mensajes contradictorios, almacenamiento de químicos en los tejidos grasos y desequilibrios bacterianos en el intestino.

Llevar una vida low tox consiste en regresar a un punto en el que la información que le suministramos a nuestro cuerpo y a nuestra mente vuelva a tener sentido para los humanos y el mundo en que vivimos; así, el intercambio de información permite que tanto nuestro mundo como nosotros prosperemos en lugar de debilitarnos.

ALGUNAS MALAS NOTICIAS

Aquí van unos cuantos datos alarmantes que debemos tener presentes:

* Según el equipo de investigación Ocean Cleanup, en estos momentos más de cinco billones de fragmentos de plástico contaminan nuestros océanos.
* En las décadas de 1970 y 1980, alrededor de uno de cada dos mil niños tenía autismo. Hoy, los Centros para el Control y Prevención de Enfermedades (CDC, por sus siglas en inglés) calculan que 1 de cada 68 niños de ocho años tiene un trastorno del espectro autista (TEA). En noviembre de 2015, el Informe Estadístico de Salud Nacional de Estados Unidos indicó que 1 de cada 45 niños del país había recibido un diagnóstico de TEA.
* Las microesferas que se encuentran en las pastas de dientes, exfoliantes, limpiadores domésticos y jabones actúan como diminutos imanes para los contaminantes, pues son capaces de concentrar esas sustancias hasta un millón de veces. Ocho

billones de esas minúsculas esferas de plástico entran cada día en las vías de agua de Estados Unidos.

* Cada año, uno de cada cinco de nosotros experimenta una enfermedad mental en Australia y en Estados Unidos. En el Reino Unido es uno de cada cuatro. Gente, ¡esto no es normal!
* Los informes de varios países señalan que el recuento de espermatozoides ha disminuido en un cincuenta por ciento desde 1940, y que nada menos que una de cada seis parejas tiene dificultades para concebir.
* En 2014 y 2015, un impactante 63,4 por ciento de los adultos australianos padecían sobrepeso u obesidad, bastante más de la mitad de la población. Casi dos de cada tres adultos. Eso supone un aumento del 56,3 por ciento respecto a la cifra de 1995, lo cual ilustra que el problema está empeorando.
* En todo el mundo se utilizan en torno a 2,5 toneladas de pesticidas cada año. Las versiones actuales de los pesticidas más habituales contienen ingredientes y compuestos que son disruptores endocrinos (es decir, que alteran nuestra señalización hormonal natural) y posiblemente carcinógenos.
* A lo largo de la última década, Australia, Nueva Zelanda, el Reino Unido y Estados Unidos han experimentado un fuerte incremento en el uso de analgésicos.
* En la actualidad, la causa subyacente en una de cada diez muertes en Australia es una enfermedad crónica. Las enfermedades cardiovasculares (la cardiopatía coronaria y los accidentes cerebrovasculares), la demencia y el alzhéimer, el cáncer de pulmón y las enfermedades respiratorias crónicas son las más habituales de dichas causas, y en conjunto son responsables del cuarenta por ciento de las muertes. ¿Qué ha pasado con lo de morirse de viejo?
* De acuerdo con la Agencia de Protección Ambiental (EPA) de Estados Unidos, en 2013 se generaron 15,1 millones de toneladas de residuos textiles, de las cuales se desecharon 12,8. Cada uno de nosotros tira de media treinta kilos de ropa y calzado al año.

El problema es que cuando vemos este tipo de datos o escuchamos el discurso de un experto en cambio climático, un profesor, un médico o un investigador, solemos caer en la desesperación. Nos preguntamos: «¿Qué puedo hacer yo que sea significativo y con impacto en el resultado ante estos inmensos desafíos globales de la salud y el medio ambiente?».

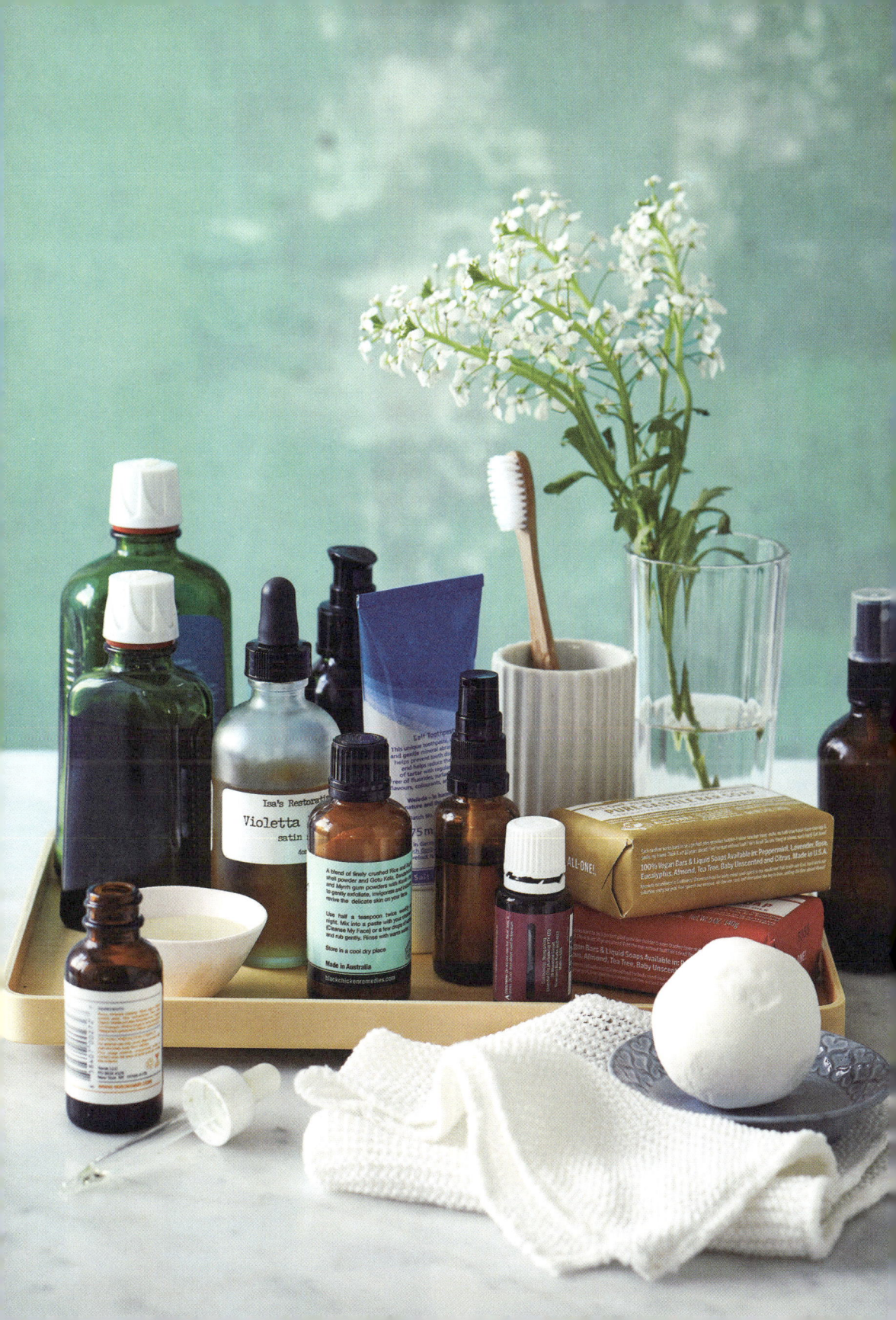

LAS BUENAS NOTICIAS

Yo creo que de las sencillas microacciones de millones de personas unidas surgen grandes transformaciones.

No podemos continuar esperando a que aparezcan buenas noticias en los titulares. Jamás llegarán si nos limitamos a seguir adelante. Ser la buena noticia es decisión nuestra. Somos las personas como tú y como yo, que hacemos cambios en nuestra vida diaria, las que suscitamos la curiosidad de nuestros amigos. A partir de ahí, contestamos a sus preguntas. A partir de ahí, ellos varían algunas cosas. A partir de ahí, alguien modifica el menú de la cafetería, empieza a comprar tarjetas de visita de material reciclado, deja los colorantes alimentarios sintéticos o las comidas procesadas, ofrece una charla en su comunidad, se deshace de los ambientadores sintéticos en el gimnasio del que es dueño..., y así hasta que multinacionales gigantescas eliminan el azúcar de remolacha genéticamente modificada de chocolates icónicos como Hershey's y de sopas enlatadas como Campbell's, retiran los colorantes sintéticos de algunas de las marcas más importantes en el mundo de los dulces, establecen el objetivo de ser sostenibles al cien por cien, como ha hecho IKEA, organizan equipos de trabajo de ciento cincuenta millones de dólares para apartarse de los plásticos a base de petróleo, como ha hecho Lego, o prometen detallar los ingredientes que oculta el término paraguas «fragancia», como ha hecho Unilever...

Esas empresas no fabricarán lo que nosotros no compremos, y tras seis años impartiendo educación de base sobre este tema, tengo clara una cosa: los instigadores de este cambio somos nosotros, porque hemos empezado a despertar. Y una vez que despertamos, no nos sentimos cómodos mirando hacia otro lado y comprando muchas de las cosas que antes adquiríamos a diario. Y cuando dejamos de consumirlas, las multinacionales o evolucionan o se van a pique. Me los imagino en sus reuniones de accionistas, analizando gráficos de preferencias de consumo, viendo el gran repunte de las opciones más verdes y sabiendo que el crecimiento constante de esa corriente hace que ya no sea una simple tendencia. Cada vez somos más los que lo demandamos, así que son conscientes de que, si quieren continuar con su actividad, tienen que cambiar, por muy complejo que les resulte. Se aproxima una transformación, encabezada por ti y por mí. Así que no digas que te sientes impotente frente a los grandes problemas globales, porque si millones de personas nos unimos para combatirlos, lograremos pasear por el parque con la hierba libre de pesticidas bajo nuestros pies descalzos.

«Creo que de las sencillas microacciones de millones de personas unidas surgen grandes transformaciones.»

LA NUEVA CARA DEL ACTIVISMO

Tú. Sí, así es. Los asuntos sanitarios y medioambientales llevan demasiado tiempo politizados. Durante demasiado tiempo, el activismo se ha presentado como algo que hacen «los locos», esos «lunáticos» ecologistas. En los medios de comunicación vemos imágenes de acciones que desafían a la muerte, como lanzarse desde un barco, y no nos identificamos con ellas (tal vez no podamos). Pero ahora, despiertos por completo, conscientes de nuestro poder personal y con nuestra capacidad de pensamiento crítico revitalizada, podemos ser activistas pacíficos y poderosos en nuestra vida diaria.

DESCUBRIMIENTO, NO PRIVACIÓN

Un componente fundamental para conseguir cambiar con éxito es abordarlo con una mentalidad de descubrimiento y no de privación. Al descubrir todo lo que es bueno y auténtico, dejas atrás lo viejo. No hay privación en ello. Estamos redefiniendo la calidad y lo que es deseable.

Agradece la oportunidad de hacer ajustes en este terreno, haz descubrimientos y explora alternativas. No es negativo. No es estresante. Hacerlo es un privilegio. Da igual cómo lo hagas, y no importa lo que tardes: así está bien. Lo importante es que has empezado y que vas a continuar. Yo, a pesar de haber comenzado hace una década, aún tengo pendientes cosas importantes en las que continúo trabajando. ¿Estoy estresada? No. Estoy haciendo lo mejor que puedo hoy, de momento, con mi presupuesto. Anímate sintiendo que con eso basta hasta el día siguiente, cuando lo harás otra vez un poco mejor, porque descubrirás una idea, un recurso o una motivación nuevos.

> *«Da igual cómo lo hagas, y no importa lo que tardes: así está bien. Lo importante es que has empezado.»*

Lo que te permitan tu presupuesto o tu estado de ánimo en este momento es *suficiente*. Hablamos de un viaje de uno o dos años con pequeñas y constantes modificaciones, y después de una década o más para las cosas más generales. Así que ofrezco esta idea a todo el que la necesite:

> **ENORGULLÉCETE DE ESE PEQUEÑO CAMBIO QUE VAS A HACER HOY. ENORGULLÉCETE DE LOS PLANES QUE VAS TRAZANDO A MEDIDA QUE EL TIEMPO, LAS CIRCUNSTANCIAS Y LA ENERGÍA TE LO PERMITEN.**

Si te esfuerzas por entender de verdad cómo nos perjudica algo, caerá de tu vida por su propio peso y te parecerá natural que desaparezca. Después, si encuentras el modo de incorporar la «cosa» nueva sin que te suponga un obstáculo económico, y si te resulta igual de útil o te sabe igual de bien, si no mejor, entonces es evidente. ¡Ahí es donde este libro te resultará bastante útil!

Comprende qué es cada cosa, deshazte de los elementos que te perjudican a ti o al planeta y encuentra formas nuevas, sencillas, hermosas y deliciosas de hacer las cosas sin que importen tu presupuesto o tus limitaciones de tiempo. Espero que te resulte totalmente obvio lo que se tiene que hacer, que *quieras* hacerlo, y que a continuación arranques tu estilo de vida low tox con las prioridades y el marco temporal que más te convenga.

ATENCIÓN AL *GREENWASHING*

El «greenwashing» es una más de las malas prácticas que empresas sin escrúpulos utilizan para hacernos creer que son responsables con el medio ambiente, cuando no lo son. Es el lavado de imagen verde como estrategia publicitaria. Las palabras *orgánico* y *natural* se emplean en las etiquetas de alimentos y cosméticos, pero sin certificación no significan gran cosa, así que los productos pueden seguir conteniendo ingredientes sospechosos. Con el tiempo, cuando llegues a conocer los componentes, empezarás a ver el timo ecológico que se desarrolla ante tus ojos. No te desanimes si te descubren —o te han descubierto— mejorando tu habilidad en la lectura de los ingredientes.

Verás imágenes de la Tierra, de madres con su bebé en brazos en un campo lleno de dientes de león, anunciando productos con ingredientes que se sabe que alteran nuestras hormonas. Verás eslóganes como «Sistema para refrescar el aire» para después descubrir que el mejor aire fresco es el gratuito, que es preferible abrir una ventana a hacer circular fragancias sintéticas por toda tu casa. Verás «cien por cien algodón» y luego te darás cuenta de que a otro ser humano le han pagado una minucia para producir esa prenda y que los tintes son tóxicos. Verás «Hecho con fruta natural» y a continuación averiguarás que, además del cinco por ciento de fruta natural, ahí dentro hay otros quince ingredientes que son de todo menos fruta natural.

No te desmoralices. Llegar a saber qué es cada cosa forma parte del proceso de aprendizaje y de desarrollo de capacidades. Y te queda un largo y hermoso viaje de aprendizaje por delante.

Una vez que lo comprendas, ¡lo que *no es bueno* ni auténtico empezará a llamarte tanto la atención como un koala en la Torre Eiffel!
Los principiantes deberán asegurarse de dos cosas:

❶ No caer en la trampa de ver una etiqueta frontal con varios puntos que aseguran que un producto está «libre» de tal y cual elemento y dar por hecho que es maravilloso. Ya sea un producto alimentario, de limpieza o de higiene personal, esos puntos y eslóganes están ahí con la esperanza de que no tengas tiempo de leer la lista de ingredientes y te lo lleves pensando que estás haciendo una gran elección.

❷ Empezar a formular estas dos preguntas: «¿Cómo está hecho?» y «¿De dónde procede?». Una infusión de caramelo de *crème brûlée*, ¿no? ¿*Cómo* crean exactamente ese sabor? Ver las pocas respuestas que obtienes puede resultar tan inquietante que al final saldrás corriendo hacia las tiendas orgánicas, los mercados de productos agrícolas y los pequeños proveedores para reconfortarte con la simple, deliciosa y transparente verdad.

Hablando de verdad, unas palabras acerca de la incomodidad.

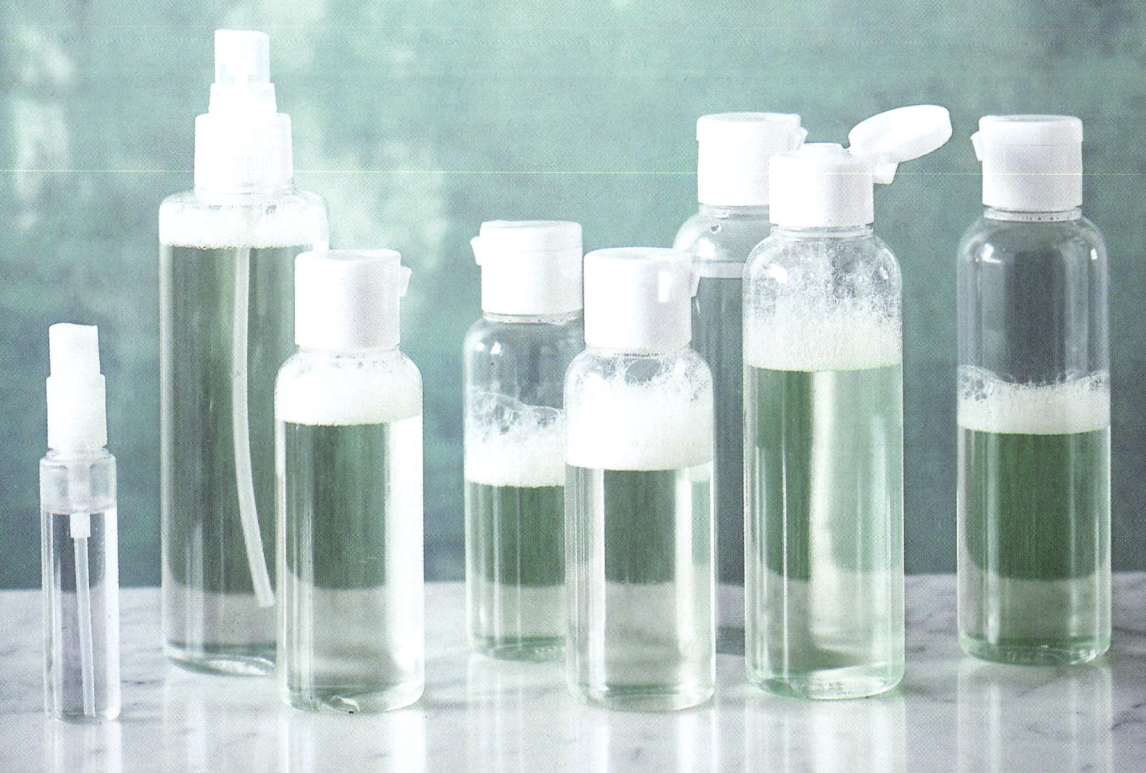

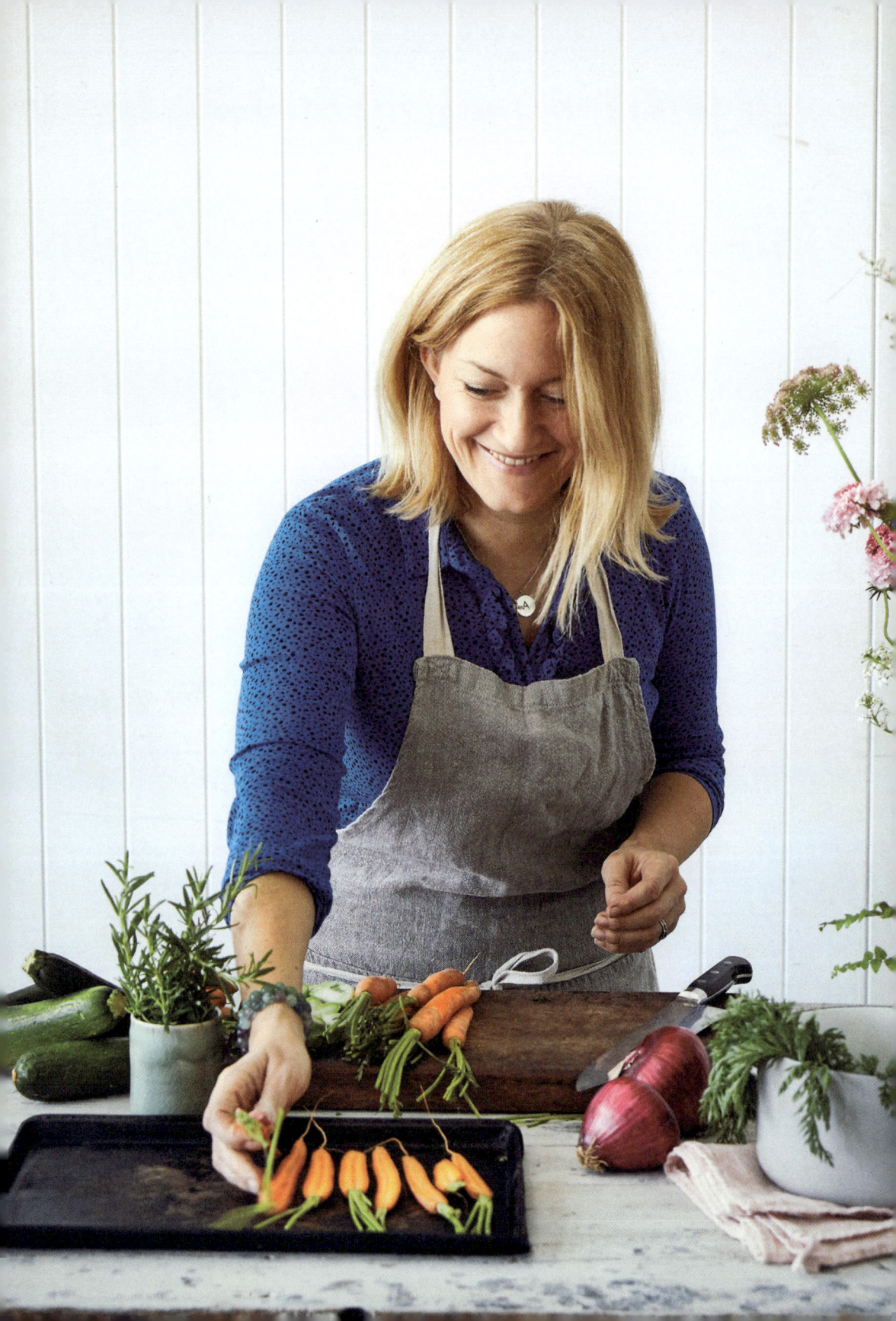

LA INCÓMODA VERDAD SOBRE LA COMODIDAD

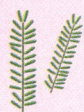

Nos hicieron estar tan atareados que necesitábamos soluciones más cómodas para ahorrar tiempo. Cuando empezaron a vendernos productos como mezclas para bizcochos, cenas precocinadas y detergente extrafuerte para la lavadora, nos alegramos en lugar de sospechar, nos sentimos agradecidos en vez de preocupados. Qué detalle por su parte ahorrarnos todo ese tiempo, ¿no? Nos enredamos tanto en sus envoltorios y promesas que olvidamos que una cena rápida podía ser un bistec a la plancha con verduras frescas de temporada salteadas con mantequilla y hierbas. Y como habían definido en nuestro nombre lo que era la comodidad, nos creímos que consistía en encontrar aparcamiento, caminar dos manzanas hasta el establecimiento de comida para llevar, sacar un número, hacer cola hasta que nos toque pedir, recibir la comida envuelta por completo en plástico, volver al coche e irnos a casa... ¿Te suena? ¡Realmente nos engañaron!

Mira este producto tan conveniente —en cuya caja decía que ahorraba tiempo— que encontré una vez en el supermercado. Son 125 gramos de pechuga de pollo (con un bonus de varios aditivos sospechosos), cortada en rodajas y lista para añadir a una ensalada o a un sándwich o para sofreír. El eslogan de «práctica bolsa con autocierre» me hizo reír. Se suponía que servía para 2,5 raciones; imagino que es para que te pases la tarde con ganas de picotear más alimentos fáciles de preparar y, por lo tanto, te gastes más dinero, porque está claro que cincuenta gramos de pollo no son mucho... salvo que tengas tres años.

Calculé que esos 125 gramos de pollo no orgánico costaban casi el triple del precio por kilo de un pollo orgánico criado en libertad. Cuando comparas el precio por kilo, la idea de la comodidad a coste cero se esfuma, y desde entonces he observado ejemplos similares en otros sitios. Caray, el kilo de «carne» de cerdo enlatada y procesada es más caro que el de pollo orgánico. *What?* Así que, aunque te parezca que acompañada de tomate y unas tostadas es una opción buena y barata de comida individual, resulta bastante cara en comparación con lo que podrías haber preparado con sólo las sobras de la sencilla cena del día anterior. Asa dos pollos a la vez. Cómete uno con tu familia por la noche y convierte las sobras en una sopa con verduras para el día siguiente. Corta en trozos el otro pollo y congélalo para tener comidas listas para llevar en otros momentos. Utiliza los huesos para hacer un caldo —caldo gratis— que puede hervir junto con restos de verduras mientras tú te relajas, lees o te pones al día con tu serie favorita. *Eso sí que es conveniente*.

Con un sencillo ejercicio de pensar en el panorama general hemos evitado los aditivos, hemos asegurado la ética de las prácticas ganaderas y nos hemos ahorrado dinero, volumen de plásticos y la sal sintética. Por otro lado, hemos definido la comodidad y el ahorro *auténticos*, ya sea en términos de tiempo o de dinero. Y hemos enviado al exterior un mensaje poderoso acerca de la clase de mundo que queremos fundar.

Nuestra capacidad de mejorar nuestra salud y la del planeta reside en todas nuestras decisiones sobre la alimentación y el hogar. Nosotros controlamos nuestro dinero y sin duda *podemos* marcar la diferencia.

El precio de esa presunta comodidad siempre termina pagándose más adelante. Y a menudo, como se ha visto, ese producto no es más conveniente que la alternativa low tox.

¡QUE NO CUNDA EL PÁNICO!

Cuando te enfrentas al tema de la «comodidad» por primera vez al leer este libro y piensas en tu casa y en tu alimentación, es habitual sentir una avalancha de emociones: culpa, rabia, confusión, vergüenza, pánico. «¿Cómo es posible que no lo supiera? —te preguntarás—. ¿Cómo es posible que no me lo planteara? ¿Cómo serían las cosas si...? ¿Qué voy a hacer sin...?»

He aquí el cambio: en este viaje no nos *despedimos* de la comodidad, solo la redefinimos. Poco a poco. Los mensajes tradicionales sobre ella pierden su atractivo con bastante rapidez. Buscarás una nueva forma de comodidad que esta vez sí esté en línea con tus valores, porque has desacelerado lo suficiente para delimitar tus principios. ¿No es estupendo? La verdad y la paz mental, en combinación con las compras y las «preparaciones» inteligentes, se vuelven cada vez más importantes a lo largo de este viaje. Gracias a la elección empoderada, sabemos a ciencia cierta que vamos camino de hacer todo lo que podamos tanto por nuestra salud como por la del planeta. Y hemos encontrado una forma fácil y sencilla de hacerlo... ¡Bingo! Lo conveniente ha renacido, aunque esta vez como hijo de unos padres hippies.

Ahora vamos a echarles un vistazo a las sorpresas más desagradables —y a las alternativas low tox— para nuestros rostro, cuerpo, hogar y alimentación; a descubrir recetas deliciosas; y, de postre, a comprobar nuestro estado mental bajo en tóxicos. ¿Te gusta el plan?

Ah, y una última cosa: sería una irresponsabilidad por mi parte no recordarte —a ti y a todos, en realidad— que las investigaciones no paran de evolucionar y que, aunque yo voy a compartir todo aquello que he descubierto que no me sienta bien tras mi propia búsqueda de respuestas, te animo con todo mi corazón a indagar por tu cuenta y a sacar tus conclusiones personales.

CAPÍTULO DOS

....

CUERPO
LOW TOX

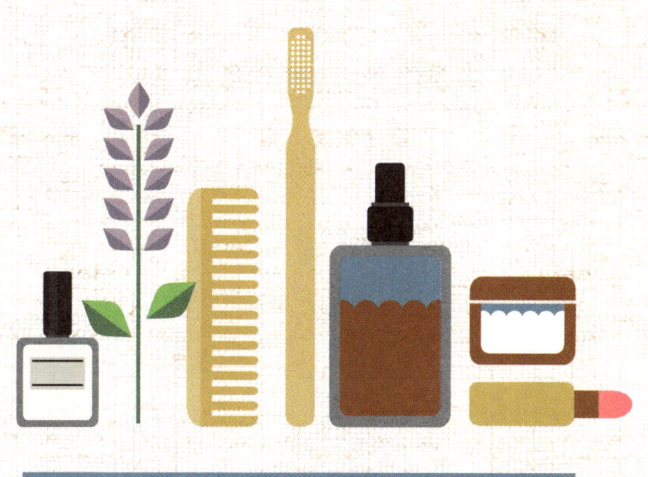

CUIDADO PERSONAL

¿Qué contienen nuestros productos de cuidado personal? Echémosle un vistazo a una crema hidratante típica....

Agua, glicerina, salicilato de 2-etilhexilo, nicotinamida, dimeticona, alcohol desnaturalizado, octocrileno, avobenzona, isoestearato de isopropilo, ácido fenilbencimidazol sulfónico, 2-octil-1-dodecanol, alúmina, polímero cruzado de acriloildimetiltaurato de amonio/metacrilato de Steareth-25, alcohol araquidílico, glucósido de ascorbilo, alcohol behénico, alcohol bencílico, isoparafina C13-14, ácido capriloíl salicílico, carbómero, alcohol cetoestearílico, glucósido de alcohol cetoestearílico, CI 77891/dióxido de titanio, cumarina, polímero cruzado de dimeticona/vinildimeticonol, dimeticonol, EDTA disódico, N-estearoilglutamato disódico, extracto de *Eryngium maritimum*, proteína de arroz hidrolizada, Laureth-7, linalool, extracto de cultivo celular del fruto de *Malus domestica*, metilisotiazolinona, metilparabeno, mica, pantenol, estearato de PEG-100, fenoxietanol, poliacrilamida, PTFE, palmitato de retinol, sílice (nano), sílice, ácido esteárico, dióxido de titanio (nano), dióxido de titanio, acetato de tocoferol, trietanolamina, perfume (fragancia) FIL B161537/4.

Deja que te haga una pregunta teniendo en mente algunos de los ingredientes presentes en este tipo de productos: ¿alguna vez has soñado con aplicarte en la cara derivados del petróleo y la silicona, con un toque de varias de las partículas antiadherentes de tu sartén y un chorrito de compuestos disruptores endocrinos, y pensar «qué rico»? Justo lo que necesitaba tu piel apagada, ¿verdad? ¡Por supuesto! ¿O algún día te ha dado por seleccionar unas cuantas bolitas de plástico minúsculas y frotártelas en la pierna pensando: «Mmm, justo lo que necesitaba para sentirme revitalizada y exfoliada y para ayudar a mi piel a sentirse viva»? ¿O en alguna ocasión has pensado: «Voy a escoger ésa, porque como contiene más ftalatos, con un poco de suerte el recuento de espermatozoides de mi pareja disminuirá justo a tiempo para cuando intentemos tener un bebé»?

Ya me imaginaba que no.

Entonces, ¿por qué los compramos cuando van disfrazados en frascos y botes bonitos, como el producto de la página anterior, con una foto de una modelo de dieciocho años que nos promete que nuestra piel de cuarenta puede tener el mismo aspecto que la suya? ¿Por qué no los vemos como lo que realmente son? Tú y yo, que somos responsables potenciales de grandes presupuestos en el trabajo, de empresas o divisiones enteras, que dirigimos un restaurante o un despacho de contabilidad, que respondemos por la seguridad de nuestros hijos durante todo el día, que tomamos una decisión analítica tras otra, ¿jamás nos paramos a examinar lo que nos echamos en la cara o en el cuerpo? ¿Te deja tan perplejo como a mí que pudiéramos acabar toda la enseñanza obligatoria y después continuar con el bachillerato e incluso la universidad, y sin embargo nunca nos hayamos preguntado qué contenía todo lo que utilizábamos a diario?

En cualquier caso, es igual de importante que no te asustes de todo aquello cuyo nombre químico no conoces. ¿Es todo malo? En absoluto. A menudo se dice «Hay que librarse de todos esos productos químicos», pero eso induce a error. Nosotros mismos somos productos químicos. El agua es una sustancia química. El aceite esencial de menta está formado por múltiples productos químicos. Un humilde arándano contiene más de veinte compuestos químicos. Aquí no hay sitio para temores ni alarmismos infundados. Muchos productos químicos han sido sometidos a investigaciones exhaustivas y son inofensivos. ¿Son algunos de ellos lo bastante sospechosos como para que actuemos con cautela? Sí, sí lo son. ¿Deberíamos informarnos más sobre lo que contienen nuestros productos? Sí, no cabe duda, y en esta sección vamos a explicar los principales componentes dañinos, porque una vez que los conozcas podrás identificarlos y descartar ese producto de inmediato. También propondremos algunas alternativas sencillas y deliciosas. Y para continuar con el aprendizaje puedes recurrir a lowtoxlife.com/book-resources.

LOS PRINCIPALES COMPONENTES DAÑINOS DEL CUIDADO DE LA PIEL: DISRUPTORES ENDOCRINOS

Es fundamental comprender lo que estamos dejando atrás, porque eso no hará sino aumentar tu entusiasmo y sensación de triunfo cuando hagas el cambio a alternativas más sencillas. ¡Te lo prometo!

El sistema endocrino está formado por varias glándulas que producen hormonas. Los disruptores endocrinos pueden mimetizarse o mimetizarse parcialmente con las hormonas que se dan de forma natural en nuestro cuerpo. También pueden acoplarse al receptor hormonal dentro de una célula e impedir que se acople la hormona natural. Y pueden bloquear o interferir en el mecanismo de control de nuestras hormonas. Cualquier mujer sabe que ya es bastante complicado equilibrar las hormonas en el mejor de los días, y eso sin tener un montón de diminutos misiles mimetizadores, acopladores y bloqueadores estallando por todo tu cuerpo.

Los disruptores endocrinos afectan a múltiples sistemas corporales y favorecen la disminución del recuento de espermatozoides, la pubertad precoz, la endometriosis, el síndrome del ovario poliquístico, los trastornos tiroideos, el cáncer testicular y el cáncer de mama. Recientemente se ha demostrado que intervienen en el síndrome metabólico y la obesidad, lo cual llevó al biólogo Bruce Blumberg, de la Universidad

CONSEJO PRO

Descárgate la aplicación Chemical Maze o la aplicación Skin Deep del Environmental Working Group (EWG) si tienes dudas acerca de otros ingredientes. Para mí, sin embargo, ver cualquiera de los principales componentes dañinos incluidos en esta lista significa que no tengo que seguir intentando descifrar los demás ingredientes. Es un no.

de California en Irvine, a acuñar el término «obesógeno» en 2006. En un principio la comunidad científica lo rechazó, pero con cada vez más pruebas y ensayos a su favor, ahora se le considera un pionero. En 2009, la Endocrine Society, una asociación médica de 86 años de antigüedad, publicó el primer artículo de su historia en el que se detallaba el vínculo entre estos compuestos químicos y el aumento de las enfermedades. Cuando una de las sociedades médicas más antiguas de Estados Unidos dice «no podemos continuar ignorando estos vínculos» y exige nuevas políticas para reducir estos compuestos químicos disruptores endocrinos, ha llegado más que de sobra el momento de que tomemos nota... y actuemos.

Hay muchos disruptores endocrinos, pero éstos son los más comunes que encontrarás en los productos de cuidado personal.

FTALATOS

Son «compuestos plastificadores» utilizados para conseguir que las fragancias duren más tiempo y que ciertos plásticos sean superdúctiles, suaves o flexibles (piensa en esos geles pegajosos y de colores para niños y en el *slime* de las jugueterías, en las piezas de una alfombra de juegos barata, en un impermeable de PVC, en las cubiertas de plástico de los libros o en los suelos de vinilo). Lo bueno que tienen los ftalatos es que nuestro cuerpo tiende a librarse de ellos bastante deprisa, al contrario de lo que ocurre con otros productos químicos, que se acumulan en el tejido graso y son difíciles de eliminar. Librarte de los «olores falsos» en tu casa es sin duda el cambio más rápido que puedes llevar a cabo y la depuración más veloz que puedes experimentar. Los ftalatos causan daño si nos exponemos diaria y repetidamente a ellos, pues es más de lo que nuestro cuerpo puede tolerar. Las investigaciones disponibles muestran que ese daño puede significar desde disminución del recuento de espermatozoides hasta asma, cambios en el tamaño de los testículos y el pene de los bebés y aumento de la incidencia de cáncer de mama y los tumores.

«Librarte de los "olores falsos" en tu casa es sin duda el cambio más rápido que puedes llevar a cabo y la depuración más veloz que puedes experimentar.»

¿Cómo aparece un ftalato en la etiqueta de un producto de cuidado personal? Por lo general bajo las palabras *fragancia* o *perfume*. Una estrategia sencilla para cuando empieces a analizar los olores de tus productos es preguntarte: «¿se podría conseguir de forma natural que algo oliera así a partir de las plantas?». Salvo que tenga un asterisco y debajo diga «aceites esenciales», te encuentras ante una fragancia sintética, y la vasta mayoría de los productos que las usan incluyen casi siempre plastificadores para garantizar que la fragancia dura días. Si no estás seguro del todo, envía un correo electrónico a la empresa que fabrica el producto.

PARABENOS

Los parabenos pueden mimetizarse con los estrógenos. Se han detectado en tejidos cancerígenos del seno humano, lo cual sugiere una posible asociación entre los parabenos de los cosméticos y el cáncer, aunque los estudios no han resultado concluyentes. Los parabenos también pueden interferir con las funciones reproductivas masculinas. Aparecerán mencionados en la lista de ingredientes, así que es fácil.

FENOXIETANOL

Algunas investigaciones dicen que es seguro en concentraciones bajas, pero reconocen que no se toman en cuenta otros usos ni efectos sinérgicos si hay otros disruptores endocrinos en el producto. La ficha de datos de seguridad de Dow Chemical para este compuesto químico cita estudios con animales en los que la exposición repetida afectó a los glóbulos rojos, el riñón, el hígado, la glándula tiroides y el tracto respiratorio. Tú decides dónde pones el límite, pero cuando cabe la duda y los estudios requieren más investigación para mí lo más sensato es actuar con cautela y evitar el fenoxietanol.

RESORCINOL

Es un disruptor endocrino que se encuentra en los tintes de pelo y en los productos faciales y corporales para tratar la piel muy seca y escamosa.

BENZOFENONA

Un posible disruptor hormonal (se han encontrado pruebas en ensayos con animales) que se utiliza para proteger de la luz ultravioleta y se encuentra en algunos protectores solares, barras de labios y esmaltes de uñas, así como en las gafas de sol y los envoltorios de comida.

FOSFATO DE TRIFENILO

Un disruptor endocrino empleado sobre todo en los esmaltes de uñas. Las investigaciones demuestran que la exposición constante puede desembocar en cambios reproductivos y aumento de peso.

OTROS COMPONENTES DAÑINOS

Ahora, otros componentes dañinos que suelen aparecer en los productos de cuidado corporal:

* **Laurilsulfato sódico, lauril éter sulfato sódico:** el primero puede usarse en los productos de limpieza siempre y cuando no sea derivado del petróleo o de aceite de palma no sostenible, pero ninguno de ellos es aceptable en el cuidado personal. Ambos irritan la piel, y se sospecha que el segundo es carcinógeno. Ver un ingrediente con la terminación «-il éter» da una pista de que podría estar contaminado con 1,4-dioxano, considerado por la EPA un probable carcinógeno basándose en extensos ensayos con animales.
* **Triclosán:** se encuentra en productos antibacterianos, sobre todo en antisépticos de manos y productos faciales para el acné. Teniendo en cuenta los daños que provoca en la glándula tiroides y en las bacterias beneficiosas, la Administración de Alimentos y Medicamentos (FDA, por sus siglas en inglés) lo prohibió en Estados Unidos en noviembre de 2016, con un plan de eliminación gradual que concluyó a finales de 2017. No se trata de una prohibición global, así que es importante estar alerta para detectarlo.
* **PEG:** estos compuestos derivados del petróleo por polimerización (PEG es la abreviatura de polietilenglicol) se utilizan en cosmética como emolientes (para suavizar la piel) y emulsionantes (que facilitan la mezcla de ingredientes a base de aceite y agua).
* **Ácido benzoico, benzoato de sodio:** son una causa común del eccema, la dermatitis, la psoriasis y la urticaria. Evítalos salvo que la etiqueta asegure que son derivados naturales.
* **Policuaternio-7:** es un compuesto sintético que contiene amonio cuaternario y un conocido irritante ocular.
* **Metilisotiazolinona:** es uno de los conservantes más populares desde que los consumidores se posicionaron en contra de los parabenos. Ha causado un aumento significativo en las irritaciones cutáneas, como por ejemplo la dermatitis de contacto.

* **Carbopol/polímeros:** un carbopol es cualquier serie de polímeros de ácido acrílico empleada para espesar y suavizar los cosméticos. Mmm, acrílicos en mi cara.
* **Benzaldehído, benzocaína, alcohol bencílico:** se ha demostrado que estos compuestos químicos similares provocan irritabilidad cutánea (como dermatitis de contacto).
* **Butoxietanol:** este miembro de la familia de los glicoles es un éter dibutílico del etilenglicol, que se usa como refrigerante de coches... ¿en mi cara?
* **Polioxietilenéteres de alcoholes cetoestearílicos y polioxietileno (20) cetilestearil éter:** son particularmente peligrosos si se aplican en pieles sensibles o dañadas. El EWG ha descubierto que contienen el carcinógeno 1,4-dioxano.
* **Microesferas:** se ensalzan sus propiedades «activas» de limpieza y exfoliación, pero lo que en realidad se esconde detrás de ellas es el plástico. Un plástico que a menudo contiene ftalatos y bisfenol A (BPA). Un solo tubo puede contener hasta trescientas cincuenta mil esferas de plástico que flotan sobre tu cara (puede que algunas incluso se te metan accidentalmente en la boca —o no tan accidentalmente, cuando se encuentran en las pastas dentífricas—. No pasa nada, a estas alturas ya puedes reír y llorar a la vez. ¡Es del todo aceptable!) y luego se cuelan por el desagüe hacia las vías de agua y el interior de los peces, y a continuación regresan al mar y a nuestro plato de la cena, al vapor con jengibre y chalotas. No gracias. No tienen ningún sentido.

Si estás empezando a sentir furia de que se considere de lo más normal que estas sustancias estén presentes a montones en nuestros productos faciales y corporales convencionales, bienvenido al club. Yo experimenté una enorme sensación de injusticia e incredulidad cuando empecé a leer estudios sobre muchos de estos ingredientes. Siente esa rabia, pero no la dirijas ni contra ti ni contra tus padres. No lo sabíamos. No es culpa nuestra. No obstante, ahora sí lo sabemos, así que utiliza ese conocimiento como motor para llevar a cabo cambios bellos. Ya sea que optes por la ruta del hazlo tú mismo, ya por la compra de marcas low tox, puedes echarle un vistazo a la guía en lowtoxlife.com/book-resources.

EXISTE UNA ALTERNATIVA

La buena noticia, en lo que a belleza natural se refiere, ¡es que podemos hacer muchas cosas para realzar nuestros maravillosos dones naturales! Sí, he dicho «dones». Ya es hora de que dejemos de permitir que las megamarcas nos hagan sentir que nuestra belleza nunca es suficiente. Imagínate que volcáramos toda esa energía en bondad hacia los demás y en un trabajo de realización consciente. Además, muchas de las quejas habituales sobre la piel pueden significar que tenemos alguna carencia nutricional o que nos iría bien algún vigorizante natural o un cambio de estilo de vida.

Y una confesión: no soy muy de hacerme productos para el cuidado de la piel en casa. Hago unas cuantas cosas que me gustan mucho y que verás en las próximas páginas, pero el DIY no es prioritario para mí. Fabrico mis sérums, mis exfoliantes y mis deliciosas barras de loción corporal, así como una mascarilla facial estándar de vez en cuando, pero en realidad me encanta apoyar a marcas y tiendas low tox y ahorrarme ese tiempo, así que me siento cómoda con una mezcla de productos comprados y caseros. Si quieres lanzarte por completo al hazlo tú mismo, genial. Las recetas de este libro son divinas. Si quieres comprar las cosas básicas y distribuir el tiempo de otra forma, perfecto. ¡Recuerda: el cambio no permanece si lo hacemos a la manera de otros, así que diseña una estrategia, sal de compras y traza un plan de cuidados personales útil para ti!

CUIDADO FACIAL

Inicié mi vida profesional en el mundo de la cosmética en un *duty free* de un centro comercial de Sídney. Después pasé a trabajar para dos marcas de cosméticos de lujo.

En las sesiones de formación del personal, siempre hablábamos de esas algas extrañas de no sé qué mar, del colágeno de extracción orgánica, de la vitamina C pura, del hecho de que la fórmula podía penetrar por debajo de la epidermis hasta la dermis o de que no era comedogénica (que no obstruiría los poros). Siempre hablábamos de la «mitad superior» de los ingredientes, los «activos», las «características», la «*performance*». Ni una sola vez se comentó la mitad inferior de la etiqueta, donde suelen encontrarse todos los compuestos dañinos.

Con los años, conocí a muchas mujeres de esta industria. Al parecer, en la planta de cosméticos todas teníamos algún problema hormonal. Una tranquila mañana de martes, esto se convirtió en objeto de conversación y confusión infinitas. Endometriosis, síndrome del ovario poliquístico, problemas de fertilidad, reglas superdolorosas... Nunca había oído hablar de tales cosas hasta aquel momento. Sin embargo, cuando tenía veintidós años a mí también me diagnosticaron síndrome del ovario poliquístico. Nunca sabré si ambas cosas están relacionadas, pero los estudios científicos que van apareciendo de forma continua parecen sugerir que es una posibilidad.

Muchos productos vendían algún tipo de promesa, sin embargo más tarde me di cuenta de que estos artículos tan caros a menudo son parches efímeros para problemas que se abordan mucho mejor haciendo cambios de estilo de vida o pidiendo consejo a un profesional de la salud.

«Estos artículos tan caros a menudo son parches efímeros...»

ARRUGAS

Tu piel podrá tener arrugas profundas debidas a la edad, al sol o a la falta de grasas saludables, o arrugas superficiales y ligeras a causa de la deshidratación. Acordarte de beber agua cuando tengas sed e incluir en tus comidas diarias grasas animales de animales criados en libertad, aceite de pescado, linaza (semillas de lino), productos lácteos de calidad, aguacate, aceite de coco y frutos secos te ayudará mucho a tener una piel revitalizada. Esta táctica de belleza no te «cuesta nada», porque ibas a comer de todas formas, así que tan sólo se trata de variar un poco lo que ya estás haciendo con el objetivo de alimentar tu piel desde el interior.

FLACIDEZ

¿Estás perdiendo más colágeno y elastina de lo que te gustaría? En este caso las mezclas caseras de aceite facial potenciadas con aceites esenciales pueden ser un regalo del cielo. Los aceites esenciales de copaiba, neroli, olíbano, semilla de zanahoria y limón son de gran ayuda en este terreno. Yo tengo dos dosificadores de vidrio de ámbar, uno para la mañana y otro para la noche (véase la página 48).

OPACIDAD

Prueba a limpiarte la cara con miel, y para obtener un toque extra de luminosidad, añádele una gota de aceite esencial de geranio. Funciona muy bien si combinas esta rutina matutina con un pulido o una exfoliación semanal y una buena hidratación desde dentro.

OJERAS

Las ojeras requieren que llegues a la raíz del problema, y la respuesta no está en el fondo de tu siguiente bote de contorno de ojos. Según algunas fuentes, las tres causas más frecuentes que pueden tener son: intolerancias alimentarias, que respiras por la boca mientras duermes (en lugar de respirar por la nariz con la boca cerrada) y congestión del hígado. Si eres «una persona de ojeras», lo mejor será que hables con un profesional cualificado para que te examine de forma individual.

MIS SÉRUMS DE ACEITES ESENCIALES PARA LA MAÑANA Y LA NOCHE

Mis aceites para la mañana son los de copaiba, neroli y olíbano, tres gotas de cada uno en 30 mililitros de aceite vehicular (yo uso el de rosa mosqueta) en un cuentagotas de vidrio de ámbar. Me aplico unas cuantas gotas de esta mezcla todas las mañanas antes de ponerme la crema hidratante. La copaiba y el olíbano son perfectos para reducir la «hinchazón» matutina, y el neroli además levanta el ánimo.

Por la noche mezclo aceites esenciales de limón y semilla de zanahoria (no uso el de limón durante el día porque es fotosensible), y después añado aceite de vetiver, tres gotas de cada uno en 30 mililitros de aceite vehicular, y todo ello en un cuentagotas de vidrio de ámbar. El vetiver tiene un aroma terroso, induce el sueño y se ha demostrado que contribuye al tono de la piel. Deja que todo esto actúe mientras duermes. Utiliza este sérum solo o con una crema de noche para obtener más antioxidantes e hidratación, sobre todo si tienes arrugas finas y superficiales de deshidratación.

HINCHAZÓN

Antes convencía a la gente de que se gastara una cantidad de ridícula en deshincharse los ojos. Aquí van tres remedios baratos y seguros para la hinchazón:

1. Duerme más. Nos beneficia mucho y a nadie le perjudicaría ese descanso extra. Es conveniente acostarse sobre las once de la noche para que nuestras hormonas dispongan de «tiempo de calidad» para regenerarse.
2. Recuéstaste cinco minutos con una rodaja de pepino en cada ojo. Su capacidad para reducir la hinchazón es mágica, y forzarse a hacer una pausa también es maravilloso.

3. Lávate la cara por la mañana con agua muy fría o, mejor aún, date una ducha fría completa después de la caliente, sólo durante treinta segundos, si consigues aguantarlo. Acelerarás de forma drástica tu aspecto de «me he despertado hace horas». Luego utiliza el sérum matutino de la otra página. ¿*Qué* hinchazón? ¡Ha desaparecido!

ACNÉ

Es muy frecuente que a las personas con acné les den los productos más tóxicos. Suelen contener altos niveles de triclosán, debido a sus indemostrados efectos antibacterianos, así como microesferas, laurilsulfato sódico o lauril éter sulfato sódico y más. Los medicamentos con receta también pueden provocar otros efectos secundarios desagradables. Podrías probar estos otros métodos en su lugar:

* Consulta con un profesional de la salud para ver si hay algún desequilibrio hormonal, deficiencia nutricional o problema de estilo de vida que lo provoque. Un tratamiento tópico es una solución provisoria cuando, por lo general, debe descubrirse una causa raíz.
* Hazte con un frasco de aceite esencial de árbol de té/melaleuca de buena calidad y aplícate entre una y tres gotas, junto con tres gotas de aceite de jojoba, directamente sobre las zonas afectadas por el acné, pues tiene propiedades antibacterianas y antiinflamatorias.
* Prepárate un aceite facial de noche en un dosificador o cuentagotas con una cucharada de aceite de jojoba y dos cucharaditas de aceite de ricino, que tiene propiedades antiinflamatorias y va muy bien para la piel grasa. La jojoba es parecida al aceite de nuestro sebo, y puede enviarle a nuestra «fábrica» de producción de aceite el mensaje de que deje de elaborar tanto. Después añade diez gotas de aceite de árbol de té, cinco gotas de aceite de romero, cinco gotas de aceite de lavanda, cinco gotas de salvia romana y cinco gotas de aceite de eucalipto. Antes de irte a la cama, aplícate una dosis pequeña en las zonas propensas al acné de todo tu cuerpo evitando la de los ojos.
* Para lavarte utiliza una leche limpiadora muy suave, y no una espuma fuerte que te irrite la piel y que a largo plazo aumente la producción de sebo y te arrastre al círculo vicioso de tener que lavarte cada vez más. ¡No es bueno!
* Hazte un tónico con una cucharada de té verde cargado y frío, una cucharadita de vinagre de sidra de manzana y cinco gotas de aceite esencial de naranja por sus propiedades astringentes. Utilízalo durante dos o tres días y luego vuelve a hacerlo.

ALTERNATIVAS CASERAS PARA EL CUIDADO FACIAL

Aquí van algunas recetas básicas para iniciarte, pero si quieres más, lánzate a la aventura en internet: páginas como Pinterest pueden ser un recurso y una inspiración fantásticos. Por el contrario, si no eres de los de hazlo tú mismo o quieres elegir un poco de aquí y un poco de allá, consulta mis guías por países y mis marcas y productos favoritos para todo tipo de pieles en lowtoxlife.com/book-resources.

LOS DIY MÁS BARATOS Y SENCILLOS

La vida low tox no es elitista. Siempre hay algo para cada presupuesto. Prueba estas opciones de cuidado facial increíblemente fáciles:

* **Aceite de coco:** como desmaquillante de ojos cuando termina el día.
* **Miel:** la miel pura y dura es un perfecto limpiador facial. Frótatela en la cara y luego elimínala con agua tibia. ¡Delicioso! Sé que suena raro, pero pruébalo.

EXFOLIANTE FACIAL

Para una aplicación

1 cucharadita de perlas de tapioca o arroz molidos gruesos (debes obtener la textura de la polenta; usa una batidora buena)

2 cucharaditas de miel
1-2 cucharaditas de agua caliente, o según se necesite

Mezcla la tapioca molida con la miel y añade el agua caliente si la miel es muy espesa. Masajéate la cara con el exfoliante, déjalo reposar un minuto y luego aclárate con agua caliente para conseguir una piel tan suave como la de un bebé.

MASCARILLAS FACIALES

¡Es muy fácil y divertido hacértelas!

HIDRATANTE
Para tres mascarillas

1 cucharada de miel

¼ de aguacate machacado

2 cucharadas de kéfir de leche de coco

Mezcla todos los ingredientes en un cuenco pequeño, luego pasa por un colador y guarda en el frigorífico hasta una semana. Aplícatela cada dos días como potenciador hasta que se termine.

ACLARANTE Y REAFIRMANTE
Para una mascarilla

1 cucharadita de arcilla bentonita

1 cucharadita de carbón activado

3 gotas de aceite de semilla de zanahoria

3 gotas de aceite esencial de copaiba

15 ml de gel de áloe vera

Mezcla con cuidado (¡ojo con el carbón!) en un cuenco pequeño. Antes de ducharte, aplícatela en la cara y deja actuar durante diez minutos. Acláratela en la ducha.

PURIFICANTE
Para un tratamiento

Ésta me la enseñó mi amiga Cybele Masterman, ¡y es estupenda!

1 fresa

Cómete la mitad inferior de la fruta y luego frótate el resto por la cara evitando la zona de los ojos. Suena raro, lo sé, pero déjate el jugo durante cinco minutos para que los ácidos obren su magia y luego aclárate.

EL LIMPIADOR DE LA TOALLA CALIENTE DE AMANDA COOK

Para unos 80 ml

Me lo enseñó mi amiga Amanda, un talento del DIY, y ahora soy completamente adicta. Cada bote de limpiador debería durarte un año... ¡si consigues no gastarlo todo antes!

Consejo pro: si trabajas con cera de abeja, reserva un conjunto de utensilios sólo para las recetas que la contengan, puesto que es una pesadilla eliminarla del todo de los enseres y los cuencos y además atasca los desagües con facilidad. Guarda en la bolsa del bloque de cera una cuchara, un cuenco de acero inoxidable para el baño maría y un rallador y así no tendrás que limpiarlos después de usarlos.

- 25 g de aceite de ricino
- 25 g de aceite de oliva
- 30 g de manteca de cacao, o de manteca de karité para los que tengan los poros obstruidos
- 20 g de cera de abeja
- 7 gotas de aceite esencial de romero
- 7 gotas de aceite esencial de eucalipto
- 6 gotas de aceite esencial de lavanda

Vierte el aceite de ricino, el aceite de oliva, la manteca de cacao y la cera de abeja en un cuenco refractario. Ponlo al baño maría (el cuenco refractario sobre una cazuela de agua hirviendo) y remueve hasta que la cera de abeja y la manteca de cacao se derritan.

Aparta del fuego, añade los aceites y remueve. Reparte en botes y deja enfriar, luego ponles la tapa y etiquétalos con el nombre del producto, los ingredientes y la fecha.

En el momento de usarlo, saca un poco de limpiador y frótalo entre los dedos para que se derrita. Aplícatelo en la cara y a continuación masajéalo sobre la piel con movimientos circulares. Continúa durante dos minutos, concentrándote en las zonas que necesitan una limpieza más profunda (la nariz, la frente y la barbilla). Abre el grifo hasta que el agua salga caliente y empapa una toalla pequeña. Escúrrela y póntela sobre la cara durante un par de minutos. Si se enfría, mójala de nuevo con agua caliente y vuelve a ponértela. Con cuidado, retira el limpiador con la toallita caliente. Termina lavándote la cara con agua fría. ¡Limpia y perfectamente autocuidada!

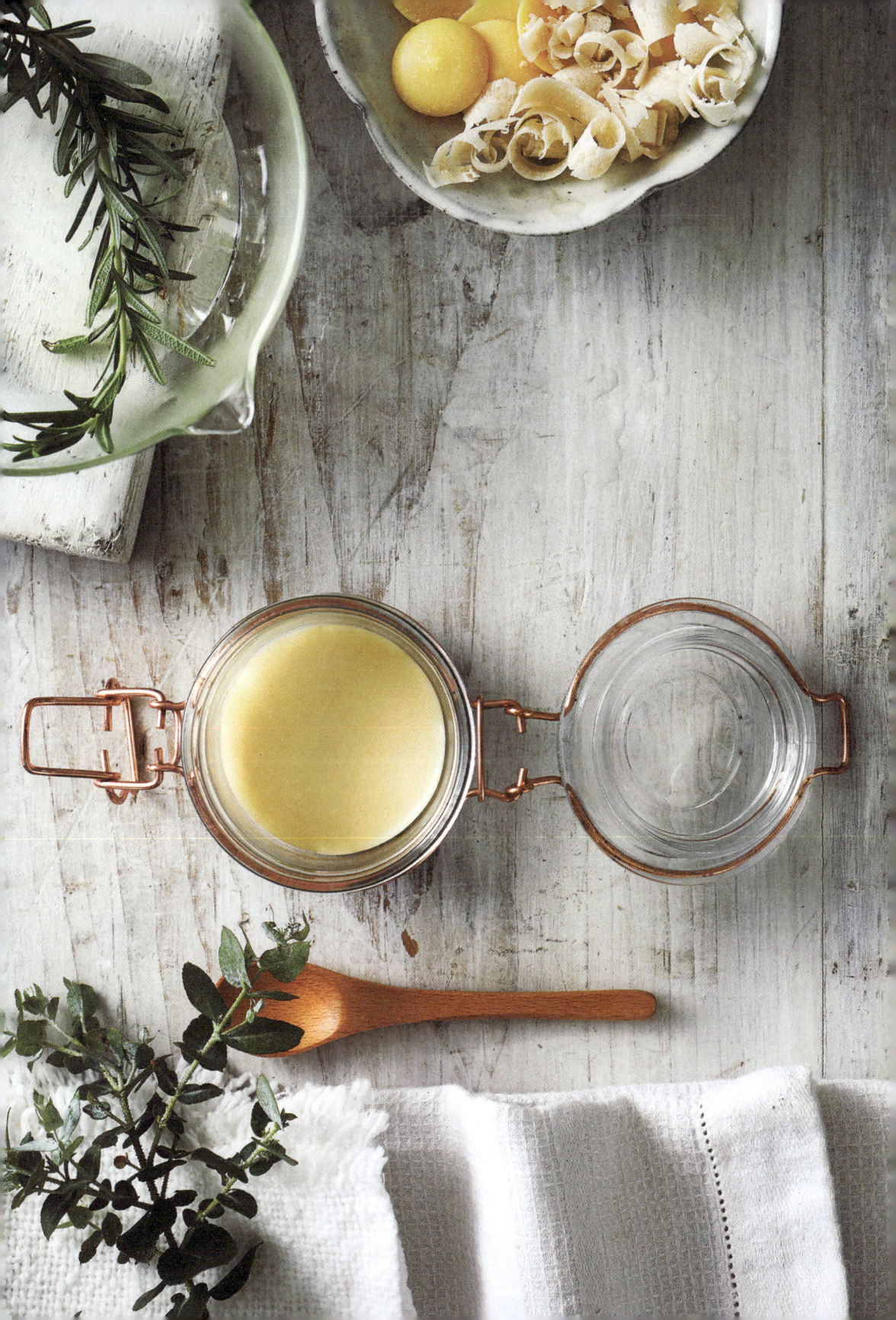

BRUMA FACIAL/TÓNICO

Llena un espray de 30 mililitros con hamamelis. Añade una cucharadita de vitamina E (yo abro una o dos cápsulas de extractos naturales ricos en tocoferoles) y 5 gotas de aceite de romero, que resulta muy vigorizante al comienzo del día.

CONSEJOS PRO PARA COMPRAR ONLINE
• • • • • • • • • • •

¿No eres de los de DIY? Compra sólo en páginas web que pongan a tu disposición con facilidad sus listas de ingredientes completas. Si tienes que hacer *click* en cinco páginas diferentes y solicitar un PDF, según mi experiencia lo más probable es que haya algún motivo. No tener nada que ocultar equivale a tener una gran confianza, y eso es lo que queremos.

Si hay un producto que te encanta y que parece bajo en tóxicos, pero no estás del todo seguro, conviértete en escritor de correos en serie. La mayor parte de los empleados de atención al cliente contestará de inmediato a tus preguntas, así que no te detengas. Hazlo con amabilidad, sin juicios; ellos no crearon la fórmula, sólo son personas solícitas con una función que cumplir, así que echando pestes por internet contra un trabajador de atención al cliente no conseguirás nada, aparte de sentirte mal más tarde.

Por último, repite este mantra conmigo: «simplifica, no compliques». No se trata de gastar más, sino de decidir qué necesitas con exactitud y comprar menos, pero mejor, de calidad no tóxica y añadiendo a la mezcla unos cuantos productos caseros sencillos. Y eso no te hace un agujero en el banco. Todas esas cosas son mucho menos caras que los cosméticos de prestigio. Una maravilla, ¿no?

«Simplifica, no compliques.»

Descubre mis marcas favoritas a nivel internacional en lowtoxlife.com/book-resources.

✷ ¡TAREAS PENDIENTES! ✷

✓ Comprométete a reducir tus productos de cuidado cutáneo. ¿De verdad necesitas todo lo que estás usando? Puede que descubras que tienes que reemplazarlo todo.

✓ Decide qué vas a desechar, qué vas a comprar y qué vas a hacerte tú mismo.

✓ Pon algo nuevo en marcha cuando sientas que es el momento adecuado, ¡esto no es un concurso!

Nota: cuando deseches productos, tira los restos del contenido a la basura y no al fregadero, y después recicla el contenedor si no vas a reutilizarlo. Hay varios servicios de reciclaje y gestión de residuos a los que puedes echarles un vistazo. También puedes plantearte donar lo que no vayas a usar. Algunas personas se sienten cómodas haciéndolo, otras no tanto, puesto que saben que lo que están entregando no es bueno para la salud. Tú decides. No hay opción buena ni mala.

MAQUILLAJE

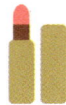

El maquillaje es otro de esos ámbitos en los que SE ESCONDEN MUCHÍSIMAS COSAS. La ironía de los productos de «belleza» es que existen para hacernos sentir mejor con nosotros mismos, pero ponen en peligro nuestra salud a largo plazo... y la salud de las generaciones futuras y del medio ambiente.

Hay unos cuantos componentes muy dañinos, aparte de los que ya se han explicado en las páginas 40-44, que aparecen con frecuencia en el maquillaje.

COSAS DESAGRADABLES EN EL MAQUILLAJE

Considero que es mejor conocer a los «villanos principales», porque si un producto genera sospechas, siempre contendrá al menos uno o dos nombres de mi lista de toxinas innegociables, y a partir de ahí puedes ignorarlo sin más... No es necesario que continúes leyendo el resto de la lista, ¡tardarías horas en descifrar todos los ingredientes!

La mica, los pigmentos y el dióxido de titanio están presentes en la mayoría de los maquillajes. Algunas personas son sensibles a ellos, otras no, así que tendrás que decidir qué te va bien y que no.

TALCO

Este mineral se ha vinculado de forma inconcluyente pero sólida con el cáncer de ovario; se piensa que tiene relación con el hecho de que puede contaminarse con amianto. ¿Queremos esperar hasta averiguarlo? Yo, por mi parte, no, dado que me rijo por el principio de la precaución. Apártalo del cuerpo de tu bebé y de tus polvos compactos y sombras de ojos.

PLOMO

¿Te encanta ese carmín rojo? Bueno, pues lo más seguro es que contenga plomo. Se ha descubierto que, en adultos, los niveles elevados de plomo pueden desembocar en abortos, defectos de nacimiento y ataques epilépticos. Para mayor tranquilidad, pídeles a las empresas informes de las pruebas de plomo.

CADMIO

Otra vez los pintalabios..., ¡a menudo lo encontrarás en ellos! El cadmio es un carcinógeno que se ha detectado en biopsias de tumores de pecho y del que se cree que provoca la multiplicación de las células cancerígenas. Lo único que se me ocurre decir es ¿cómo es posible que esté permitido en productos que se venden a las mujeres?

ALMIZCLES

Se utilizan con frecuencia como fragancias en polvos compactos y sueltos. Pueden acumularse en el cuerpo y algunos estudios de laboratorio los han relacionado con irritaciones cutáneas, interrupción de las hormonas y cáncer.

TOLUENO

Elaborado a partir del petróleo o alquitrán de hulla, se encuentra en la mayoría de las fragancias sintéticas. La exposición crónica está vinculada con la anemia, la disminución del recuento globular y daños hepáticos o renales. También puede afectar al feto en desarrollo.

ACEITE MINERAL, PARAFINA Y PETROLATO (GELATINA DE PETRÓLEO O VASELINA)

Aunque estos productos pueden resultar útiles en casos de emergencia médica por su baja reactividad cutánea y sus propiedades barrera, su materia prima es el petróleo y es posible que se acumulen en nuestros tejidos (si, por ejemplo, nos tragamos un protector labial que los contenga). Además, almacenan el calor y no permiten que la piel transpire. No nutren la piel, cuando podríamos emplear aceites e ingredientes naturales que sí lo hacen. Además, se ha probado que los aceites minerales de las tintas alteran nuestros niveles de estrógeno.

BHA/BHT

Se cree que el butilhidroxianisol y el butilhidroxitolueno (BHA y BHT, respectivamente, por sus siglas en inglés), que se emplean como conservantes en el maquillaje, los productos de cuidado de la piel e incluso los alimentos, son disruptores endocrinos y que pueden causar asma e irritaciones cutáneas.

SILOXANOS

Estos ingredientes, que terminarán en «-siloxano» o «-meticona», se emplean en diversos cosméticos para suavizar, homogeneizar y humedecer. Se sospecha que son disruptores endocrinos, y se cree que el ciclotetrasiloxano es una sustancia tóxica para la reproducción. Además, son dañinos para los peces y otros animales.

NANOPARTÍCULAS

A menudo se encuentran en los polvos faciales con factor de protección solar, en filtros solares y en otros cosméticos; como sugiere su nombre, pueden ser *diminutas*, y por lo tanto preocupa su inhalación y la contaminación medioambiental, puesto que con el tiempo se acumulan en el entorno con efectos aún desconocidos. Basándome sólo en esto, yo utilizaría una de las muchas opciones sin nanopartículas disponibles.

¿QUÉ MAQUILLAJE PODEMOS UTILIZAR?

En primer lugar, plantéate un reto con la pregunta «¿qué cosas *no* hace falta que sustituya?». A menudo nos damos cuenta de que no necesitamos todo lo que tenemos, así que podemos no reemplazar esos productos. Ésa es la belleza de aumentar nuestra conciencia sobre lo que compramos.

Tira todo lo que no necesites. Experimenta la deliciosa sensación de deshacerte de «cosas» que te hacen un flaco servicio, como ese estuche de sombras de ojos que te regalaron cuando cumpliste dieciocho años y que te pareció de mala educación no conservar..., ¡todos hemos pasado por eso!

Para sustituir lo que decidas que quieres utilizar y disfrutar con frecuencia, en el mercado hay marcas que están haciendo *muy bien* las cosas.

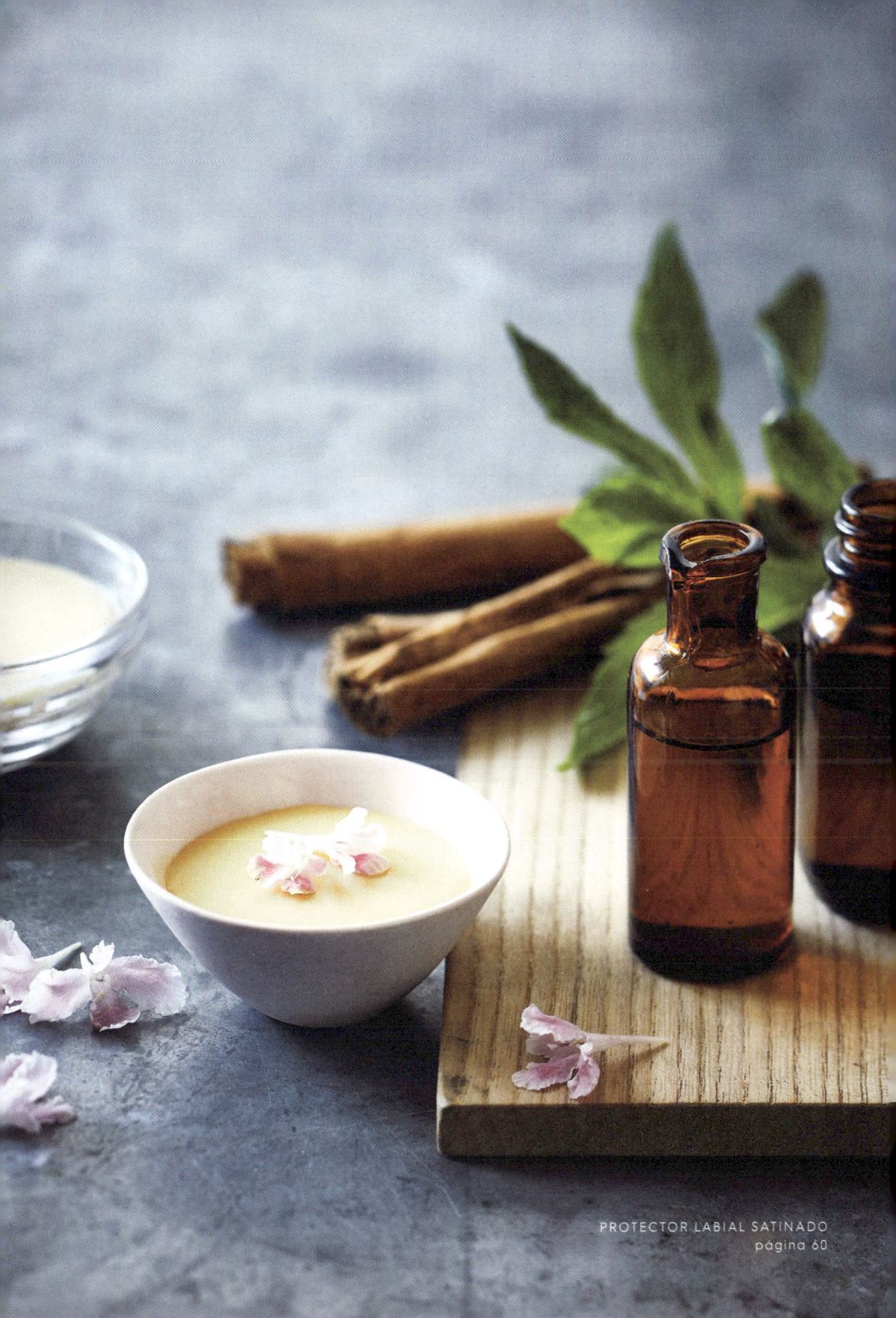

PROTECTOR LABIAL SATINADO
página 60

PROTECTOR LABIAL SATINADO

Para 65 mililitros

Es muy fácil. Guarda los tubos de los bálsamos labiales que se te vayan acabando, rellénalos con esto y refrigera para que se endurezca. También puedes usar un bote pequeño. Si quieres que tenga un poco de brillo, añade los polvos faciales iluminadores.

- 2 cucharadas de cera de abeja en pastillas o rayada
- 2 cucharadas de manteca de cacao
- 2 cucharadas de aceite de coco
- 5 gotas de aceite esencial de menta
- 2 gotas de aceite esencial de canela
- 1 cucharadita de polvos faciales iluminadores (opcional)

Funde la cera de abeja, la manteca de cacao y el aceite de coco al baño maría (un cuenco refractario encima de una cazuela de agua hirviendo). Una vez fundidos, aparta del fuego, añade los aceites esenciales y los polvos (si vas a usarlos) y viértelo en los contenedores que hayas elegido.

¿QUÉ CONTIENE MI NECESER DE MAQUILLAJE?

• • • • • • • • • •

En estos momentos tengo: un colorete en barra, una base de maquillaje mineral para la zona T, un iluminador para no perder el brillo, una máscara de pestañas, una crema BB (del inglés *beauty balm*) y sombras de ojos satinadas, además de un pintalabios satinado, un brillo de labios, un carmín rojo para «esa noche» del año y poca cosa más. Sencillo y muy alejado del gigantesco cofre de maquillaje de tres pisos que tenía en tiempos... Aunque sólo utilizaba una décima parte, por supuesto.

Consejo pro: muchas páginas de internet con productos de belleza orgánicos ofrecen muestras de bases de maquillaje o la posibilidad de que un equipo de profesionales te recomiende los colores que mejor le vayan a tu piel. Y ten paciencia: el producto adecuado está ahí fuera.

CUIDADO CORPORAL Y PROTECTORES SOLARES

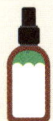

La piel es nuestro órgano más grande, y esta gran capa exterior de nuestro cuerpo es una superficie muy amplia para absorber toxinas.

En cuanto a las lociones y exfoliantes corporales, se trata de aplicar lo que has aprendido y escoger mejor. Los productos de esta categoría contienen los mismos componentes dañinos que los de las secciones anteriores, así que no hay nada «nuevo» que aprender en este sentido. En los exfoliantes presta atención a las fragancias falsas y a las microesferas, así como al triclosán, los parabenos, el fenoxietanol, los PEG y el laurilsulfato sódico..., los sospechosos habituales. Creo que mis productos caseros favoritos son las magdalenas de loción corporal (página 62) y los exfoliantes de la página 65.

Consejo: a medida que vayas sustituyendo productos, tal vez puedas hacer una lista de regalos de cumpleaños o de Navidad para que tu familia te compre unas cuantas cosas. Pedir algo concreto significa a) que no haya elementos que ni quieres ni necesitas robándote espacio, y b) un alivio para quien te regala, pues no tiene que pensar ni corre el riesgo de equivocarse ahora que sabe que «eres un hippie y no tengo ni idea de si esto o lo otro le parecerá aceptable».

LOCIONES CORPORALES

Si vas a comprar una loción corporal, ya sabes cuáles son los componentes dañinos que debes evitar.

Tanto el aceite de coco fraccionado como el aceite de oliva constituyen opciones baratas y completamente libres de toxinas. Lo mismo ocurre con los aceites de argán, rosa mosqueta y aguacate. Puedes personalizarlos añadiendo tres gotas de aceite esencial de uva, geranio, ciprés, romero o enebro (o una combinación de varios, si lo prefieres) por cada 20 mililitros. Todos estos aceites son buenísimos para activar la circulación y unificar la textura de la piel del cuerpo.

Mis magdalenas de loción corporal (¡sí, has leído bien!) son un detalle maravilloso tanto para ti como para regalar, y no se tarda nada en hacerlas.

MAGDALENAS DE LOCIÓN CORPORAL

Para tres o cuatro barras grandes

También necesitarás moldes de silicona de la forma que más te guste o papeles para magdalenas.

30 g (½ taza) de cera de abeja rallada
65 g (2 ¼ tazas) de manteca de cacao
125 ml (½ taza) aceite de coco (refinado, para que no huela a coco)

25 gotas de aceites esenciales de tu elección (ej.: romero, vetiver y jazmín, o un combo amaderado o floral)

Funde la cera de abeja a fuego lento al baño maría (un cuenco refractario encima de una cazuela de agua hirviendo). Una vez que esté derretida, añade la manteca de cacao sin apartar del fuego. Cuando ésta también esté fundida, agrega el aceite de coco y remueve bien. Aparta del fuego y vierte los aceites esenciales. Distribuye en los moldes que hayas elegido. Ten paciencia hasta que se endurezcan, tardarán alrededor de una hora a temperatura ambiente, o acelera el proceso metiéndolas en el frigorífico.

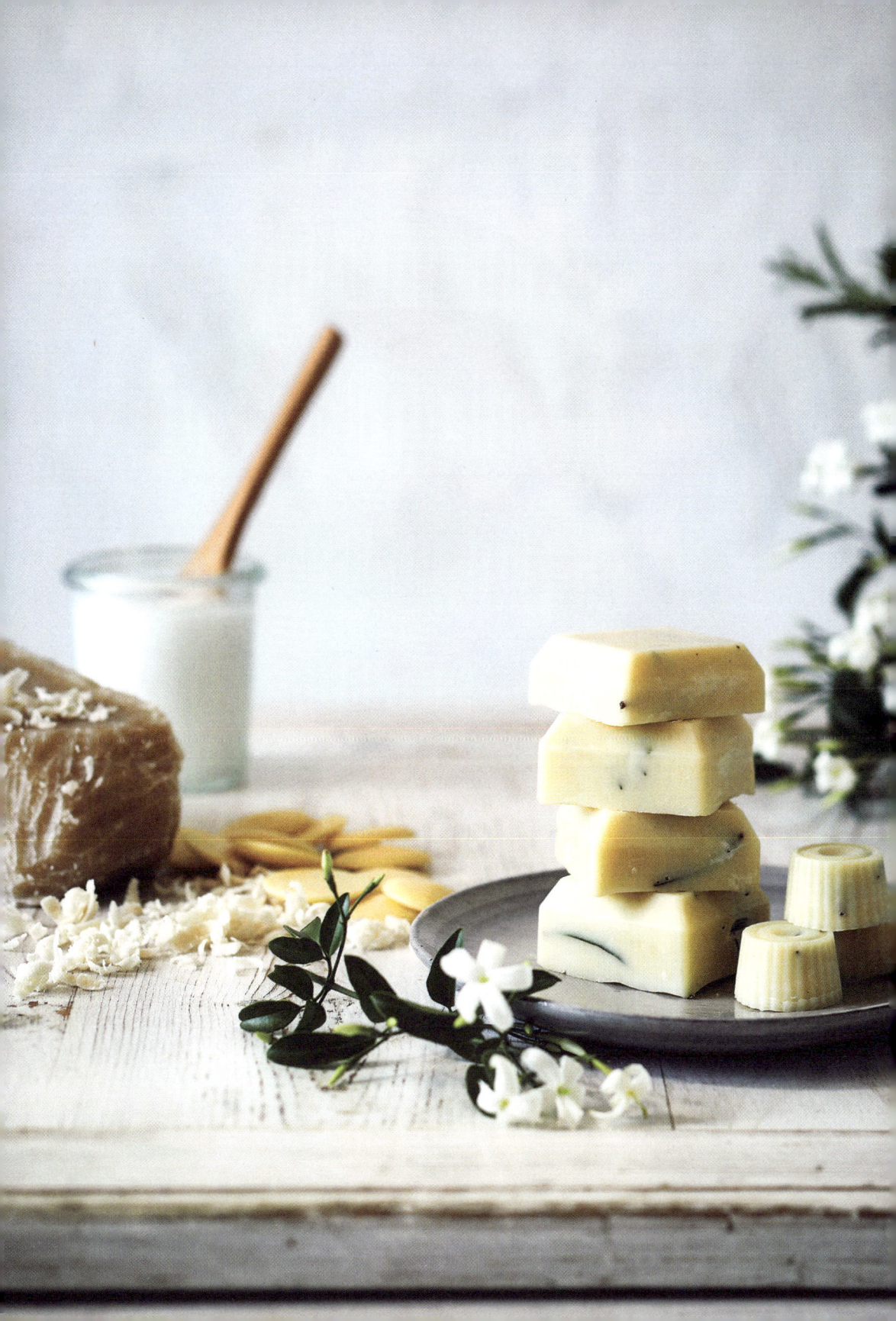

JABONES DE MANOS Y CORPORALES

Ya hemos mencionado los principales componentes dañinos que contienen, pero hay un par más de ellos a los que deberías estar atento.

PRODUCTOS ANTIBACTERIANOS

Estamos obsesionados con protegernos de los gérmenes, sin embargo las investigaciones señalan que los productos antibacterianos que hemos usado a lo largo de las dos últimas décadas pueden provocar resistencia a los antibióticos y, potencialmente, alergias en los niños.

* **Cloruro de benzalconio:** es un conocido irritante del que se dice que causa asma, dermatitis, irritación ocular y cutánea y problemas en el sistema nervioso. ¿Dónde más se emplea? ¡En los inhaladores para el asma! El mundo se ha vuelto loco.
* **Triclosán:** ya sabemos que este producto químico derivado del petróleo puede provocar desequilibrios tiroideos, pero también irritación de la piel, los ojos y los pulmones y disfunciones en el sistema inmune. Además puede liberar cloroformo cuando se mezcla con líquidos. También es un tóxico ambiental. ¡Estupendo!

JABONES CORPORALES Y DE MANO FÁCILES DE HACER EN CASA

Si quieres hacerte un jabón de manos, guarda un dispensador de jabón ya usado o invierte en uno nuevo y bonito. Llénalo con una parte de jabón de Castilla y entre tres y cinco partes de agua, dos cucharaditas de aceite de oliva y diez gotas de aceites esenciales de tu elección. Ahorrarás muchísimo dinero por litro, es una locura.

No hay nada mejor que una buena barra de jabón de Castilla para lavarse el cuerpo. Además, el jabón en barra también es perfecto para evitar los envoltorios de plástico.

EXFOLIANTES CORPORALES

Aquí van dos exfoliantes corporales estupendos que puedes preparar en un momento en casa. También son magníficos regalos que puedes hacer con cariño en un cumpleaños o en Navidad.

EXFOLIANTE CORPORAL DE COCO, CARAMELO Y LIMÓN

Para unos 300 mililitros

Un exfoliante casero es más barato y no contamina ni nuestros océanos ni nuestro cuerpo. Y huele tan bien que hasta dan ganas de comérselo... ¡y de hecho podríamos hacerlo!

100 mililitros (3 ½ tazas) de aceite de coco o de aceite de almendras dulces derretido

105 g (3 ¾ tazas) de azúcar de coco o de azúcar moreno orgánico

35 g (¼ taza) de sal marina gorda (o de sal marina fina si es para la cara)

1 cucharada de zumo de limón

1 cucharadita de cáscara de limón rallada

2 cucharaditas de extracto de vainilla (opcional)

5 gotas de aceite esencial de romero (opcional)

Mezcla todos los ingredientes en un bol mediano. Vierte en un bote. Ponle un lazo. Regálaselo a alguien. No, quédatelo.

EXFOLIANTE CORPORAL DE CAFÉ

Suficiente para tres usos

Este exfoliante supersencillo requerirá de muy poca preparación, y se hace con posos de café usados, aceite de coco, sal marina y extracto de vainilla. Huele de maravilla y resulta muy vigorizante.

2 cucharadas de posos de café

1 cucharada de sal gris, sal del Himalaya, sal del Mar Muerto o flor de sal

2-3 cucharadas de aceite de coco (ver nota)

2 cucharaditas de extracto de vaina de vainilla

Mezcla todos los ingredientes en un cuenco pequeño. Vierte en el bote. Ya está.

Nota: cuanto más aceite, más suave es el exfoliante.

PROTECTORES SOLARES

Debo aclarar que vivo en un país donde el protector solar es innegociable. El sol australiano es más fuerte que cualquier otro, más o menos como nuestros cocodrilos, serpientes y arañas... Me moría de ganas de quitarme de encima lo de los estereotipos australianos, ¡así que aquí están! Dicho esto, eso no significa que no debamos pensar en qué tipo de protector solar vamos a utilizar, y como en todas las categorías de productos, hay opciones más seguras y otras dudosas que contienen ingredientes como éstos:

* **Metoxicinamato de octilo:** es uno de los compuestos químicos que se emplean con mayor frecuencia en todo el mundo para protegernos de los rayos ultravioletas. Penetra con facilidad en la epidermis y, cuando se expone a la radiación ultravioleta, genera radicales libres dañinos en las células de la piel.
* **Oxibenzona (benzofenona-3), octinoxanato:** son disruptores hormonales.
* **3-(4'-Metilbencilideno)-D,L-1-alcanfor (enzacameno):** las ratas macho nacidas de madres expuestas a enzacameno tuvieron un peso testicular menor y experimentaron una pubertad tardía, además de menor peso prostático en la etapa adulta. Las pruebas con humanos demostraron que tanto el metoxicinamato de octilo como el enzacameno se absorbían rápidamente a través de la piel y se detectaban en la orina.
* **Benzoato de 4-(dimetilamino)-2-etilhexilo (padimato O):** cuando se expone a la luz solar, generan radicales libres que pueden provocar una rotura de doble hebra en el ADN.

¡Puaj! No obstante, ahora tenemos mucho donde elegir en el terreno de los protectores solares naturales y efectivos, así que ten cuidado con los compuestos dañinos que debes evitar y busca un buen producto orgánico y local... ¡o incluso atrévete con una de las recetas caseras que hay por ahí!

Hoy en día tenemos a nuestra disposición maravillosos protectores solares low tox. En lowtoxlife.com/book-resources encontrarás una lista inicial.

AUTOBRONCEADORES

Si no quieres exponerte al sol pero quieres algo de color o eres de piel blanca y quieres oscurecerla un par de tonos en verano, es posible que busques una ayudita en este sentido. El problema es que estos productos suelen ser un absoluto desastre en lo que se refiere a fragancias y otros químicos. Cuando vayas a comprarlos, comprueba si contienen los compuestos peligrosos que ya he enumerado. Si añades un par de gotas de aceite de semilla de zanahoria al exfoliante corporal de café (página 65) y te lo aplicas dos veces a la semana, potenciarás una pigmentación natural.

DESODORANTE

Aparte de nuestros viejos amigos los parabenos, el triclosán y el talco, los desodorantes cuentan con su propio conjunto de componentes dañinos, pero hay buenas noticias: aunque tal vez algunos le teman al mal olor, los desodorantes naturales funcionan de verdad. Sólo tienes que encontrar el que te vaya bien; no se diferencia mucho de cuando probaste unos cuantos antes de decidirte por el producto convencional que has estado utilizando hasta ahora.

ALUMINIO

El aluminio es el elemento que hace que un antitranspirante cumpla su función. ¿Cómo evita la transpiración? En esencia, las sales de aluminio bloquean los conductos del sudor e impiden que éste se excrete. El sudor no deja de producirse bajo la superficie, sino que tan sólo deja de llegar hasta ella. ¿No le da miedo a nadie más, teniendo en cuenta que se supone que debemos sudar para eliminar toxinas y regular la temperatura corporal?

TEA Y DEA

La trietanolamina y la dietanolamina se emplean como emulsionantes. Ambos podrían resultar tóxicos si el cuerpo los absorbe durante un tiempo prolongado; la DEA puede producir daños hepáticos y renales, y la TEA, reacciones alérgicas. En Europa ya están restringidos debido a sus efectos carcinógenos, y merece la pena ser precavido con ellos.

COLORANTES SINTÉTICOS

Algunos de estos colorantes sintéticos están hechos de derivados del alquitrán de hulla y se sabe que son carcinógenos; también provocan reacciones alérgicas cutáneas.

ALTERNATIVAS SEGURAS DE DESODORANTES CASEROS

Muchas personas ponen la mano en el fuego por estas opciones caseras básicas:

- Pásate una rodaja de cítrico por la axila: fácil y sencillo.
- Mezcla una cucharadita de bicarbonato sódico sin aluminio con cinco cucharaditas de harina de arrurruz, harina de tapioca o harina de maíz (maicena) orgánica y no transgénica. Guárdalo en un bote y espolvoréate un poco en las axilas después de ducharte. Para aromatizarlo, añade cinco gotas de aceite esencial de romero.
- Aceite de coco. A mí no me funciona, pero hay mucha gente apuesta por él.

DESODORANTE DE LIMA Y COCO DE AMANDA

Para unos 60 mililitros (¼ taza)

¡Esta receta de mi prodigiosa amiga Amanda Cook es facilísima!

35 g (¼ taza) de harina de arrurruz o de tapioca
1 cucharadita de bicarbonato sódico
2 cucharadas de aceite de coco
5 gotas de aceite esencial de lima o de tu aceite esencial favorito

Mezcla todos los ingredientes, vierte en un bote o lata limpios y deja que se endurezca antes de consumirlo en un plazo máximo de dos meses. Para que te resulte más fácil mezclar los ingredientes, funde el aceite de coco.

CUIDADO MENSTRUAL

Se considera que, en promedio, empleamos unos doce mil tampones a lo largo de nuestra vida, pero no te sientas mal si nunca te habías planteado hasta ahora cuál es la composición exacta de los tampones y las compresas. Como llevan algodón, pueden contener residuos de pesticidas, fibras sintéticas tales como el rayón y otros elementos químicos como el cloro. ¡Alégrate, porque hoy puedes empezar a evitar los componentes dañinos en una parte de tu cuerpo con gran capacidad de absorción! Prueba estas opciones bajas en tóxicos:

* Sustituye tus compresas y tampones actuales por otros orgánicos, de algodón puro.
* Compra compresas reutilizables y ropa interior de bambú diseñada para contener tu flujo.
* Prueba las copas menstruales de silicona biocompatible. A veces cuesta un poco acostumbrarse a ellas, pero las compras una sola vez por el precio de tres meses de tampones. Y sólo tienes que cambiarte cada doce horas.

HABLA CON TU PROFESIONAL DE LA SALUD

La información que contiene este libro se basa en trabajos de investigación y en las experiencias que he ido acumulando en mis viajes hasta el momento. Para tu caso específico, *siempre* recomiendo que veas a un profesional médico para comentarle tu situación y objetivos. No hay nada como compartir un rato cara a cara con un buen médico.

CUIDADO DEL CABELLO

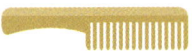

Ahora ya sabes cuáles son los principales componentes dañinos que pretendemos evitar, así que no es necesario insistir en ellos.

CHAMPÚ Y ACONDICIONADOR

Hay muchos champús y acondicionadores naturales que, desde mi punto de vista, cuestan cantidades de dinero ridículas. Todos tenemos un cuero cabelludo distinto, un pelo y un largo de melena diferentes y deseamos obtener resultados diversos, así que no mentiré: esta categoría requerirá algo de tiempo y un poco de «ensayo y error».

SIN CHAMPÚ

No utilizar champú es la opción más barata de todas. Se basa en el principio de que al cabo de aproximadamente un mes nuestros aceites naturales comienzan a estabilizarse y nuestro pelo adquiere un aspecto saludable y feliz —a fin de cuentas, nos apañamos sin champú hasta el siglo xx—. No es para todo el mundo, pero muchos de los que lo han probado no han vuelto a mirar atrás. Lo más duro es superar ese período inicial de estabilización.

Dato curioso: unas instrucciones para lavarse el pelo con champú publicadas en 1908 por *The New York Times* sugerían utilizar jabón de Castilla cada dos semanas tras cepillar de forma exhaustiva y quemarse las puntas abiertas con una vela.

Por otro lado, emplear vinagre de sidra de manzana para lavarte el cabello (véase página 76) es una forma delicada de eliminar la grasa del pelo. Simplemente masajea y aclara. (¡Lo digo en serio!)

CHAMPÚ CASERO SENCILLO

Para unos 250 mililitros (una taza)

Si quieres probar un champú casero para ver si te va bien, aquí tienes uno.

- ½ cucharadita de aceite de oliva (hidratante para el pelo seco) o de aceite de ricino (para el pelo graso)
- 15 gotas de aceites esenciales de tu elección (ver nota)
- 125 ml (½ taza) de agua destilada (ver nota)
- ½ cucharadita de goma xantana (opcional)
- 125 ml (½ taza) de jabón de Castilla

Mezcla el aceite de oliva o de ricino, los aceites esenciales y el agua en una batidora de vaso pulsando el botón dos o tres veces. Con la batidora en marcha, añade la goma xantana (si vas a usarla) hasta que la mezcla se espese. No tardará más de cinco segundos, así que ten cuidado. Añade el jabón de Castilla y pulsa el botón sólo una o dos veces, para que no empiece a burbujear. Vierte en una botella (por ejemplo en una botella flexible de jabón de Castilla) y utilízalo cuando lo necesites, como de costumbre.

Nota: el aceite esencial de romero constituye un maravilloso tónico para el cabello, además de resultar vigorizante al comienzo del día. Usar agua destilada impide que le salga moho al champú. La goma xantana nos proporciona un champú más espeso y emulsionado.

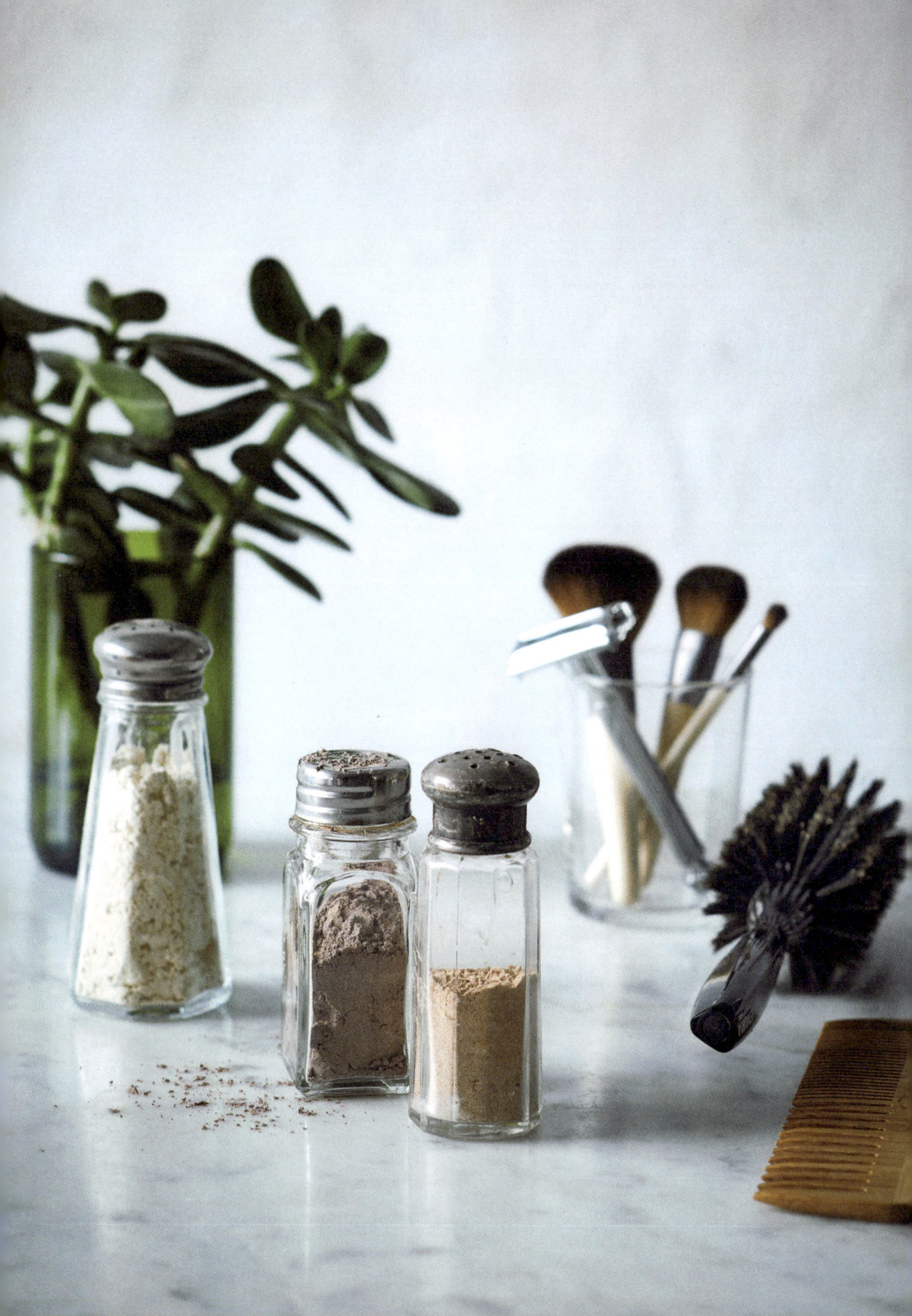

CHAMPÚ EN SECO

Para 50 g

Hacer un champú en seco es supercomplicado ;-). Lo único que necesitas es un salero o un pimentero limpios ¡y solucionado!

RUBIO
45 g (⅓ de taza) de harina de arrurruz o tapioca (ver nota)
1 cucharadita de jengibre molido

PELIRROJO
45 g (⅓ de taza) de harina de arrurruz o tapioca (ver nota)
1-2 cucharaditas de canela molida

MORENO
45 g (⅓ de taza) de harina de arrurruz o tapioca (ver nota)
1-3 cucharaditas de polvo de cacao

Mezcla en un cuenco pequeño y vierte en un salero.

Para utilizarlo: no te mojes el pelo y, justo después de ducharte —para que no te manche la ropa—, échate hacia delante, pon la cabeza boca abajo y espolvoréatelo por las raíces. Después, frota bien para dispersarlo por completo. Repite si lo necesitas.

Nota: la harina de arrurruz puede contener E220, un conservante que puede provocar dificultades respiratorias, urticaria y otras reacciones alérgicas, así que comprueba la etiqueta.

PRODUCTOS DE TRATAMIENTO Y PEINADO

Tenemos muchas opciones para tratar y peinar nuestro cabello con preparados hechos en casa a partir de elementos totalmente naturales. El DIY no es para todo el mundo, y como ya he dicho, yo suelo mezclar los productos caseros con los comprados, así que entra en lowtoxlife.com/book-resources si quieres que te ayude con tus compras.

LACA

Para unos 125 mililitros (½ taza)

Quizá te resulte extraño echarte azúcar en el pelo, ¡pero funciona muy bien! Si no necesitas mucha fijación, reduce la cantidad de azúcar a una cucharadita.

125 ml (½ taza) de agua destilada que haya arrancado a hervir (ver nota)
2 cucharaditas de azúcar blanco o de panela
1 cucharadita de sal marina (opcional)
1 cucharadita de extracto de vainilla (opcional)
5 gotas de aceites esenciales de tu elección

Mezcla todos los ingredientes y vierte en un espray de vidrio de ámbar. Rocíate el pelo con el producto y peina como de costumbre.

Nota: usar agua destilada impide que le salga moho a la laca. La sal aporta mayor textura al pelo.

CEPILLOS Y UTENSILIOS LOW TOX PARA EL PELO

El calor y el plástico no son una buena combinación a la hora de secarte el pelo, así que opta por cepillos y peines hechos de materiales naturales. La cerámica y el metal son lo mejor para tu cabello. En cuanto a los secadores o las planchas alisadoras, evita los plásticos que entren en contacto directo con el calor y los productos revestidos con una capa antiadherente de PFOA/PTFE (Teflón).

TINTES CAPILARES

Salvo que utilices potenciadores naturales como la henna o la cassia, en el terreno de los tintes de cobertura total sólo podemos aspirar a la «toxicidad baja». A mí me encanta teñirme el pelo, así que en mi opinión es una cuestión de informarme para elegir la opción menos tóxica y de ser feliz con todas las demás cosas que hago en mi vida low tox diaria. Algunos puristas estarán en desacuerdo. No pasa nada. Me llevo mi champú y mi aceite bajos en tóxicos para después del tinte, y mi peluquera utiliza una marca concreta que tiene menos tóxicos que las que se emplean en las peluquerías convencionales. Ésta es mi forma de sentirme en paz con la situación. Seguro que tú también encuentras esa «cosa» de la que piensas: «No, no voy a renunciar a esto», así que relájate... nuestro cuerpo es capaz de tolerar ese asalto extra. De lo que nos estamos librando aquí es del bombardeo diario.

Tanto el papel de aluminio como el *balayage* son métodos estupendos para evitar el contacto con el cuero cabelludo durante la fase de «absorción» del color, y pueden ofrecerte un buen término medio si tú también quieres seguir tiñéndote el cabello.

TRATAMIENTOS CAPILARES CASEROS

1. **Dar volumen, espesor y brillo:** los huevos son un tratamiento casero perfecto para reparar y nutrir el cabello. Aplícate uno o dos huevos batidos sobre el pelo limpio y mojado. Deja actuar durante veinte minutos y aclara con agua entre fresca y ligeramente tibia (no te interesa que el huevo «se cocine»... ¡no quedaría bonito!). Luego lava con champú y acondicionador como de costumbre.
2. **Hidratar:** el aceite de coco es un tratamiento maravilloso para el pelo extraseco, el cuero cabelludo seco y el encrespamiento. Aplícate con un masaje dos cucharadas en todo el pelo y el cuero cabelludo y deja actuar una hora. Luego aclárateo con dos manos de champú (son muy necesarias) y termina de lavártelo como acostumbres. Si tienes caspa, añade una cucharada de miel pura. Si te apetece, añade cinco gotas de aceite esencial de romero a modo de tónico.

③ **Revitalizar y regenerar:** el polvo de amla es un magnífico fortalecedor y regenerador para el pelo. Disuelve dos cucharaditas en una cucharada de agua. Añade el zumo de un limón y aplica sobre el cabello húmedo y limpio. Déjalo actuar durante treinta minutos. Acláratelo con agua tibia. Es fantástico para aportar brillo.

④ **Eliminar residuos:** mezcla 60 ml (¼ de taza) de vinagre de sidra de manzana con 500 ml (2 tazas) de agua filtrada caliente. Utilízalo en lugar del champú, frótalo en el cuero cabelludo y concluye con un aclarado frío para cerrar las cutículas.

⑤ **Nutrir y fortalecer:** prueba la receta de más abajo. También puedes considerarlo tu tratamiento natural de keratina, si tu pelo está «loco».

FORTALECEDOR DE PROTEÍNAS PARA EL PELO QUEBRADIZO

Para un tratamiento en pelo largo, dos o tres en pelo corto

Esta mascarilla capilar de gelatina es buenísima y puedes hacerla en casa. ¡Pruébala si tu pelo necesita resucitar con urgencia!

1 cucharada de gelatina en polvo
¼ de cucharadita de goma xantana (opcional; ver nota)
125 ml (½ taza) de agua filtrada
1 cucharadita de vinagre de manzana de sidra
2 cucharaditas de leche de coco (opcional; ver nota)

Mezcla la gelatina y la goma de xantana (si vas a usarla) con el agua en un cazo pequeño a fuego medio-bajo y remueve hasta que se disuelvan. Añade el vinagre y la leche de coco (si vas a usarla). Aplícatelo en el pelo entre el champú y el acondicionador y deja actuar entre dos y diez minutos antes de aclararte muy bien.

Nota: añade la leche de coco si quieres hidratación extra y la goma xantana para obtener una mezcla más espesa que es un poco más fácil de aplicar.

EL PELO DE LOS NIÑOS Y LOS TEMIDOS PIOJOS

Tal vez no te sorprenda saber que los tratamientos antipiojos convencionales contienen cosas bastante repugnantes, ¡pero es sencillísimo preparar el producto que acabará con esos bichitos asquerosos!

TRATAMIENTO ANTIPIOJOS

Para un tratamiento

1 ½ cucharadas de champú natural
3 cucharaditas de aceite de coco

1 cucharadita de aceite de árbol de té
2 cucharadas de acondicionador

Mezcla el champú, el aceite de coco y el aceite de árbol de té en un cuenco (si el aceite de coco está duro, fúndelo antes). Aplica con delicadeza por todo el pelo, luego cubre con un gorro de ducha o una toalla y deja actuar durante treinta minutos.

Aclara con agua caliente y después aplícate con un masaje las dos cucharadas de acondicionador en el pelo y el cuero cabelludo. Con el acondicionador en el pelo, utiliza una lendrera para eliminar los piojos muertos y las liendres. Aclara muy bien el pelo.

Repite el tratamiento al cabo de una semana para asegurarte de que si alguna liendre sobrevivió al primer tratamiento ¡no le dé por romper el cascarón y plantar el campamento!

CUIDADO DE LAS UÑAS

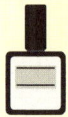

En el caso de las uñas hay unas cuantas cosas nuevas a las que prestar atención. Vamos a olvidarnos de las manicuras y pedicuras en los establecimientos especializados: por lo general son nubes tóxicas de compuestos perjudiciales y deben evitarse.

Tras una o dos semanas alejado de esos sitios, te darás cuenta de lo tóxica que es su atmósfera. Sigue leyendo y verás qué debes evitar y por qué puedes sustituirlo.

LAS CINCO PRINCIPALES COSAS DESAGRADABLES DEL ESMALTE DE UÑAS

1. **Ftalato de dibutilo (DBP):** ¡Dichosos ftalatos! Además de ser un posible detonante para los ataques de asma, este ftalato también se ha asociado con dificultades del desarrollo y reproductivas, y con el cáncer en pruebas de laboratorio con animales. Se ha descrito como «un potente disruptor hormonal que afecta al sistema reproductivo masculino de forma realmente notable». ¡No, gracias!
2. **Tolueno:** ya lo hemos visto antes. Es un disolvente, también presente en algunos combustibles, que puede provocar mareo e intoxicación a corto plazo. Como el DBP, es un compuesto químico volátil que puede ser inhalado y absorbido a través de la piel y las uñas.
3. **Formaldehído:** las agencias sanitarias estadounidenses lo consideran un carcinógeno humano. Se emplea para conservar tejidos animales en frascos y es un compuesto químico irritante que provoca reacciones alérgicas. En el etiquetado también puede aparecer como «formalina».
4. **Resinas con formaldehído:** estas resinas sintéticas tienen el formaldehído como ingrediente base.

⑤ Alcanfor: aunque puede derivar de las plantas, este compuesto tóxico suele sintetizarse a partir del aceite de trementina (aguarrás), y puede provocar mareos, somnolencia, asma y erupciones.

Los esmaltes de uñas que llevan la etiqueta «3-free» no contienen los tres primeros de estos ingredientes, mientras que los pintaúñas «5-free» carecen de todos ellos. Los que llevan la etiqueta «7-free» están libres de todo lo anterior además de parabenos, xileno, productos animales y experimentación animal. Estos últimos siguen conteniendo acetato de etilo (ver más abajo).

ALTERNATIVAS AL ESMALTE DE UÑAS

Una opción muy baja en tóxicos es la de los esmaltes de base de agua, aunque no son tan duraderos ni resistentes como los convencionales, así que en mi opinión es mejor realzar el brillo de tus uñas naturales puliéndotelas y limándotelas. A lo mejor hasta te enamoras de las uñas bien cuidadas y sin color. A mí, desde luego, me ha pasado, y ahora sólo me pinto las uñas de los pies en verano, de vez en cuando.

Si para ti llevar las uñas pintadas es una prioridad y algo a lo que no quieres renunciar, una marca «5-free» o «7-free» sigue siendo una buena solución low tox, y las marcas siempre colocan la etiqueta de «free» en un lugar destacado del bote.

¿Uñas acrílicas? Implican el uso de metacrilato de metilo (MMA), que puede provocar daños graves en los pulmones así como daños permanentes a nuestras uñas. En la mayor parte de los países a los enfermeros no se les permite ponerse uñas acrílicas porque quienes las llevan tienen tendencia a las infecciones del lecho ungular a causa de bacterias que han provocado muertes infantiles en hospitales. En último lugar, debido a la naturaleza altamente inflamable de los adhesivos, a las personas que llevan uñas acrílicas se les aconseja mantenerse alejadas de las planchas rizadoras y alisadoras. ¡Uf! ¿Puede que sea esto lo que termine de inclinar la balanza en tu caso?

¿Shellac? Entre los rayos UVA y la acetona, tampoco está recomendado. Ha llegado el momento de cambiar.

QUITAESMALTE

∙∙∙∙∙∙∙∙∙∙

El aceite esencial de citronela puro es un buen quitaesmaltes low tox. Ponte una o dos gotas en cada uña, deja actuar un minuto, después elimina frotando con bastante energía.

Cuando compres un quitaesmalte, escoge el mejor de entre los malos y evita la acetona. Ese líquido transparente, de olor penetrante y altamente inflamable es un disolvente capaz de desintegrar hasta el plástico. Esto explica por qué funciona con tanta rapidez a la hora de separar y eliminar el esmalte de la uña, ¿no? Por lo general, el principal ingrediente activo de los quitaesmaltes sin acetona es el acetato de etilo, un disolvente incoloro y altamente inflamable que se produce a partir de etanol y ácido acético. No es lo ideal, pero de vez en cuando, si las uñas pintadas son esenciales para ti, es una mejora con respecto a la acetona.

EXQUISITO TRATAMIENTO PARA EL FORTALECIMIENTO Y CRECIMIENTO DE LAS UÑAS

Para un tratamiento

Aquí sólo voy a decirte una cosa: tienes que probarlo.

80 ml (⅓ de taza) de aceite de oliva
1 cucharada de zumo de limón
1 cucharada de miel
1 cucharadita de sal marina
3 gotas de aceite de mirra o de árbol de té (ver nota)

Mezcla todos los ingredientes. Remoja las uñas en el resultado durante diez minutos. Lávate con jabón y seca.

Nota: el aceite de árbol de té le proporciona al tratamiento un pequeño refuerzo antibacteriano y antivírico si crees que lo necesitas.

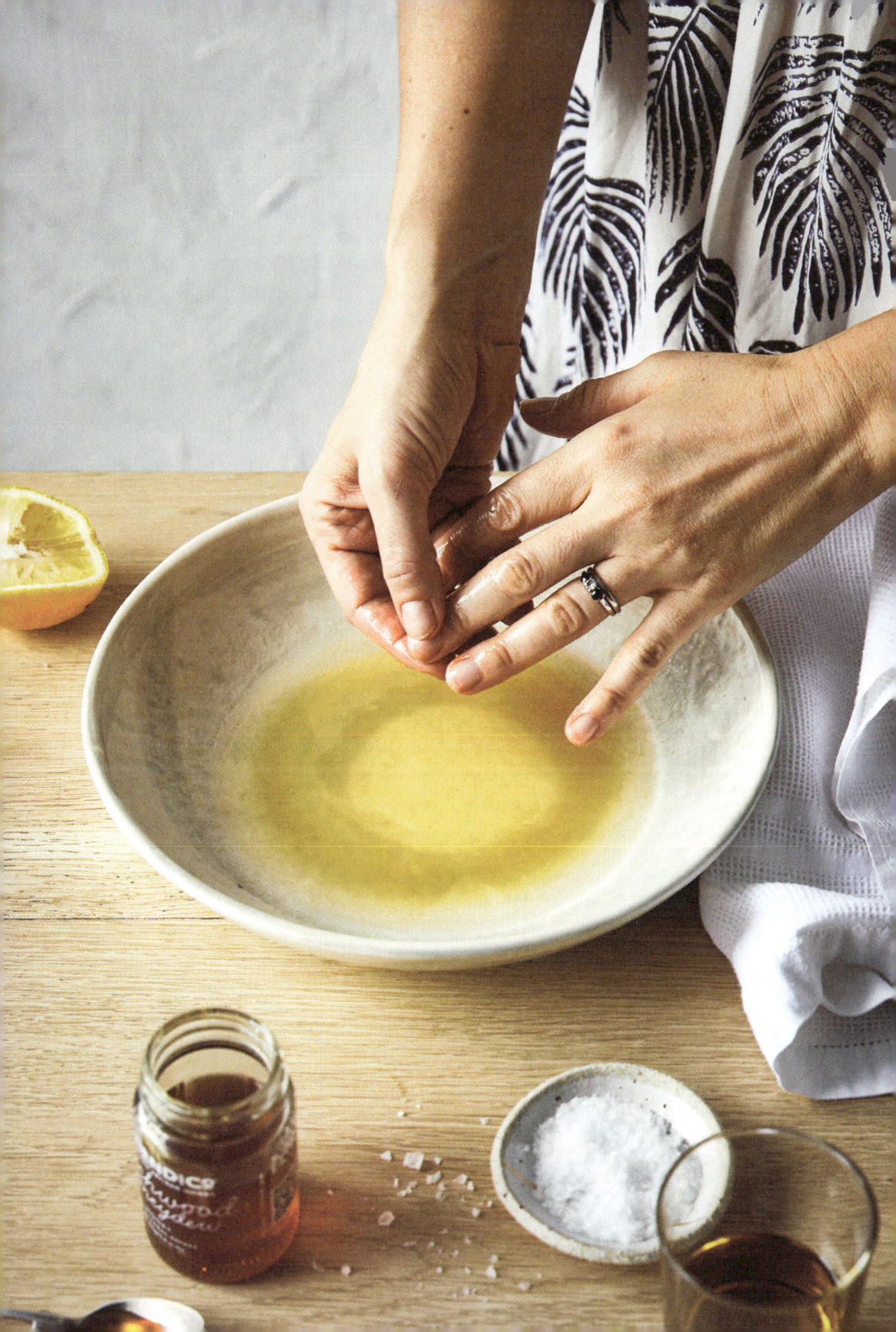

CUIDADO DENTAL

Qué gracia, me encanta que una de las grandes marcas de pastas de dientes diga: «Ninguno de nuestros dentífricos contiene azúcar». En cuanto una empresa proclame que un producto está «libre de algo», hazte esta sencilla pregunta: «Entonces, ¿qué *tiene*?». Te ahorrará un montón de cosas raras.

Vamos a repasar los ingredientes de los dentífricos más vendidos:

* **Laurilsulfato sódico:** puede derivar del petróleo o del aceite de palma, tiene la capacidad de penetrar en la piel y desde luego no está bien que nos lo frotemos en las encías, pues se sabe que es irritante.
* **Glicerina:** el problema de la glicerina es que lo más habitual es que proceda de plantaciones de palma aceitera no sostenibles. Compruébalo en tu producto.
* **Sacarina sódica:** se sospecha que este compuesto químico derivado del petróleo, que se añade para que la pasta de dientes sepa dulce, es tóxico para la reproducción y el desarrollo y puede provocar erupciones y urticaria.
* **Sabor:** signifique lo que signifique esto... Puede ser artificial, natural, tóxico o no. El problema es ¿*qué* es? Es un término paraguas para muchísimas cosas, y no nos gusta el misterio.
* **Triclosán:** este «antibacteriano y liberador de cloroformo» ya nos lo conocemos muy bien, ¿verdad?
* **Microesferas:** ¡Sí, otra vez! Decenas de miles de fragmentos de plástico que contienen BPA vertidos hacia una vía de agua cercana a ti cada vez que te cepillas los dientes. ¿No es una locura? ¿Tomarías un montón de minúsculas esferas azules, te las frotarías por la boca y dirías «Ah, justo lo que necesitaba para controlar el sarro»? Ya me imaginaba que no. ¡Acabemos hoy mismo con las cosas raras!

EL VERDADERO SECRETO PARA PREVENIR EL DETERIORO DENTAL

Weston A. Price, un dentista de la década de 1930, dedicó diez años de su vida a estudiar las culturas tradicionales que consumían alimentos no procesados. Su libro *Nutrition and Physical Degeneration* («Nutrición y degeneración física») es fascinante. Concluyó que las culturas en las que no se habían introducido los cereales refinados y el azúcar y que seguían la dieta tradicional de «su pueblo» (con independencia de en qué consistiera ésta, desde grasa de ballena hasta nata cruda, masa fermentada, alimentos vegetarianos fermentados, hígado, etc.) mostraban un deterioro dental escaso o inexistente.

Tras cuarenta años de carrera, mi maravilloso dentista, el doctor Ron Ehrlich, insiste en que la mejor medida preventiva contra el deterioro dental es la dieta. «Una dieta basada en alimentos ricos en nutrientes, coloridos y naturales, con los mínimos alimentos refinados y procesados (o ninguno), hará que te sientas bien y que tengas unos dientes fuertes. Ésta será la forma más potente de contribuir a evitar el deterioro dental.»

Centrarte en los alimentos ricos en minerales y en vitaminas A, D, E y K, que son liposolubles y garantizan que los minerales lleguen a los dientes, te ayudará mucho más que el flúor, aunque en ocasiones éste puede resultar útil, aplicado por vía tópica, cuando hay deterioro.

OPCIONES NATURALES DE CUIDADO DENTAL

Si quieres explorar el lado natural de las cosas en lo que se refiere a la dentadura, prueba estas alternativas:

* **Pasta de dientes:** busca una natural que no lleve esos compuestos dañinos y conseguirás la limpieza sin las sorpresas desagradables. Podrías improvisar un sencillo dentífrico casero con 2 cucharadas de aceite de coco, 25 g de carbonato de calcio, 10 gotas de aceite de menta y 1 gota de aceite de clavo. Conserva en un bote pequeño y limpio.
* **Enjuague bucal:** en el mercado hay varios enjuagues bucales naturales muy buenos, sin colorantes, aromatizantes y endulzantes artificiales ni alcohol. Para preparar el tuyo, disuelve 3 gotas de aceite de menta, 1 gota de aceite de canela y 1 gota de aceite de clavo en ½ cucharadita de aceite de oliva y mezcla el resultado con 125 ml (½ taza) de agua destilada. Agita bien antes de usar.
* **Blanqueador:** el carbón activo es un excelente blanqueador gradual, al igual que el gel de peróxido de hidrógeno, pero sólo bajo la supervisión de tu dentista.
* **Hilo dental:** utiliza una seda dental, porque la mayoría de los hilos están recubiertos de —no te lo pierdas— PTFE (Teflón), y el propio hilo es de algún tipo de material sintético, a menudo de nailon. Dado que los estadounidenses utilizan alrededor de 4,3 millones de kilómetros de hilo dental al año, es razonable que queramos sustituirlo por algo que no libere PFTE, que no se descompone nunca, al medio ambiente.
* **Limpiadores de lengua:** hay una tradición ayurvédica que consiste en rasparse la lengua al despertar para eliminar las toxinas y microbios que puedan haberse acumulado en la boca a lo largo de la noche. Lo único que puedo decir es que resulta extrañamente adictivo. Yo utilizo un raspador de acero inoxidable.
* **Cepillo de dientes:** la opción más respetuosa con el medio ambiente es el cepillo de bambú. Es una gran elección, sobre todo para los niños pequeños o las personas con dientes sensibles, puesto que las cerdas son bastante suaves.

FRAGANCIA PERSONAL

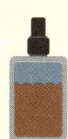

Por desgracia, la mayoría de los perfumes «prestigiosos» están llenos de sustancias engañosas. Hay un par de casas tradicionales que emplean aceites esenciales en sus perfumes clásicos, pero es algo excepcional y la mayor parte contienen productos sintéticos y ftalatos para que el olor dure más tiempo. Si no estás seguro, pregunta a la empresa.

Hace ya unos ocho años que he optado por la fragancia natural, y la verdad es que me parece increíble lo fuerte que huelen las falsas. Tampoco logro entender cómo era capaz de usarlas antes, ¡y eso por no hablar de que, cuando estaba en la universidad, pasé un verano llevando con orgullo la sección de fragancias en una tienda de *duty free*! En aquella época, y a lo largo de mis siguientes años en la industria de la belleza, sufría migrañas dos veces a la semana, pero nunca llegué a relacionarlo, hasta que dejé el mundo de la cosmética y las migrañas desaparecieron. Todavía me acuerdo de la encantadora amiga que ocupaba el mostrador de Clarins y que me prestaba su sala de tratamientos para que durmiera un poco la migraña, con ayuda de unos cuantos analgésicos potentes, mientras la encargada salía a comer. Es alucinante lo rápido que te das cuenta de que las fragancias sintéticas huelen fatal en cuanto las eliminas de tu vida diaria.

Ojalá pudiéramos volver atrás en el tiempo y hablar con nuestro yo del pasado, ¿verdad? ¡Conecta los puntos, chica, *conecta* los dichosos puntos!

«Es alucinante lo rápido que te das cuenta de que las fragancias sintéticas huelen fatal.»

IDEAS DE FRAGANCIA NATURAL

Busca marcas naturales y prueba varias a lo largo de los próximos meses. Ésta es una excelente categoría para esas listas de regalos de Navidad y cumpleaños.

Consejo: muchas marcas con múltiples fragancias naturales ofrecen muestras a un coste bajísimo para que puedas probarlas antes de comprar tamaños superiores a 50 mililitros.

FRAGANCIAS DIY CON ACEITES

Me sorprende la cantidad de personas que me han parado para preguntarme qué perfume llevaba cuando no era más que una gota de aceite de vetiver detrás de las orejas. Es una opción sencilla, natural y que generalmente tiene un precio muy bajo por gota (aunque los aceites de ciertas plantas con un rendimiento menor son, claro está, más caros). Existen muchas empresas de aceites esenciales, así que sólo tienes que investigar y asegurarte de que sus aceites son puros y sin adulterar, de que el fabricante los somete no sólo a sus pruebas internas, sino también a otras independientes, y de que sus métodos de destilación y cultivo son transparentes y sostenibles. Se requiere mucha materia prima para producir un aceite esencial, así que conviene constatar que no están maltratando la naturaleza.

Cuando se trata de preparar tus propias mezclas, puedes basarte en el principio de incluir una nota de salida, una nota de corazón y una nota de fondo, tal como hacían los grandes perfumistas del pasado. En un envase *roll-on* de 10 ml, vierte 9 ml de aceite vehicular, como por ejemplo el de almendras, y luego añade 5 gotas de tu nota de salida, 10 de tu nota de corazón y 15 de tu nota de fondo. Juega con tus olores favoritos siguiendo las pautas de la pirámide de la siguiente página. En estos momentos mi fragancia favorita es 2 gotas de jengibre y otras 2 de romero como nota de cabeza, 6 gotas de neroli y 2 de jazmín como nota de corazón, y 10 gotas de pícea y 5 de vetiver como nota de fondo. ¡Al *roll-on* y listo! Está mal que lo diga yo, pero es bastante sexy.

PIRÁMIDE DEL PERFUME

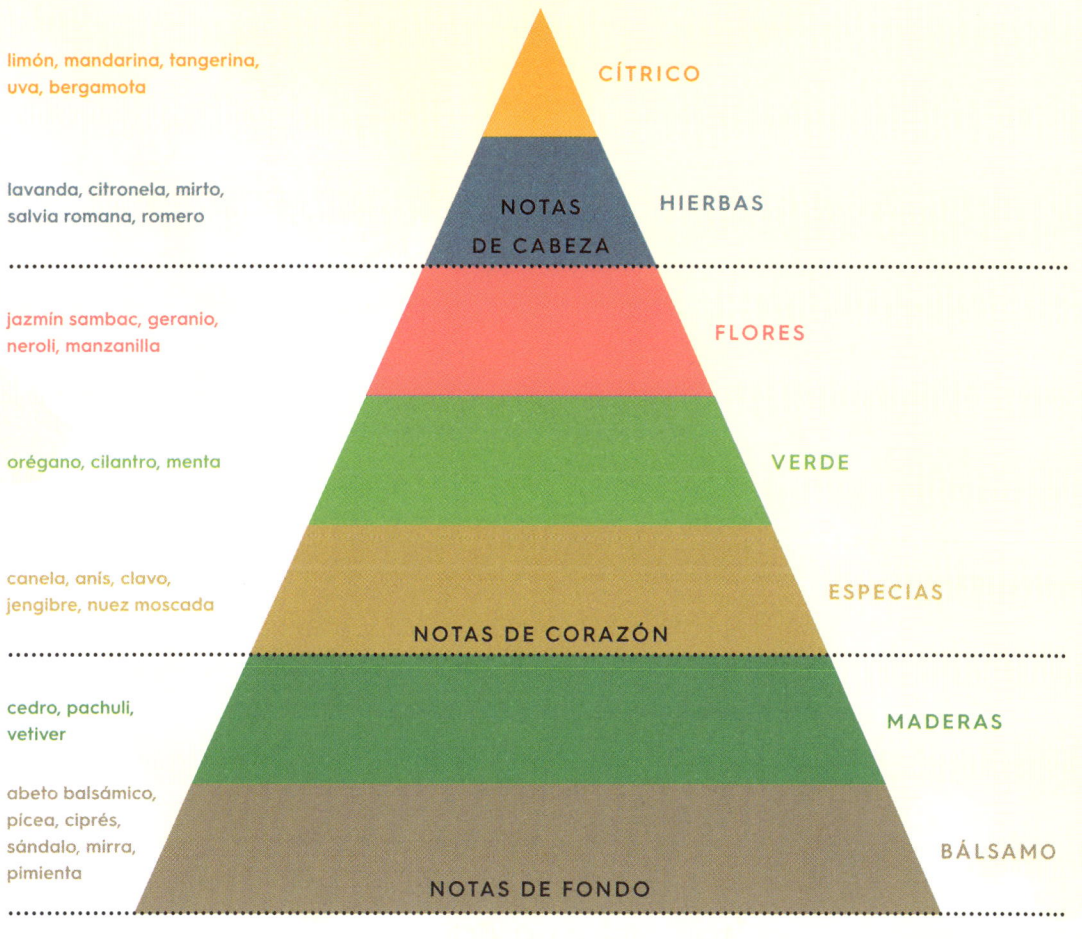

SOLUCIONES DETOX SENCILLAS

Tal vez comiences a pensar: «Bien, un momento: ¿Cómo *sacamos* de nuestro cuerpo las sustancias que ya están ahí?».

Lo que has ido haciendo poco a poco desde que empezaste a leer este libro y a implementar cambios ya es desintoxicarte sin hacer nada más que dejar de utilizar ciertas sustancias en tu vida diaria. El cuerpo es inteligente. Para empezar de verdad a librarte de algunos de los componentes químicos «más pegajosos» que residen en nuestro interior —sobre todo en los órganos y los tejidos grasos— a consecuencia de haber utilizado todos estos productos a lo largo de los años, puedes optar por embarcarte en lo que yo llamo un Proceso Detox Consciente. No es lo que tal vez te imaginas. No te matarás de hambre ni pasarás cinco días de ayuno a base de zumos.

«Sólo cuando te sientas positivo y relajado a nivel mental empezarás a sentir realmente los beneficios de cualquier tipo de desintoxicación.»

La clave está en ser bondadoso con uno mismo y en fomentar la desintoxicación que el cuerpo ya hace de por sí dedicando también grandes cantidades de tiempo a la mente low tox (véase el capítulo cinco). Sólo cuando te sientas positivo y relajado a nivel mental empezarás a sentir realmente los beneficios de cualquier tipo de desintoxicación. Tiene sentido, en serio: si estás estresado, tu cuerpo resta energía a las vías digestivas de desintoxicación y al sistema inmunitario para dedicarla a «salvarte la vida». Así que cálmate, ve a pasear por la naturaleza y prepárate para desintoxicarte de la forma correcta, todos los días, poquito a poquito, tal como nuestro cuerpo está diseñado para hacerlo.

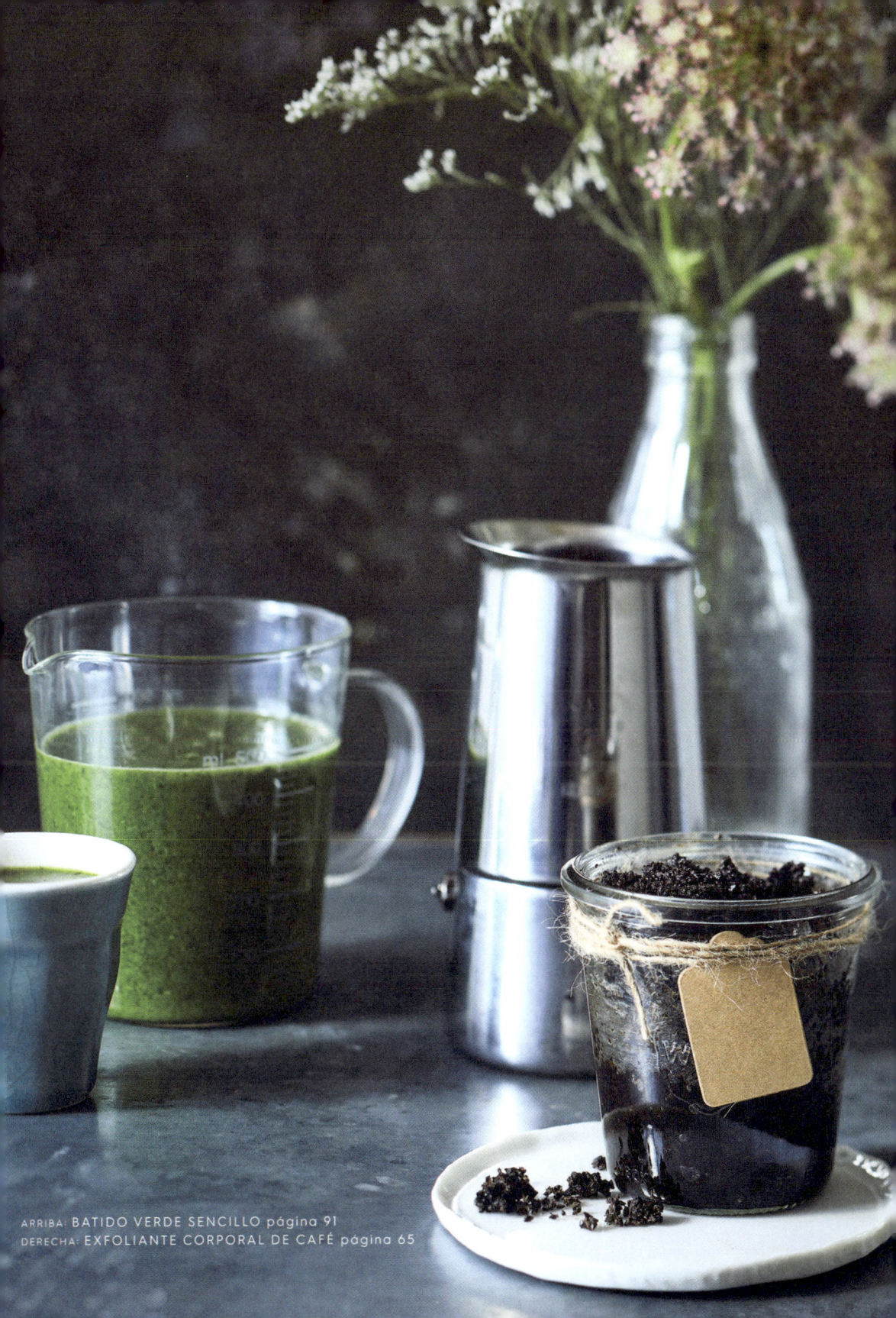

ARRIBA: BATIDO VERDE SENCILLO página 91
DERECHA: EXFOLIANTE CORPORAL DE CAFÉ página 65

IDEAS DETOX SENCILLAS

Aquí van unas cuantas ideas para ir probando. Pide una cita con un médico o naturópata para decidir juntos cuál podría ser tu mejor ayuda detox.

* **Para empezar, deja de aplicarte y de ingerir componentes dañinos:** cuando dejas de usar todo lo que utilizabas antes, ya estás haciendo una intensa campaña a favor de la desintoxicación.
* **Plantéate dejar durante un tiempo los alimentos de digestión más pesada:** se sabe que algunos alimentos son más difíciles de digerir, así que intenta evitarlos durante un corto período de tiempo, por ejemplo un mes. Entre ellos podrían contarse una o todas las proteínas del gluten, los lácteos, los frutos secos, la soja no fermentada y los huevos. Es un respiro estupendo para el sistema.
* **Come orgánico donde sea posible:** algunas sustancias pesticidas son disruptores endocrinos (véase el capítulo cuatro), así que minimizar los residuos de plaguicidas es útil.
* **Come más verduras:** es muy sencillo, y sin embargo produce un aumento enorme en los micronutrientes, que favorecen la salud a nivel celular y permiten que tu cuerpo haga mejor su trabajo.
* **Utiliza un buen exfoliante corporal:** tiene un efecto similar a mi exfoliante corporal de café (página 65)... ¡Háztelo en cuestión de minutos!

UN APUNTE PARA LAS MUJERES EMBARAZADAS

No te sometas a ninguna desintoxicación extrema mientras estés embarazada o amamantando. De la lista que sugiero, el cepillado corporal en seco, el masaje, la ensalada de zanahoria y mi propuesta del suavísimo batido de hierbas quelantes (en la página siguiente) son más que suficiente si te encuentras en alguna de esas dos situaciones. Y siempre coméntalas antes con un profesional de la salud.

* **Date baños con sales de Epsom, MSM, arcilla y/o escamas de magnesio:** en quince o veinte minutos te asegurarás de que parte de estos potentes depuradores penetren en tu piel o eliminen las toxinas de tu piel. Rocíate un poco de aceite de magnesio en la planta de los piel cuando salgas. ¡Una bendición!
* **Plantéate un enema o una ronda de lavados de colon.**
* **Come alimentos quelantes:** o en otras palabras, que se acoplen a los metales pesados y otras toxinas y los arrastren fuera del cuerpo. Hay muchas investigaciones sobre el cilantro que sugieren que puede contribuir a la desintoxicación de metales pesados. Prueba a preparar un sencillo batido verde con 250 ml (1 taza) de agua, 125 ml (½ taza) de agua de coco o una infusión de hierbas fría, ½ manojo de cilantro, ½ pepino y el zumo de una lima, todo mezclado en una buena batidora durante un minuto. Obtienes dos raciones para dos días.
* **Cepíllate el cuerpo en seco antes de ducharte:** se cree que estos cepillados estimulan el sistema linfático.
* **Cómete una sencilla ensalada de zanahoria cruda por las mañanas:** adereza 80 g (½ taza) de zanahoria cruda rallada con vinagre de sidra de manzana, limón y aceite de oliva. Es una ensalada muy purificadora y un maravilloso impulso detox matutino. Le doy las gracias a mi amiga y profesional holística Shalani McCray por recomendármela.
* **Haz yoga:** las posturas con torsiones y estiramientos pueden «purgar» los órganos.
* **Recibe un masaje de los tejidos profundos:** estimula la expulsión de las toxinas de tus tejidos. Asegúrate de beber un par de vasos de agua o de infusión de hierbas después para contribuir al proceso.
* **Experimenta con «secuestrantes»:** consulta con un profesional de la salud la posibilidad de probar la tierra de diatomeas, el carbón, la arcilla de bentonita y/o las zeolitas.
* **Prueba el *oil pulling* o enjuague con aceite:** esta antigua técnica dental ayurvédica consiste en agitar una cucharada de aceite (preferiblemente de coco o de sésamo prensado en frío) en la boca durante veinte minutos cuando tienes el estómago vacío. Se dice que esto elimina las toxinas del cuerpo, sobre todo para mejorar la salud oral, pero también la salud global. Si te soy sincera, a mí me da náuseas, pero mi dentista, que cuenta con una gran experiencia, lo recomienda muchísimo. ¡Tú decides!
* **Haz movimientos que te hagan sudar al menos cinco veces a la semana.**

CAPÍTULO TRES

HOGAR LOW TOX

RESPIRAR CON TRANQUILIDAD EN CASA

Tenemos derecho a que nuestra casa sea el lugar donde nos sentimos más seguros, así que este pilar de la vida low tox tiene que ver con incorporar a nuestro hogar un bello sentido de lo que es bueno y verdadero y desprendernos de lo que no lo es.

Si vas al supermercado a por un espray multiusos o un detergente líquido, o si te compras un colchón o un cable para el ordenador, es dificilísimo averiguar qué ingredientes o componentes llevan. ¿Por qué? La ley no exige enumerarlos salvo que se sepa que contienen un elemento peligroso (por ejemplo, un producto desatascador tendría que señalar que lleva hidróxido de sodio, y una lejía, su concentración). El problema de esto es que no se exige el análisis de todos los productos químicos registrados para su uso, y que ese «elemento peligroso» a menudo acarrea impactos inmediatos como quemaduras, irritación pulmonar o daños cutáneos. En el capítulo dos ya hemos visto que los productos químicos tienen muchos efectos que no son noticia de primera página: algunos son muy lentos, otros, acumulativos con el tiempo a niveles muy bajos, y otros incluso tienen consecuencias intergeneracionales por medio de la modulación genética. No vas a ver en un futuro cercano el siguiente aviso en el detergente en polvo: «Advertencia: esta fragancia contiene ftalatos. Riesgo potencial para el desarrollo sexual de los niños varones e interferencia con el sistema endocrino»; ni en las latas de conserva forradas con BPA: «Advertencia: puede que su nieto sufra alteraciones genéticas debido a que usted se ha expuesto al BPA».

Los organismos reguladores de todo el mundo suelen delegar en la empresa química la responsabilidad de garantizar la seguridad de sus productos y de añadirlos al registro. Dada la velocidad a la que los nuevos productos químicos se incorporan al mercado, dichos organismos no cuentan con personal suficiente para validar investigaciones o llevar a cabo exhaustivos análisis propios, y debido a estas inadecuadas disposiciones regulativas, hoy en día nos encontramos en la situación de que un producto químico es esencialmente inocente hasta que se demuestre su culpabilidad. Por desgracia, los entes reguladores también suelen estar en deuda con la industria química que deben regular. El grado en que esto ocurre varía de un país a otro, pero es un factor que contribuye a la falta de seguridad en estos artículos. Mientras el dinero pueda influir en los proyectos de ley, las leyes y la política mediante los grupos de presión, será imposible conseguir una regulación objetiva de los productos químicos. El Proyecto de Ley para la Prevención de la Interrupción Endocrina que se presentó en Estados Unidos en 2009 pretendía desplazar la responsabilidad de las investigaciones de la Agencia de Protección Ambiental al Instituto Nacional de Ciencias de la Salud Ambiental, que no está influida por la industria. No se aprobó. Permanecemos alerta.

> «Todo depende de nuestras prioridades, y no hay forma perfecta de reducir los tóxicos si no es la tuya.»

Teniendo en cuenta que disponemos de muy pocas herramientas para descubrir lo que contienen gran cantidad de artículos del hogar convencionales y de muy pocas garantías de que hayan sido sometidos a análisis de seguridad exhaustivos sobre su uso a corto y a largo plazo y sobre la exposición a altos niveles en todos los sistemas del cuerpo, lo mejor que podemos hacer es recurrir a las empresas que encabezan la carga hacia la transparencia y la química verde. Otra alternativa, si es lo tuyo, es ponerte manos a la obra con el DIY. Como ya he dicho, yo mezclo mucho ambas opciones, hago unas cuantas cosas en casa y apoyo a marcas sostenibles. Todo depende de nuestras prioridades, y no hay forma perfecta de reducir los tóxicos si no es la tuya.

En esta sección vamos a examinar el hogar. Descubriremos algunas sencillas y efectivas recetas de limpiadores para el hogar y para la ropa. Aprenderemos métodos para minimizar nuestra exposición a los campos electromagnéticos (sin tener que abandonar la tecnología), a los compuestos orgánicos volátiles (COV) y a los plásticos. Averiguaremos cómo reducir la exposición a los ftalatos y a los irritantes pulmonares por medio de nuestras elecciones de fragancias para el hogar. Y cómo desarrollar actitudes más sostenibles respecto a los textiles, a garantizar una mejor calidad del agua y —mi punto favorito, en el que todavía estoy trabajando duro— a poseer menos cosas.

REVISIÓN DE SALUD MENTAL LOW TOX

- ✓ Recuerda que esto no es una carrera.

- ✓ Empieza por aquello que parezca más urgente para ti, no para otra persona. Tener claro el porqué es fundamental para ayudarte a sentir que los cambios son posibles.

- ✓ Celebra cada pequeño cambio en lugar de lamentar todo lo que no sabías antes.

- ✓ Implica a tu familia en el proceso de aprendizaje con los documentales y recursos propuestos en lowtoxlife.com/book-resources.

- ✓ Recuerda que estresarte por lo que aún no ha cambiado o por lo que no ves cerca no te hará bien. Deja que pase. Céntrate en el cambio que estás llevando a cabo. Deja que la onda expansiva de esa transformación haga su trabajo con el tiempo.

PRODUCTOS DE LIMPIEZA Y DETERGENTES PARA LA ROPA

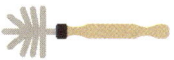

El problema de los productos de limpieza dañinos es que no sólo nos contaminan a nosotros y nuestras vías de agua, sino que también pueden poner en grave peligro la calidad del aire de nuestra casa. A partir de este momento, prepárate para tener un aire más limpio que nunca en el refugio de tu hogar.

COMPONENTES QUÍMICOS QUE DEBEN EVITARSE

Aquí van los principales componentes dañinos que se encuentran en los productos de limpieza habituales. Si no los enumeran en el bote, no suelo necesitar más confirmación para evitar la compra. El motivo estándar que suelen aducir es que los ingredientes son una «mezcla registrada», pero muchas grandes empresas que no tienen nada que esconder sí detallan los suyos y consideran que el don del químico está en las ratios y la armonización, que continúan siendo secretas haya lista de ingredientes o no.

En cuanto detectes un componente dañino, ya no tiene sentido que sigas intentando descifrar qué son todos los demás compuestos químicos... Ya has decidido. Con el tiempo, encontrarás opciones y marcas más sencillas y naturales en las que poder confiar. Yo comparto aquí las mías, junto con algunas recetas caseras supersencillas por si prefieres preparar tus propios productos o necesitas una alternativa de menor presupuesto. También encontrarás sugerencias de algunas marcas maravillosas en lowtoxlife.com/book-resources.

FTALATOS (EN PARTICULAR EL FTALATO DE DIETILO)

Los encontramos en los ambientadores, los productos de limpieza con fragancias sintéticas, muchas velas aromáticas, el mobiliario del hogar, los suelos de PVC y los envoltorios alimentarios, como el film transparente o las bolsas para congelar.

✗ Riesgo sanitario: son disruptores endocrinos en diversos grados. En las etiquetas pondrá «fragancia» o «perfume», así que piénsatelo dos veces cuando veas ganchos publicitarios como «frescura primaveral» o «selva tropical». No sé a ti, pero a mí me parece que estos productos huelen a algo muy distinto del referente real que afirman reproducir.

TRICLOSÁN

Este derivado del petróleo que se clasificó por primera vez como pesticida en 1969 es el chico malo que se esconde tras la euforia «antibacteriana», y por lo general se emplea en productos de limpieza, jabones de manos, desodorantes, limpiadores faciales antibacterianos y pastas de dientes.

✗ Riesgos sanitarios: el triclosán puede alterar el sistema inmunitario y acumularse en el entorno. Algunos estudios han recomendado que continúen investigándose con urgencia sus efectos tóxicos en ciertas algas y pescados. ¿Por qué su uso continúa estando tan ampliamente aceptado? Por falta de regulación, pero por suerte por fin comenzamos a ganar algo de terreno con este compuesto químico. Canadá lo declaró tóxico para el medio ambiente en 2012 y Estados Unidos ordenó que se retirara de los desinfectantes de manos y de los jabones líquidos en 2017.

2-BUTOXIETANOL

Este compuesto químico proporciona a los limpiadores de cristales, de cocinas y multiusos su característico olor intenso. Pertenece a la categoría de los éteres de glicol, un conjunto de potentes disolventes. A los fabricantes no se les exige que incluyan el 2-butoxietanol en la etiqueta de sus productos.

✗ Riesgos sanitarios: además de provocar irritación pulmonar cuando se inhalan, los niveles altos de éteres de glicol pueden favorecer la narcosis (somnolencia), el edema pulmonar (fluido en los pulmones) y los daños hepáticos y renales graves. La doctora Rebecca Sutton, científica sénior que trabaja para el Environmental Working Group (EWG), advierte: «Aunque la EPA establezca un umbral de 2-butoxietanol para evitar los riesgos laborales, en realidad ese compuesto puede acumularse en el aire a niveles que superan el estándar».

AMONIACO

Como el amoniaco se evapora y no deja manchas, es otro ingrediente común en los limpiacristales comerciales.

✗ *Riesgos sanitarios:* ese brillo tiene un precio. «El amoniaco es un potente irritante —dice Donna Kasuska, ingeniera química y presidenta de ChemConscious, Inc., una empresa consultora de gestión de riesgos—. Te producirá un efecto inmediato. Las personas que más efectos sufrirán son las asmáticas y los ancianos con problemas pulmonares y respiratorios. Casi siempre se inhala. Las personas cuya exposición al amoniaco es alta, como las limpiadoras, tenderán a desarrollar bronquitis crónica y asma.» El amoniaco también puede generar cloraminas, unos gases tóxicos, si se mezcla con lejía.

Opción más saludable: vinagre blanco o vodka. El vodka «producirá un brillo lustroso en cualquier superficie de metal o espejo». Así que sírvete un vodka y limpia unas cuantas ventanas. Así no suena tan mal, ¿verdad?

CLORO

Se encuentra sobre todo en los detergentes en polvo, los limpiadores de baño, los blanqueadores para la ropa, los productos para eliminar el moho, el agua del grifo y el agua de la piscina. Te estás exponiendo a él por medio de los vapores y, posiblemente, a través de la piel cuando lo usas para limpiar, pero como también se halla en el agua corriente para eliminar las bacterias, también te expones cuando te duchas, te bañas, bebes agua del grifo y, por supuesto, cuando te metes en una piscina clorada.

✗ *Riesgos sanitarios:* pueden ser agudos (repentinos) o crónicos (a largo plazo). El cloro puede afectar a los ojos, la piel y el sistema respiratorio.

HIDRÓXIDO DE SODIO

Se encuentra en algunos limpiadores de horno y productos para desatascar tuberías.

✗ *Riesgos sanitarios:* también conocido como sosa cáustica, el hidróxido de sodio es corrosivo en extremo. Si te roza la piel o se te mete en los ojos, puede provocar quemaduras graves, e inhalarlo puede causar una irritación de garganta que dure varios días. Si te daba miedo utilizar los limpiadores de horno, tu instinto no se equivocaba y ya sabes por qué. Esta sustancia es horrible.

LAURIL ÉTER SULFATO SÓDICO

Un tensioactivo, detergente y emulsionante que se utiliza en miles de productos cosméticos, así como en limpiadores industriales. Está presente en la mayor parte de los champús, tratamientos para el cuero cabelludo, tintes y agentes decolorantes, dentífricos, jabones y limpiadores corporales, bases de maquillaje, jabones de manos líquidos, detergentes para la ropa y geles de baño. Puede fabricarse a partir del coco, pero es más dañino para el medio ambiente cuando se elabora a partir de aceite de palma no sostenible o petróleo.

✘ *Riesgo sanitario:* un verdadero problema del lauril éter sulfato sódico es que uno de los pasos de su síntesis (la etoxilación) provoca que se contamine con 1,4-dioxano, un subproducto carcinógeno.

Nota: aunque no debe aplicarse en la piel ni en los productos de cuidado personal debido a su potencial como irritante cutáneo, el laurilsulfato sódico es una mejor opción para la limpieza si está fabricado a partir de aceite de coco o aceite de palma sostenible. No es carcinógeno y no contiene ningún rastro de 1,4-dioxano como subproducto. Es práctico, ya que disuelve muy bien las manchas resistentes y la suciedad que se acumula en las juntas de los azulejos del baño

DESTILADOS DEL PETRÓLEO

Se encuentran en la mayoría de los detergentes y suavizantes para la ropa.

✘ *Riesgos sanitarios:* dependiendo de la regularidad y del grado de exposición, pueden irritar el sistema respiratorio y posiblemente los riñones. También pueden estar contaminadas con benceno, un conocido carcinógeno.

FOSFATOS

Los fosfatos que a veces se encuentran en los polvos para la lavadora y el detergente estimulan el crecimiento de ciertas plantas marinas cuando se liberan en el medio ambiente y, por tanto, contribuyen al desequilibrio de los ecosistemas. Con cada moneda que nos gastamos, *tenemos* la oportunidad de contribuir a un mundo mejor.

BLANQUEADORES ÓPTICOS

Se encuentran en los detergentes para la ropa. Las fichas de datos de seguridad de múltiples blanqueadores muestran con claridad que son tóxicos para la vida acuática y que pueden causar mutaciones bacterianas y reacciones alérgicas.

COMPUESTOS DE AMONIO CUATERNARIO (QUATS)

Se encuentran en los suavizantes líquidos y en toallitas para la ropa, así como en muchos champús, acondicionadores y productos faciales y corporales.

✘ Riesgos sanitarios: funcionan de forma similar al triclosán y, además, pueden causar asma y dermatitis.

OTRAS SUSTANCIAS DE LOS SUAVIZANTES PARA LA ROPA

También suelen contener acetato de bencilo (que es posible que esté ligado al cáncer de páncreas), alcohol bencílico (puede irritar el sistema respiratorio dependiendo de la fuente de sus materias primas) y cloroformo (una neurotoxina carcinógena). Por si fuera poco, muchos de ellos tienen base de petróleo, lo cual merma una fuente no renovable y hace que no sean sostenibles.

ACEITE DE PALMA

Este ingrediente promueve el desastre de la deforestación en todo el Sudeste Asiático y mata a poblaciones de orangutanes, pues se destruye su hábitat de selvas tropicales para dejar espacio a plantaciones de palma aceitera. Es esencial asegurarse de que los productos para el lavado de la ropa, en caso de contenerlo, han obtenido este aceite de un cultivo con certificado de sostenibilidad. Debemos empezar a presionar a nuestras marcas para que la sostenibilidad de sus proveedores también sea fácil de verificar. Hay unas cuantas que ya lo están haciendo así. Por ejemplo, Ecostore y Dr Bronner's pueden dar fe de ello, y también puedes solicitar el certificado de sostenibilidad a otras empresas. Si estás muy implicado en los problemas relacionados con el aceite de palma, Palmoil Investigations (POI) es un gran recurso, y tiene una aplicación que escanea los códigos de barras para decirte qué productos contienen aceite de palma.

OPCIONES CASERAS QUE PUEDES EMPLEAR PARA SUSTITUIRLOS

Empecemos por deshacernos de sólo una cosa de las que hay en tu casa, como el suavizante para la ropa. A mí me emociona hasta ponerme la carne de gallina pensar que los niveles de contaminación interna se desplomarán en hogares donde antes se usaban suavizantes para la ropa y donde a partir de ahora ya no se volverán a utilizar. ¡Emocionaos, gente!

Imaginad que hay miles de personas más leyendo esto en todo el mundo y que se elimina todo el suavizante para la ropa. Que miles de kilos de sustancias tóxicas se retiran de la circulación. Y que miles de personas respiran con mayor facilidad, están menos sometidas a la interrupción endocrina que causan las fragancias sintéticas potentes. ¡Esto es muy excitante!

Puedes hacer productos caseros siguiendo estas recetas o comprar al puñado de empresas diseminadas por el mundo que están haciendo las cosas bien.

EN PRIMER LUGAR, LOS UTENSILIOS

- ✓ Guantes de látex, sin polvos.
- ✓ Paños y esponjas hechos de bambú o fibras de coco naturales para evitar que las partículas de microplástico penetren en la piel o se vayan por el desagüe de la lavadora, y también que se acumulen en el aire si utilizas secadora.
- ✓ Cepillos de mano y estropajos con mango de bambú o de madera. Los hay de muy buena calidad en todo el mundo, e invertir en calidad supone comprar menos a menudo, así que terminas gastándote lo mismo.
- ✓ Si usas rollos de cocina, que sean de papel reciclado o de otro material no extraído de los árboles. También puedes recurrir a los paños y las bayetas reutilizables de fibra natural.
- ✓ Para los del DIY: la opción «No compres nada nuevo» sólo consiste en reutilizar los espráis y botes que ya tienes y rellenarlos con tus propias recetas. Si quieres que tus productos caseros parezcan nuevos y no tengan marcas, invierte en espráis de vidrio de ámbar (con dos basta) y reserva unos cuantos botes para los limpiadores en crema y los detergentes en polvo.

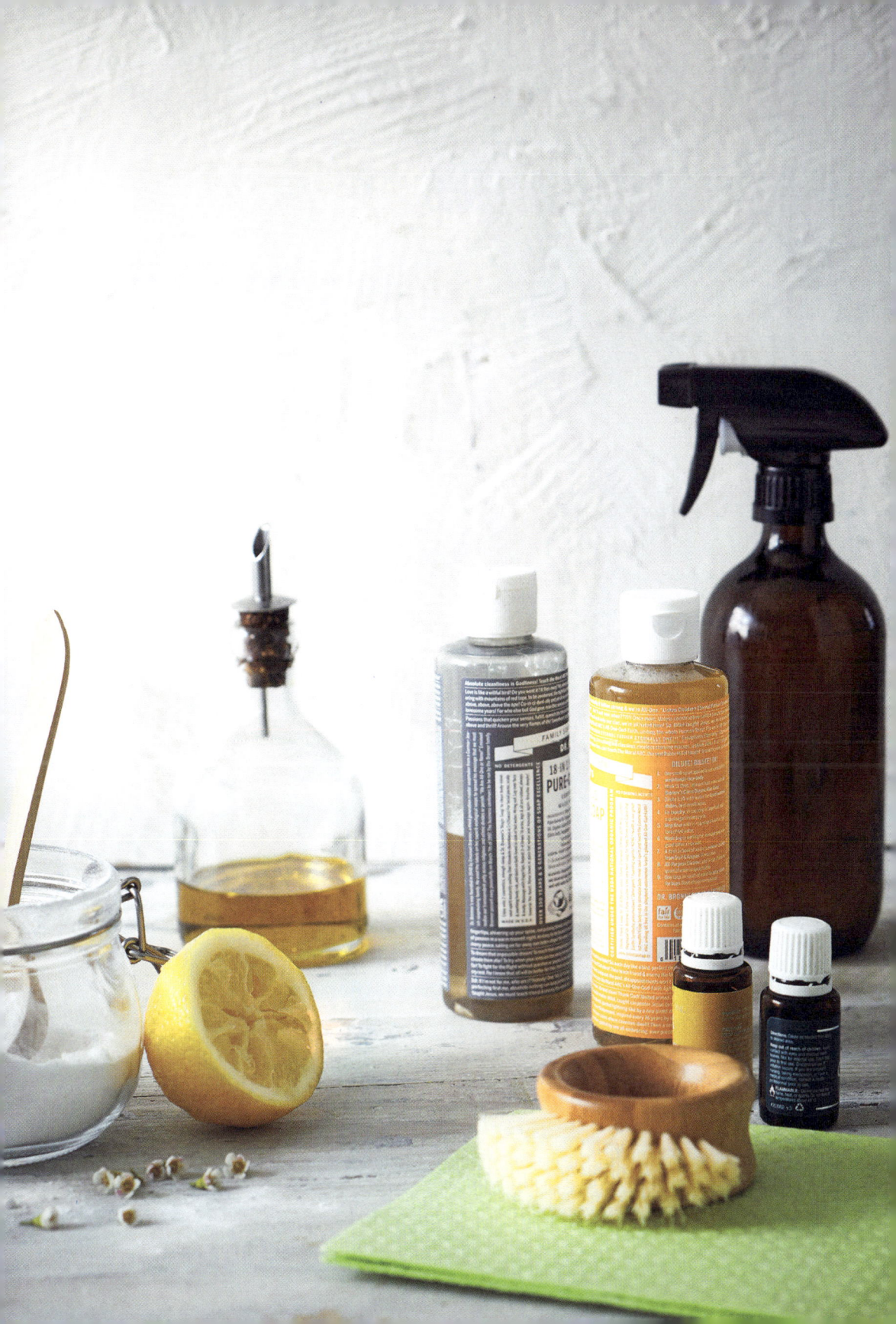

AHORA, LOS INGREDIENTES

Utilizarás:

- ✓ vinagre blanco destilado elaborado a partir de la fermentación del alcohol. Si no especifica que está confeccionado de este modo, lo más probable es que derive del petróleo. Sí, hasta el vinagre blanco puede ser «high tox».
- ✓ jabón de Castilla
- ✓ bicarbonato sódico
- ✓ aceites esenciales
- ✓ aceite de oliva
- ✓ sal marina
- ✓ limones
- ✓ agua

¡Sustancias revolucionarias! Muy sencillas. Muy baratas.

UNA NOTA ACERCA DE LOS SUELOS, SUPERFICIES Y AGUAS GRISES/ TANQUES SÉPTICOS

Todos los productos caseros que se presentan aquí (y los de cualquier marca que se mencione) son seguros para las aguas grises/tanques sépticos. Si tus suelos son de superficie porosa (de mármol, madera o corcho barnizados) o tus encimeras son de mármol, madera u hormigón, reduce al mínimo el nivel de vinagre de tus recetas hechas en casa y aumenta un poco el de jabón de Castilla.

ESPRAY MULTIUSOS

Utilízalo en las encimeras de la cocina y en el fregadero, los alféizares, la repisa de la chimenea y los azulejos del baño. NO lo apliques sobre madera.

- **250 ml (1 taza) de vinagre blanco (ver nota)**
- **250 ml (1 taza) de agua (ver nota)**
- **½ cucharadita de aceite esencial de eucalipto o árbol de té**
- **½ cucharadita de aceite esencial de romero (opcional)**

Viértelo todo en un espray. Agita bien antes de usar. Hecho.

Nota: si tus encimeras son porosas, omite el vinagre y utiliza 1 cucharada de jabón de Castilla, 250 ml (1 taza) de agua y 15 gotas de aceite esencial. Si te terminas la botella de espray multiusos bastante rápido, puedes utilizar agua del grifo. Si no, usa agua destilada para evitar que con el tiempo le salga moho.

ESPRAY ANTIBACTERIANO PARA SUPERFICIES

Hazlo igual que el espray multiusos, pero con una cucharadita extra de aceite esencial o de eucalipto, o de árbol de té o de neem. Revolucionario, ¿verdad?

LIMPIADOR ANTIMOHO

¿Sabías que la lejía no elimina el moho? Tantos vapores perjudiciales para los pulmones y... ¿para qué? De hecho, el moho emite un gas tóxico para defenderse de la lejía y luego se alimenta del cloro, así que, a pesar de que la lejía lo hace desaparecer a la vista, en realidad sigue vivo y vuelve a crecer.

Hay dos tipos de moho. El primero de ellos es el que sólo está sobre el azulejo u otra superficie como resultado de un exceso de humedad en la habitación debido al aumento de la condensación (en los baños o alrededor de las ventanas en invierno). Puede limpiarse con estos sencillos espráis caseros:

* **Superficie no porosa:** prepara una solución con un 80% de vinagre blanco y un 20% de agua. Limpia con un trapo viejo. Tira ese paño o lávalo dos veces, una en un cubo con un 50% de agua y un 50% de vinagre blanco, y otra en un cubo con agua.

* **Superficie porosa:** prepara una solución con un 70% de cualquier alcohol blanco puro y un 30% de agua. Si el moho ya ha empezado a comerse el material, plantéate sustituirlo.

Luego está el moho estructural, que parece crecer desde el interior de las paredes, a través del suelo o en las tuberías obstruidas. Este último requiere un tratamiento antimoho especializado, pues debe identificarse y repararse la causa raíz. Si el moho es una preocupación recurrente para ti, explora el trabajo de Nicole Bijlsma y el doctor Sandeep Gupta en los campos de la eliminación del moho y los tratamientos sanitarios, respectivamente.

Por favor, ponte mascarilla cuando limpies el moho. Hasta un cuarto de la población no desarrolla anticuerpos contra el moho, lo cual implica que la exposición a él causa estragos en su salud. Si padeces múltiples síntomas extraños que no consigues explicar ni entender, entre ellos fatiga extrema y confusión mental, comprueba si tienes problemas con el moho en casa.

LIMPIADOR PARA ACERO INOXIDABLE

Éste es muy difícil de hacer, y la cosa puede complicarse un montón. ¿Estás preparado?

1 limón, cortado por la mitad

Exprímete medio limón en el zumo del desayuno, en un batido o como aderezo de una ensalada. Después pasa la otra mitad por el fregadero, el lavadero y cualquier otra superficie de acero inoxidable. A continuación aclara con un paño húmedo. ¡Hecho!

ABRILLANTADOR DE MUEBLES
PARA MADERA OSCURA O PIEL

Madre mía, otro dificilísimo que estoy segura de que te hará volver de inmediato a tus antiguos abrillantadores tóxicos...

Aceite de oliva

Unta un poquito en un paño de cocina y luego frótalo tanto sobre sí mismo que no notes ni rastro de aceite cuando te lo pases por la mano. ¿Y después? Pule tu sofá. Ya está. En serio. Limpia los muebles de madera y los muebles y los zapatos de piel con esto y te sorprenderás.

Nota: prueba primero sobre una zona pequeña para verificar que le va bien a ese tipo de cuero. NO lo utilices sobre el ante.

LIMPIACRISTALES

125 ml (½ taza de agua)
60 ml (¼ de taza) de vinagre blanco

4 gotas de aceite esencial de canela, árbol de té o menta (opcional; ver nota)

Vierte en un espray y agita para mezclar. Utilízalo para limpiar las ventanas con un trapo o un paño de microfibra de bambú. Sencillo.

Nota: añade el aceite esencial para impedir que entren bichos del exterior.

LIMPIADOR Y ABRILLANTADOR PARA EL LAVAVAJILLAS

Nunca volverás a tener ese «lustre» resbaloso en tus platos. Era falso. Ese brillo lo consiguen los compuestos químicos dañinos.

125 ml (½ taza) de vinagre blanco o el zumo de un limón

Una vez al mes, limpia el filtro del lavavajillas y programa un ciclo de aclarado con una taza de vinagre blanco como única carga. Esto le proporcionará un olor fresco y, si antes la vajilla salía turbia, esto mejorará la situación.

LIMPIADOR PARA EL HORNO

Esta receta es fantástica. Es muy fácil, y se acabó lo de llenarte los pulmones de productos tóxicos e irritantes.

65 g (¼ de taza) de sal marina
60 ml (¼ de taza) de vinagre blanco
45 g (¼ de taza) de bicarbonato sódico

Enciende el horno a 180 ºC.

Mezcla todos los ingredientes en un bote y deja reposar.

Llena de agua hasta la mitad una fuente refractaria, métela en el horno y «ásala» durante unos treinta minutos para generar vapor. NO añadas la pasta a esta fuente.

Deja que el horno se enfríe un poco y luego frota la pasta por las paredes y la puerta. Recoge con una bayeta. Aclara con un par de paños de cocina muy húmedos y después con otro par de ellos secos. Hecho.

Nota: aunque ¼ de taza de cada ingrediente es suficiente para un horno de tamaño medio, puedes aumentar proporcionalmente el volumen de todos ellos para hacer toda la pasta que necesites. En este caso no añadas aceites esenciales. ¿Alguien quiere calabaza asada al aceite de geranio? No, gracias, sería un poco raro.

LIMPIADOR EN CREMA

No lo hago muy a menudo porque me da la sensación de que en realidad no necesito un limpiador en crema. Sin embargo, si es una textura que te gusta, adelante.

95 g (½ taza) de bicarbonato sódico
1 cucharada de sal gorda
125 ml (½ taza) de agua

10 gotas de un aceite esencial de tu elección (opcional)

Mezcla en bicarbonato sódico, la sal y el agua en un bote. Si no forman una pasta, continúa añadiendo agua, poquito a poco, hasta que lo hagan. Añade el aceite esencial (si vas a usarlo) para que dé buen olor. Utilízalo para limpiar la bañera o la cocina.

LIMPIADOR DE SUELOS

500 ml (2 tazas) de agua
2 cucharadas de jabón de Castilla líquido
125 ml (½ taza) de vinagre blanco
  (ver nota)

10-20 gotas de un aceite esencial de
  tu elección (ver nota)
1 cucharada de bicarbonato sódico
  (ver nota)

Mezcla todos los ingredientes en una botella y agita un poco antes de usarlo.

Esta cantidad es suficiente para fregar una vez un espacio embaldosado de buen tamaño o dos veces el suelo de una cocina estándar, utilizando 1 taza y ⅓ cada vez. Yo lo uso sin nada más, lo vierto en el suelo y después paso la fregona.

Nota: en el caso de los suelos barnizados, de mármol o de hormigón pulido, añade una cucharada extra de jabón de Castilla y elimina el vinagre y el bicarbonato sódico. Este último es opcional, pero puede ayudar a eliminar las manchas de cosas como la remolacha o la cúrcuma. En cuanto a los aceites esenciales, a mí me gusta el de eucalipto para desinfectar los suelos y añadir otro algo cítrico, como el de mirto limón o tangerina, para aportar frescor al ambiente, así que combino diez gotas de cada uno.

QUITAMANCHAS PARA ALFOMBRAS

Prueba estos métodos en una zona muy pequeña del borde de la moqueta o la alfombra.

1. En el caso de una mancha difícil (por ejemplo de vino tinto), frótala con una mezcla de dos cucharadas de agua oxigenada (3%) y otras dos de jabón de Castilla. Deja que obre su magia durante diez minutos, luego aclara con agua y absorbe con paños de cocina. Repite si es necesario.
2. Una pasta de bicarbonato sódico y agua también es maravillosa para este tipo de manchas. Frótala con un poquito de agua allá donde lo necesites, deja actuar treinta minutos, aclara con agua y seca con un paño. NO la dejes toda la noche, porque podría arruinar el color de la alfombra.

SUSTITUTO DEL BLANQUEADOR
PARA EL LAVADO DE LA ROPA O LAS SUPERFICIES DEL BAÑO

250 ml (1 taza) de agua
25 ml de agua oxigenada al 3% (ver nota)
20 g de bicarbonato sódico

1 cucharada de zumo de limón
5 gotas de aceite esencial de limón

Vierte todos los ingredientes en una botella de 1 litro (4 tazas). La mezcla se conservará una semana. No la guardes durante más tiempo, puesto que el agua oxigenada puede hacer que la mezcla se expanda con el tiempo.

Añade ⅓ de taza al lavado de la ropa o aplícalo sobre las superficies con una esponja para darle brillo al baño.

Nota: puedes comprar botes pequeños de agua oxigenada al 3% en el supermercado o comprarla al 6% en una farmacia y rebajarla añadiendo el mismo volumen de agua.

LIMPIADOR DE JOYAS
PARA PLATA, COBRE Y LATÓN

Este excelente truco de limpieza ya hace que merezca la pena todo el libro. Cuando veas la foto de mi preciosa cafetera junto al exfoliante corporal de café (página 89), sabrás que la limpié con este producto. El brillo reaparece en cuestión de minutos. También puede usarse para pulir oro y oro blanco.

1-2 cucharadas de bicarbonato sódico
1 cucharadita de sal

Busca un cuenco en el que quepa el objeto que quieres limpiar y fórralo con papel de aluminio. Echa el bicarbonato sódico y la sal en el cuenco y luego rellénalo con agua hirviendo suficiente para que el objeto en cuestión quede cubierto. Sumerge el artículo en esta solución y déjalo durante cinco minutos. Sécalo después de sacarlo.

LIMPIADOR DE JUNTAS DE AZULEJOS

Dobla la cantidad si están muy sucias y tienes un baño grande. Conviértelo también en antimoho añadiendo una cucharadita de aceite de árbol de té, y ponte siempre mascarilla en espacios donde es posible que haya moho.

Si esto no deja limpias las juntas de los azulejos y la lechada es vieja, puede que sencillamente tengas que renovarla.

65 g (⅓ de taza) de bicarbonato sódico
agua oxigenada (3%)

Vierte el bicarbonato sódico en un gran cuenco de cristal. Muy despacio, ve mezclando el agua oxigenada hasta que se forme una pasta.

Frota en las juntas de los azulejos, deja actuar treinta minutos y después aclara.

LIMPIADOR PARA LA TAZA DEL VÁTER

Incluso en este caso podemos evitar con facilidad los componentes dañinos con una fórmula casera muy sencilla.

95 g (½ taza) de bicarbonato sódico (ver nota)
10 gotas de aceite de eucalipto o de árbol de té de buena calidad
125 ml (½ taza) de vinagre blanco
2 cucharadas de agua oxigenada al 6% (opcional)

Rocía el bicarbonato sódico por las paredes de la taza. Echa el aceite en el agua. Vierte el vinagre sobre el bicarbonato sódico que ya has rociado y, mientras burbujea, utiliza la escobilla del váter para frotar con fuerza, de manera que lo desinfectes y lo limpies todo bien. Deja actuar veinte minutos antes de tirar de la cadena.

Si la taza tiene manchas, añade el agua oxigenada y déjala actuar durante treinta minutos antes de tirar de la cadena. Como alternativa, puedes repetir el proceso con el bicarbonato sódico y el vinagre.

Nota: el bicarbonato sódico también es mágico para las «situaciones» olorosas. Deja un paquete abierto detrás de la taza, en lugar de uno de esos espráis de olor extraño y falso.

CAL EN LA CAFETERA O TETERA

vinagre blanco o zumo de limón

Estos recipientes ya están preparados para contener líquidos, así que la descalcificación es bastante fácil. Empieza llenando un cuarto de la tetera con vinagre o zumo de limón y dejándolo actuar durante una hora. NO la pongas a hervir en esta fase. Sin vaciarla, llena el resto del recipiente de agua y hierve. Tira el agua hervida antes de que se enfríe y después aclara la tetera con varios enjuagues de agua fría para eliminar cualquier resto de vinagre o limón (¡no le dan buen gusto al café!).

En el caso de la cafetera, llena un cuarto del depósito de agua con vinagre o zumo de limón y luego cólmalo con agua. Ponla en marcha con esta solución y sin café. Repítelo dos veces sólo con agua para aclarar.

DETERGENTE EN POLVO

Ésta es una maravillosa receta casera de Katie Wells, fundadora y adalid de la vida sana en Wellness Mama. El DIY puede parecer caro con el desembolso inicial de todos los ingredientes, pero podrás obtener varias tandas de ellos si los compras a granel, así que sin duda termina siendo un método económico.

100 g (¼ de taza) de ácido cítrico (ver nota)

1 barra de jabón natural rallado fino (por ej. Dr Bronner's o Weleda)

1 taza de sosa (carbonato sódico; ver nota)

130 g (½ taza) de sal marina

unas 20 gotas de aceite esencial (yo uso de limón o eucalipto)

Ponte unos guantes y mezcla con cuidado la sosa, la sal y el ácido cítrico. Añade los aceites esenciales y remueve. Guarda en un contenedor hermético.

Utiliza 1-2 cucharadas en cada lavado.

Nota: puedes comprar la sosa en droguerías, y es posible adquirir cantidades mayores de ácido cítrico en internet.

DETERGENTE/BLANQUEADOR PARA PRENDAS EN REMOJO

Utiliza el sustituto del blanqueador (página 110). Añade una taza a un cubo de agua y pon en remojo las prendas muy sucias antes de meterlas en la lavadora.

DETERGENTE PARA PRENDAS DELICADAS

2 cucharadas de jabón de Castilla
5 gotas de aceite esencial de lavanda

Añade el jabón de Castilla y el aceite de lavanda a un cubo de agua fría.

QUITAMANCHAS PARA ROPA

Prueba uno de estos estupendos métodos.

1. Forma una pasta con bicarbonato sódico y agua y frótala sobre las zonas vulnerables de las prendas blancas (por ejemplo las sisas y los cuellos de las camisas). Después, métela en la lavadora.
2. Unta un poco de aceite de eucalipto en la mancha y después lava como de costumbre.
3. Unta agua oxigenada (3%) en las manchas, deja actuar cinco minutos y luego lava como de costumbre.

SUAVIZANTE DE OLOR DELICIOSO

Se acabaron los productos dañinos que generan hasta el noventa por ciento de la contaminación del aire interior de tu casa, como se calcula que hacen los suavizantes para la ropa tradicionales.

20-30 gotas de uno o varios aceites esenciales de tu elección
540 g (2 tazas) de sales de Epsom
95 g (½ taza) de bicarbonato sódico

Mezcla los aceites esenciales con las sales de Epsom, luego agrega el bicarbonato sódico y remueve. Guarda en un bote.

Cuando el lavado esté más o menos a la mitad (o incluso desde el principio), añade ⅓ de taza de la mezcla.

SECAR LA ROPA

Las bolas para la secadora van muy bien para reducir la electricidad estática y el tiempo de secado si utilizas este electrodoméstico. Puedes comprarlas o —te lo creas o no— hacértelas tú. Busca cómo en internet.

También puedes colgar la ropa en las cuerdas de tender y dejar que la naturaleza te haga el trabajo. Opta por pinzas de madera, bambú o de alambre de acero inoxidable.

UNA NOTA SOBRE EL LAVADO EN SECO

El principal ingrediente del lavado en seco es el dañino y supertóxico PERC (percloroetileno, también conocido como tetracloroetileno). La exposición a largo plazo puede afectar a la salud, y está incluido en la lista de carcinógenos. El percloroetileno es un líquido incoloro y no inflamable con un olor dulzón similar al del éter. Este «tóxico multisistema» puede afectar a la fertilidad, la piel, los ojos, la nariz, la garganta y la vejiga. Si no tienes una tintorería orgánica cerca, plantéate lavar tu ropa en seco con vapor, quitar las manchas en casa (véase el número 3 de la página anterior), lavar a mano cuando sea posible y eliminar los olores metiendo la prenda en el congelador durante toda una noche.

✱ ¡TAREAS PENDIENTES! ✱

✓ Desarrollar tu estrategia de limpieza. Si no eres de preparar recetas caseras, visita lowtoxlife.com/book-resources. A medida que vayas gastando tus productos, elige cuáles vas a sustituir en primer lugar.

✓ Si tienes personal de limpieza, explícales los cambios que estás haciendo y los nuevos artículos que quieres que utilicen. ¡Aclárales que también es por su salud!

UTENSILIOS DE COCINA Y REPOSTERÍA

Necesitamos. Queremos. Merecemos... Y sin embargo, cuando lo conseguimos no somos más felices, no nos agotamos menos intentando llegar a todo, no nos sentimos más realizados. Algo no va bien, y no hay mejor ejemplo de consumo masivo que el de una cocina estándar.

El año pasado ordené el temido segundo cajón de la cocina; ¿el tuyo también es una jungla? Pensé que sería imposible extraer veinte objetos inútiles de ese cajón teniendo en cuenta todos los elementos imprescindibles que contenía: el rallador, cucharas medidoras, tijeras. Pero, como no podía ser de otra manera, encontré esas veinte cosas que me había desafiado a descubrir. Se las di a la persona que me ayuda con la limpieza, que estaba a punto de dejar su casa compartida para mudarse a un piso nuevo, y le hicieron mucha ilusión. ¿Y sabes qué? Ni siquiera recuerdo qué había en aquella bolsa, aparte de seis cucharas de madera, pues yo me quedé sólo con tres. Lo cierto es que no necesito más de tres, así que ¿qué hacía con nueve? El cajón sigue pareciendo la jungla, pero, bueno, a fin de cuentas es el segundo cajón.

Una cocina bien equipada es una inversión. Tenemos la oportunidad de comprar algunas cosas que la conviertan en multigeneracional. Lo sé porque a principios de la década de 1970 mi abuela tenía utensilios Le Creuset que ahora son míos.

Compra mejor. Compra mucho menos a menudo, y veamos qué puede quedarse y qué puede desaparecer de tu cocina...

¿QUÉ DESAPARECE DE LA COCINA?

- ✗ Cazuelas y sartenes de aluminio.
- ✗ Sartenes, cazuelas, sandwicheras, tostadoras y fuentes para el horno antiadherentes (con recubrimiento de teflón, PFOA u otros PFC).
- ✗ Cazuelas de acero inoxidable que contengan níquel (que potencialmente puede filtrarse en los alimentos y causar problemas a los alérgicos a ese elemento).
- ✗ Cazuelas de cobre (que pueden elevar en exceso la concentración de dicha sustancia).
- ✗ Las tablas para cortar de plástico y bambú barato.
- ✗ Cualquier olla a presión, hervidor de arroz, olla de cocción lenta o panificadora que tenga partes antiadherentes o de plástico.
- ✗ Hervidores de agua eléctricos.
- ✗ Utensilios de plástico.
- ✗ Los moldes de silicona para el horno (resérvalos sólo para usarlos en frío y para congelar).

¿QUÉ SE SUMA A TU COCINA?

- ✓ Cazuelas, gofreras y sandwicheras de hierro colado.
- ✓ El acero negro o el hierro pulido, la superficie antiadherente natural que más me gusta.
- ✓ Cazuelas y sartenes de cerámica y de hierro colado esmaltado, y sin duda necesitas una cacerola grande para cocinar sin complicaciones y a baja temperatura.
- ✓ Cazuelas de acero inoxidable sin níquel.
- ✓ Recipientes para horno de cristal.
- ✓ Recipientes para horno de acero inoxidable, como bandejas y moldes para magdalenas.
- ✓ Tablas para cortar de madera.
- ✓ Hervidor de agua de material esmaltado o de cristal para poner sobre el fuego.
- ✓ Utensilios de madera y acero inoxidable.
- ✓ Bandejas para cubitos de hielo y moldes para polos de acero inoxidable.
- ✓ Batidoras, cuencos y robots de cocina de acero inoxidable o cristal.
- ✓ Platos de hornear y moldes para tartas de acero inoxidable o material esmaltado.

En cuanto a la vajilla y la cubertería, opta por la calidad duradera en vez de por algo llamativo y nuevo que esté de oferta. Si la vajilla tiene algún adorno, escribe al fabricante para asegurarte de que el vidriado no contiene plomo.

Si tu presupuesto es ajustado, resérvate esta categoría para las listas de regalos. Sé directo y pide lo que necesitas. ¡Se sentirán aliviados de que lo hagas!

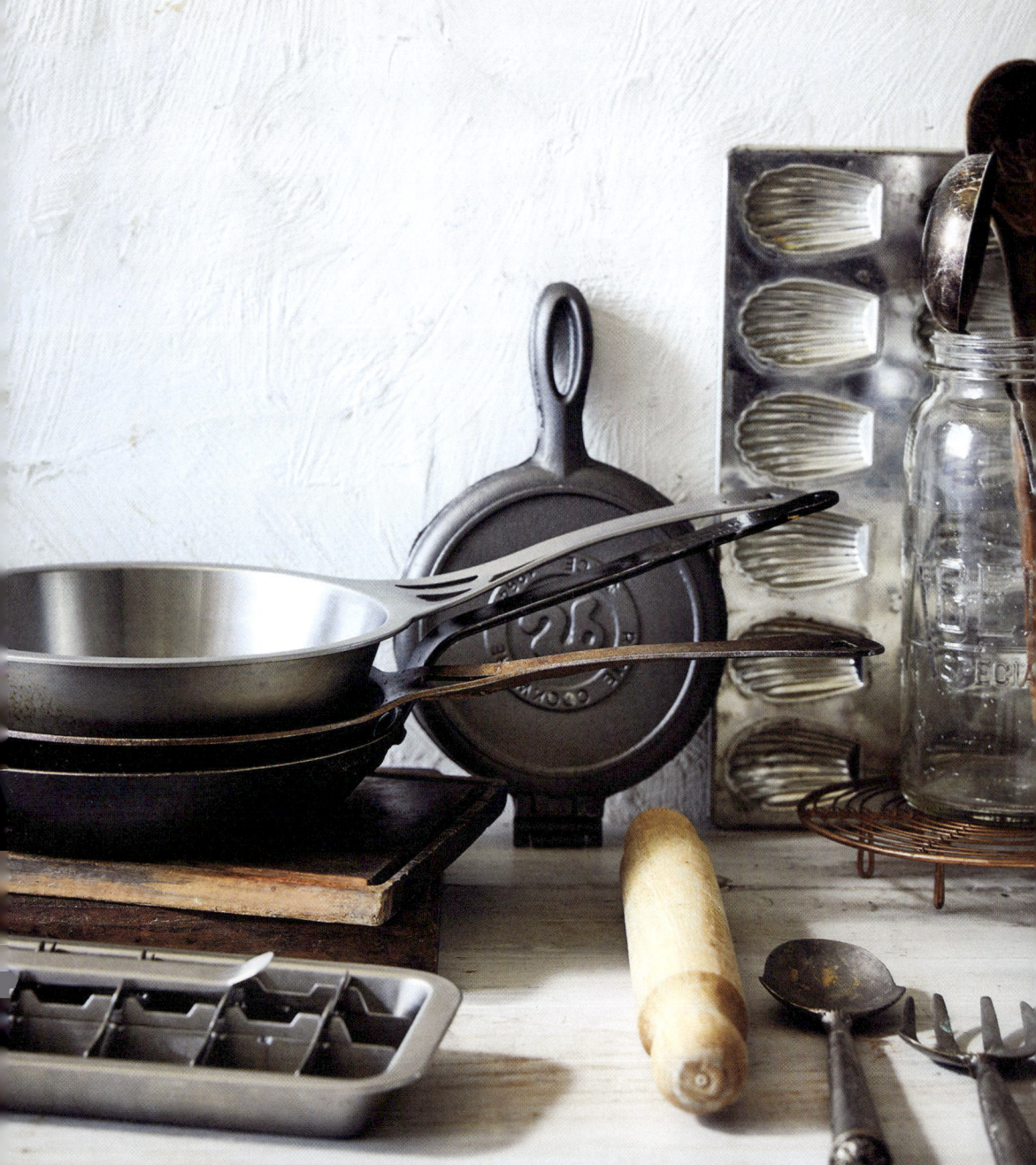

FRAGANCIAS Y VELAS PARA EL HOGAR

Piensa un minuto en qué tiene un olor agradable y auténtico. La planta de jazmín junto a la que pasas, las flores frescas del mercado, las piñas, el aire del mar... Ahora piensa en las etiquetas de olor a «Pino fresco», «Ramillete primaveral» o a «Vainilla de *crème brûlée*» que llevan muchos ambientadores, velas aromáticas y varitas de olor. Concéntrate de verdad en cómo huelen. ¿Te dejaste deslumbrar por lo nuevo y llamativo?

Fíjate en esta lista de ingredientes de un ambientador del hogar convencional. ¿Te llena la cabeza de imágenes de campos de lavanda y ramos de flores, ahora que sabes lo que sabes? «1,4-diclorobenceno, terpenos, ftalato de dietilo, ftalato de dibutilo, ftalato de diisobutilo, ftalato de dimetilo, ftalato de bis (4-metilpentilo), galaxolida, acetilhexametiltetralina.»

No tiene mucho que ver con el «sistema para refrescar el aire» con olor a brisa marina que creíamos que estábamos comprando, ¿verdad? Volvamos a lo bueno y auténtico. ¿Y si los productos que nos venden para «mejorar el aire de nuestros espacios interiores» en realidad los están contaminando? ¿No sería una locura?

VELAS

«Estoy seguro —estás pensando— de que las velas aromáticas no pueden ser tan malas como los ambientadores eléctricos.» Te doy la razón en tanto en cuanto no tienen tanto embalaje, pero, en la mayoría de los casos, ahí acaban sus ventajas.

Por lo general los distintos tipos de cera son de parafinas (extraídas del petróleo), de soja (que puede ser transgénica) o de palma (un desastre para la deforestación).

Las mechas de las velas más baratas también pueden contener plomo. Que comience la diversión, ¿no?

Las fragancias que contienen son igual de malas, porque suelen emplear una mezcla de aceites esenciales y compuestos sintéticos, lo cual quiere decir que seguramente haya ftalatos al acecho. Incluso en el caso de aquellas en las que sólo se usan aceites esenciales, el problema está en el origen de la cera. ¿Te ofrecen transparencia? ¿Garantías de la sostenibilidad de sus fuentes de suministro? Merece la pena investigarlo mediante un correo electrónico o llamada, si es una empresa de cuyos productos has disfrutado... y que les hagas una crítica constructiva si las respuestas que te dan no te satisfacen.

Las de cera de abeja pura son la mejor opción si te gusta la luz de las velas. En cuanto a las fragancias, esparcir aceites esenciales de empresas con prácticas sostenibles y transparentes es una excelente salida. Puedes comprarte un difusor y crear tus propias mezclas. Es muy divertido involucrarte en perfumar tu casa de forma natural, y notarás la diferencia de inmediato: es como dejar que la naturaleza entre en tu casa, aunque vivas en un apartamento.

IDEAS SENCILLAS DE FRAGANCIAS PARA EL HOGAR

* **Ambientador para el baño:** echa unas cuantas gotitas de aceite esencial en el interior del rollo de papel higiénico.
* **Espray para trayectos largos en coche:** prueba un ambientador en espray para mantenerte alerta en el coche: 4 gotas de aceite esencial de menta, 4 gotas de aceite de romero, 60 ml (¼ de taza) de alcohol (por ej., vodka) y 60 ml (¼ de taza) de agua en un espray pequeño.
* **Ambientador natural 1:** vierte 60 ml (¼ de taza) de alcohol (por ej., vodka) en un espray con 125 ml (½ taza) de agua. Añade un total de 20 gotas de tus aceites esenciales favoritos. Rocíalo a demanda.
* **Ambientador natural 2:** pon 45 g (½ taza) de granos de café en un jarrón con un poco de vainilla en polvo y coloca una vela grande de cera de abeja encima. El

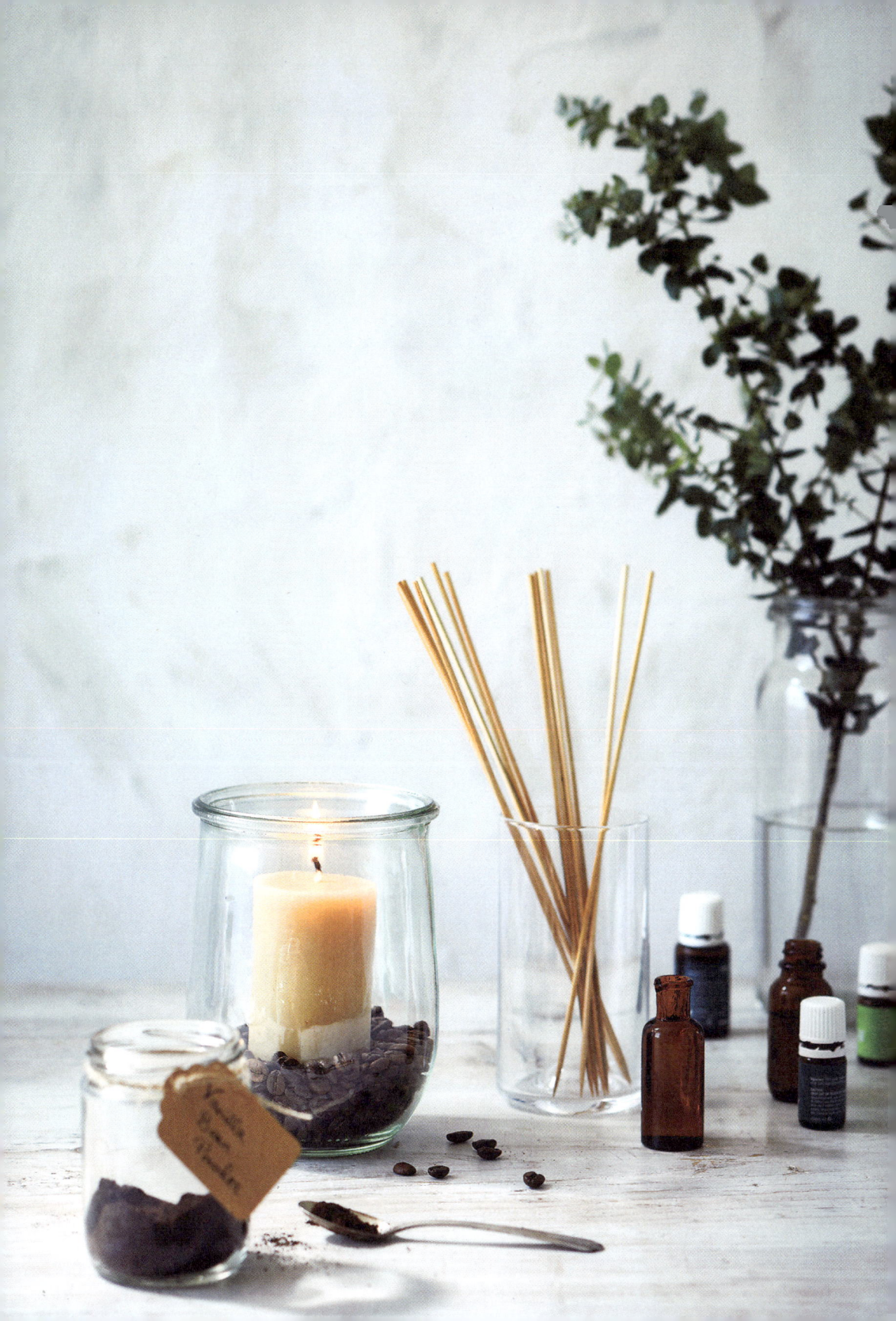

calor suave de la vela extraerá un exquisito y suave olor a vainilla y café. También puedes meter en el horno una bandeja con granos de café, ½ cucharadita de vainilla en polvo y 3 gotas de aceite esencial de canela a 180 °C durante 15 minutos. Será lo más cerca que llegues a estar de hornear algo delicioso sin hacerlo de verdad. Ahora que lo pienso, ¿por qué no horneas algo delicioso? No hay nada como el olor de un pastel en el horno para levantar el ánimo de toda una casa.

* **Ambientador para el dormitorio:** para evitar que el ambiente esté cargado en la habitación de los niños, pon un bote de bicarbonato sódico y 10 gotas de aceite de limón debajo de la cama. Añade unas cuantas gotas de aceite todas las semanas. Olerán casi tan bien como el día en que nacieron. Casi.

✳ ¡TAREAS PENDIENTES! ✳

✓ Aceptar el desafío low tox: deshazte de todas las velas y ambientadores con fragancias sintéticas que tengas en casa. Si aún no estás preparado para ceder por completo, no pasa nada. Limítate a guardarlos en una caja en el garaje. Déjalos fuera de casa durante tres semanas. Espera a que comiences a distinguir esos olores en las tiendas y en casas de amigos. ¿Cómo te ha ido? Yo diría que, igual que le ha ocurrido a miles de personas antes que a ti, te llevarás una gran impresión al darte cuenta de lo sintéticas que son esas fragancias.

AGUA

Lo cierto es que, aunque la mayoría de nosotros —por suerte— tenemos acceso a un agua de mayor calidad que la de otras zonas del mundo menos afortunadas, eso no implica necesariamente que los estándares sean tan buenos como podrían serlo.

Con independencia de si tienes interés en analizar la presencia de fluoruro en el agua y sus potenciales beneficios o perjuicios para tu salud (requeriría mucho más espacio del que disponemos aquí, pero te insto a investigar de manera objetiva y a decidir por ti mismo teniendo en cuenta los países que fluoran o no y qué estudios han empleado para llegar a esa resolución), hay otras cosas que tal vez quieras plantearte eliminar de tu agua del grifo:

- ✗ cloro y cloraminas (derivados del amoniaco que contienen cloro)
- ✗ residuos de pesticidas
- ✗ bacterias dañinas
- ✗ metales pesados

Así que comprarse un filtro de agua es una fantástica idea.

Los hay para poner en la encimera de la cocina, debajo del fregadero y en la ducha, así como otros que filtran el agua de toda la casa. Los de ducha van muy bien para reducir el cloro en el agua, y están recomendados sobre todo para las personas que tienen tendencia a que la piel se les enrojezca, les pique o se les llene de manchas después de ducharse con agua corriente normal. Puede cambiarte la vida.

De lo que tienes que asegurarte durante tu búsqueda, más que nada, es de que el filtro elimine todo aquello de lo que quieres librarte, y de que los minerales se sustituyan o retengan a lo largo de las diversas fases del proceso de filtración.

FILTRO DE AGUA: PREGUNTAS Y RESPUESTAS

Hazte estas preguntas para decidir qué tipo de filtro necesitarías.

¿Cuánta agua necesito? ¿A qué velocidad?
Si tienes una familia grande, con niños, y una vida ajetreada, puede que te convenga un sistema de filtración en tiempo real o uno automático de ósmosis inversa en lugar de un filtro tipo jarra, que son más lentos y tienen menor capacidad. Si sois una pareja o una familia pequeña, un filtro de encimera o tipo jarra será suficiente.

¿Cuánta cantidad y qué parte de mi agua debería filtrarse?
Si el agua filtrada es sólo para beber y cocinar, los filtros para debajo del fregadero son los más económicos. Si quieres agua limpia para la ducha, puedes utilizar los que se instalan en ellas. Si quieres filtrar toda el agua de tu hogar, la solución es un sistema para toda la casa.

¿Cuánto quiero gastarme?
Si tu presupuesto es bajo, puedes adquirir un único filtro de encimera o un filtro por gravedad de terracota o cerámica. Si dispones de un presupuesto medio, los sistemas de dos o tres etapas bajo el fregadero y los manuales de ósmosis inversa están a tu alcance. Si puedes gastarte más, tienes la posibilidad de hacerte con un lujoso sistema automático de ósmosis inversa bajo el fregadero, con un destilador o con una de las opciones que filtran el agua de toda la casa.

¿Y no puedo simplemente hervir el agua para librarme de todas las sustancias dañinas?
No, por desgracia. Si se cuece bien, matas las bacterias y una pequeña parte del cloro se evaporará, pero el resto permanecerá. En cualquier caso, es mejor que nada si estás alimentando a un bebé.

¿Y si tengo que bañarme en una piscina clorada?

Aplícate una generosa capa de tu aceite corporal favorito para que haga un poco de barrera mientras nadas. También es posible que un profesional de la salud te recomiende tomar una dosis habitual de vitamina C y zinc si nadas a menudo en piscina.

¿Y si compro el agua en botellas de plástico?

Aparte de que esto es mucho más caro que filtrar el agua del grifo, por desgracia, desde el punto de vista de la salud, hay investigaciones que demuestran que con el tiempo los componentes del plástico terminan contaminando el agua a diversos niveles. El calor de los almacenes y los palés esperando la entrega a pleno sol pueden acelerar ese proceso de degradación. Y luego está el coste para el planeta. Ten en cuenta estos datos de Estados Unidos:

* Satisfacer la demanda de agua embotellada de la población requiere cada año 17 millones de barriles de petróleo. Esa cantidad bastaría para 1,3 millones de coches al año. Y eso sin contar el combustible necesario para trasladar el agua hacia y desde la fábrica.
* En 2006 el estadounidense medio sólo reciclaba el 23 por ciento de los cincuenta mil millones de botellas de agua utilizadas. Eso equivale a más de mil millones de dólares de plástico desperdiciados.
* Las botellas de plástico PET pueden contener trazas de antimonio, que en pequeñas dosis pueden provocar mareos y depresión y en dosis mayores, náuseas, vómitos y la muerte.

Houston, tenemos un problema: ¡y en gran parte debido a las botellas de agua de plástico!

Así que cómprate una botella reutilizable de acero inoxidable con una boquilla de silicona o de goma, o una botella de agua con una funda protectora de corcho o silicona, y ahórrate en cada sorbo los riesgos sanitarios, el coste y el enorme daño medioambiental. Y esto nos da un pie perfecto para dejar de hablar del agua y empezar a hablar del plástico.

REDUCIR EL USO DE PLÁSTICOS EN UN MUNDO ATESTADO DE PLÁSTICOS

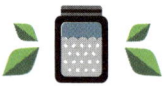

En el fondo, los plásticos de un solo uso y el plástico en general son una adicción humana. Casi todo el mundo sabe que se abusa de él y que es un material ineficiente, pero aun así tiene que comprarse esa botella de agua, el café para llevar, la bolsa que les facilite la vida.

¿El primer paso para superar una adicción? Reconocer que tenemos un problema. Eso es justo lo que tuve que hacer yo para reducir mi uso de plásticos. Y pese a que no soy ni por asomo uno de esos gurús del «zero waste» o *residuo cero* capaces de guardar todo lo que han consumido durante años en un bote diminuto, estoy a años luz de lo que era antes, puesto que ahorro miles y miles de plásticos de un solo uso cada año. Y eso sólo entre mi familia y yo. ¿Te unes a nosotros?

DATOS SOBRE EL PLÁSTICO

He aquí unos cuantos detalles sobre este material que te motivarán a eliminarlo de tus compras diarias siempre que puedas:

* Sólo en 2002 se produjeron 5 billones de bolsas de plástico. Nunca se degradan por completo, sólo se descomponen en microplásticos que afectan tanto a la fauna como a los humanos cuando los ingerimos sin saberlo.
* Es posible que los plásticos sin BPA sean incluso peores que los que lo contienen, puesto que alternativas como el BPF podrían resultar aún más dañinas. Todos los días salen a la luz más pruebas sobre esto.

* Se ha descubierto que algunos de los componentes del plástico son obesógenos, ¡te hacen ganar peso!
* Alrededor del cincuenta por ciento de la producción mundial de plástico se utiliza una sola vez y después se tira. ¡Qué locura!
* La cantidad de plástico producida a lo largo de los diez últimos años equivale a la que se generó en todo el siglo XX desde el momento en que la producción de este material se inició a finales de la década de 1940.
* Los plásticos matan cada año en todo el mundo a aproximadamente un millón de aves marinas y a unos cien mil mamíferos marinos. Mueren al enredarse en ellos y estrangularse, por ahogo o de inanición.

REDUCIR EL USO DE PLÁSTICOS EN LAS TIENDAS Y EN CASA

✗ **Deja de usar bolsas de plástico cuando vayas de compras:** me refiero tanto a las bolsas de plástico individuales para las frutas y verduras como a las grandes para llevarte la compra a casa. No hay ninguna necesidad de que tres limones vayan en una bolsa de plástico de un solo uso que luego se mete en otra de las mismas características. Sólo lo hacemos porque estamos condicionados hasta el punto de que nuestro cerebro no piensa porque no cree que deba hacerlo. Cuando te plantees por qué es necesario que nuestro consumo de plásticos se reduzca de forma drástica, tu cerebro será capaz de crear una ruta y una costumbre nuevas. Hazte con varias bolsas reutilizables de distintos tamaños. No te permitas comprar ni una sola bolsa de plástico más. Sé estricto. Cuando descargues la compra, vuelve a dejar de inmediato las bolsas reutilizables junto a la puerta principal para que no se te olvide volver a cogerlas al salir. Al principio, cuando me prohibí las bolsas, terminé envolviendo la compra en la toalla del gimnasio y con seis aguacates metidos en el bolso (¡estoy bastante convencida de que la gente pensaba que los había robado!). Si no podía llevarme en el bolso o en las manos lo que quería comprar, tenía que dejarlo, porque las bolsas de plástico estaban vedadas, ¡y punto! Al cabo de una o dos semanas, dejaron de olvidárseme tanto las bolsas reutilizables.

✓ **Comprar los frutos secos, las semillas y otros productos de este tipo a granel:** en lugar de adquirirlos en el supermercado o en la mayoría de tiendas de comida saludable, cómpralos donde los vendan a granel o en una cooperativa, si puedes unirte a alguna en tu zona..

✗ **Deja de comprar «mitades» de frutas y verduras:** cortar por la mitad el melón, la calabaza, la coliflor, el repollo o la papaya significa envolverlas en film transparente. Cómpralos enteros e inspírate un poco con las recetas para asegurarte de que se acaban a lo largo de la semana. Podrías asar la mitad de la coliflor con cúrcuma y aceite de oliva y servirla con granada y requesón de leche de cabra. La otra mitad puedes triturarla con leche de coco y sal marina. ¡Las texturas y sabores diferentes garantizan que no te aburras!

✓ **Compra bolsas reutilizables para los productos delicados:** o háztelas tú.

✓ **Mantén las hierbas frescas envolviéndolas muy bien en paños de cocina húmedos:** mejor que usar bolsas de plástico. ¡Funciona genial!

✓ **Pide una caja en el almacén:** Ésta es la solución si se te han olvidado las bolsas y necesitas más cosas de las que puedes llevar en la mano. ¡Sigo esperando el día en que la respuesta a esta petición no sea una cara de pasmo! Pero, en serio, siempre hay alguna caja de sobra en la trastienda.

✓ **Lleva encima tus propios cubiertos:** métetelos en un estuche que te entre en el bolso para cuando comas en algún lugar donde den cubiertos de plástico.

✓ **Compra el papel higiénico en internet:** olvídate de los rollos envueltos en plástico y cómpraselos a empresas que los envíen embalados en cartón. Luego puedes utilizar esos envoltorios para empaquetar tú otras cosas o hacer manualidades.

✓ **Cuando tengas que comprar algo que vaya en plástico, compra recipientes grandes:** si no te entusiasma hacerte tus propios productos y de verdad necesitas comprar, por ejemplo, jabón de manos, puedes reducir esos plásticos más complicados de reciclar doblando el tamaño del bote. Por lo general el contenedor puede reciclarse, pero el dispensador o la tapa no, así que cuanto más grande, mejor.

✗ **Di no a las pajitas:** puedes hacerlo. Puedes llevarte el vaso a los labios y sorber como un superhéroe del ahorro de plásticos. ¡Sé que puedes! El problema que tendrás en este caso es que el camarero meterá la pajita en la bebida de forma automática, así que estate atento y suelta un «Noooooo» a cámara lenta cuando la cojan. ¿Dientes sensibles? Llévate tu propia pajita de acero.

✓ **Tómate el café en la cafetería o llévate una taza reutilizable:** hoy en día hay muchísimas opciones maravillosas de tazas reutilizables, aunque también existe la sorprendente opción de dedicar diez minutos a sentarte, disfrutar de un rato tranquilo y tomarte el café en la propia cafetería. En un solo viaje de Sídney a Los Ángeles, después a Francia y de vuelta a Sídney pasando por Nueva York, impedí que se usaran cuarenta y siete tazas nuevas gracias a que llevaba una reutilizable. Y eso sólo en los aeropuertos y los vuelos. ¿Qué te parece ese nivel de impacto?

✓ **Elige el vidrio por encima del plástico siempre que sea posible:** deja de comprar esos cómodos botes de plástico «apretable» para productos como la salsa de tomate, la miel y la mayonesa. Búscalos en tarros de cristal o prepara tus propios condimentos. Puedes coger una cucharilla y sacar la cantidad que necesites, no hace falta apretar un bote. Te dijeron que sí, y así lo has hecho. Silencia los anuncios y salva el planeta. Puedes reutilizar los tarros de cristal para guardar productos caseros, conservar las sobras, etcétera. Entrégate a tu nueva adicción a los tarros de cristal, si es que no ha empezado ya...

✓ **Tarros. Tarros. Tarros:** ¡Los tengo por todas partes y los uso para todo! Si congelas las sobras de la comida en tarros para evitar el plástico, acuérdate de dejar unos 2,5 centímetros en la parte superior para que el cristal no se rompa cuando el líquido se expanda durante la congelación.

✗ **Deja de usar bandejas para cubitos baratas:** ¿Las que usabas hasta ahora se rompían o rajaban cada par de años porque tenías que doblarlas mucho para sacar los hielos? Invierte en alguna de acero inoxidable. No lo lamentarás, ¡son indestructibles y muy de la vieja escuela!

✗ **Deshazte del film transparente:** puedes cubrir los cuencos con tapas de tela, envoltorios de cera de abeja o de cáñamo, tapas de silicona o tan sólo ponerles un plato encima. Es una de esas cosas que simplemente no tienes que sustituir la próxima vez que se te acabe. Enseguida te darás cuenta de que en realidad no lo necesitas. Yo tengo unos cuantos recipientes de cristal pequeñitos para guardar cosas de poco tamaño, como medio limón, el queso de cabra abierto, etc.

✗ **Olvídate de las bolsas con autocierre:** empieza a fijarte en cuántas cosas puedes guardar en tarros, recipientes de acero inoxidable y fiambreras de cristal, aunque también puedes recurrir a los portabocadillos reutilizables y al papel encerado. La sencilla acción de no comprar la siguiente tanda de bolsas con autocierre hará que tu cerebro piense en nuevos métodos de almacenar los alimentos. Primero la televisión y luego la costumbre te han dicho que esas bolsas son prácticas. A veces la única solución es la mano dura. Si pensar en abandonar las bolsas con autocierre te provoca pánico, existen fundas de silicona que son mucho más resistentes y pueden reutilizarse muchas veces, durante años.

✓ **Sustituye los utensilios de plástico que tengas en el baño:** utiliza guantes exfoliantes, cepillos corporales y toallitas hechos de fibras naturales. Cómprate una rasuradora reutilizable de metal recio que te dure años. Renuncia a las cortinas de plástico, ricas en PVC, pues con cada ducha caliente te expones a los vapores de este material (¡el regreso de los ftalatos!). Puedes dejar de usar cortina, sin más, u optar por una de poliéster, que al menos no contendrá ftalatos.

✗ **Abandona el hilo dental de plástico recubierto de teflón antiadherente:** elige marcas naturales.

✗ **No compres plástico para las fiestas o pícnics:** hoy en día pueden comprarse vajillas de bambú, preciosas y biodegradables por completo, para ese tipo de eventos. O haz como nosotros y ten unas cuantas piezas de loza más baratas para esos casos. Las tenemos desde hace años.

✗ **No compres biberones ni vasos infantiles de plástico:** opta por el cristal o el acero inoxidable.

ZERO WASTE O RESIDUO CERO: PREGUNTAS Y RESPUESTAS

··········

¿Qué puedo utilizar para que no lo rompan los niños? Las vajillas esmaltadas y el acero inoxidable son fantásticos para este uso. En nuestra casa defendemos bastante la introducción de los niños a nuestro mundo, así que con nuestro hijo utilizamos predominantemente objetos rompibles desde el principio, y una vez que aprendió (después de un par de roturas estelares) que tirar esos objetos desde la sillita no impresionaba en absoluto a mamá, se acabó. Por supuesto, deberás tener cuidado y estar siempre junto al bebé cuando introduzcas la loza rompible.

¿Por qué el agua y los productos básicos de despensa no pueden conservarse en plástico? La primera causa de contaminación debida al plástico de los recipientes es la degradación por calor, pero la segunda es el tiempo. Y no sólo después de que lo compres, sino también antes (en la fábrica, el almacén, el camión y la tienda). La comida de un pícnic o las bebidas que se consuman en el día no son tanto problema como los alimentos que pasan más tiempo almacenados en plástico.

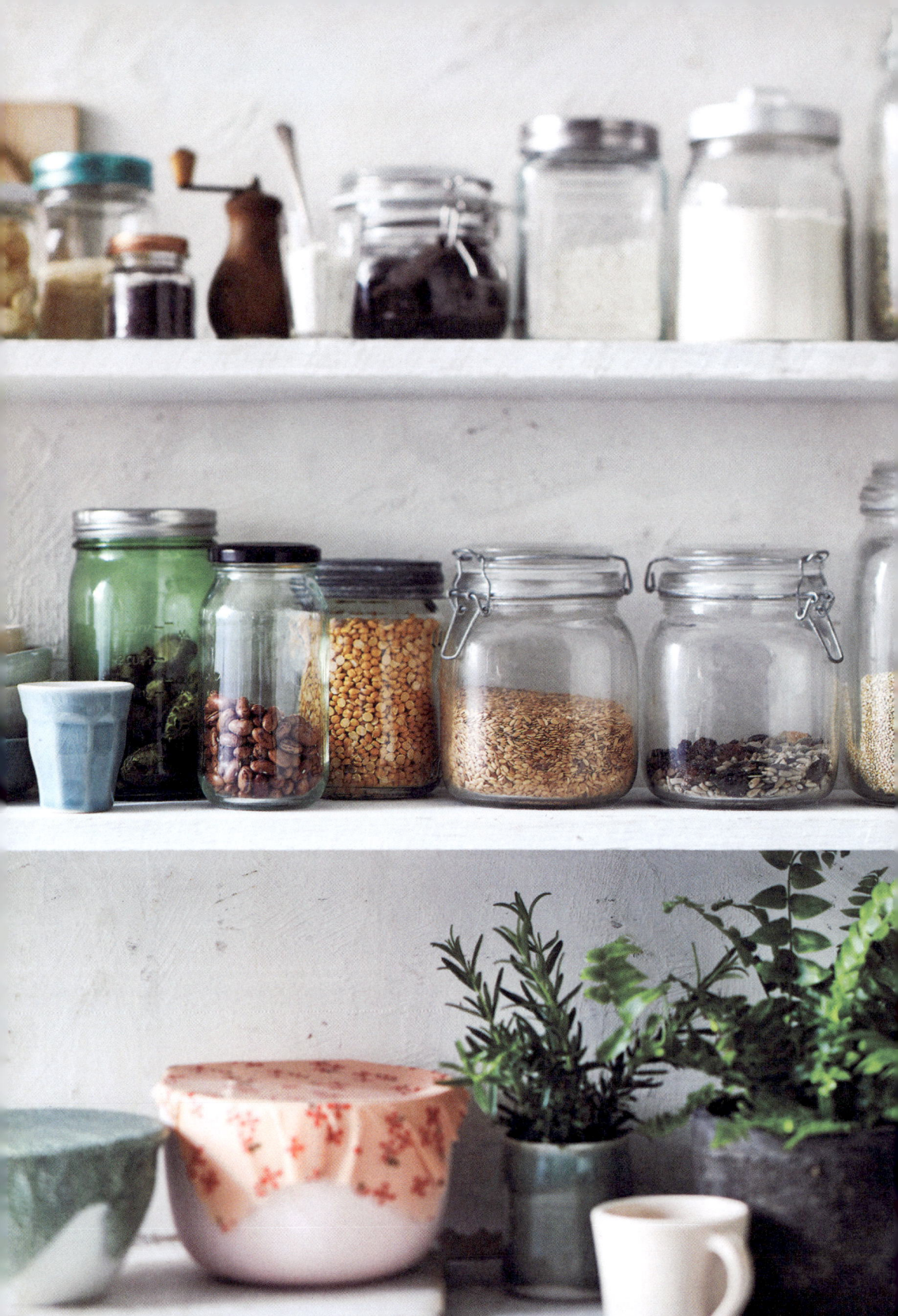

RECIPIENTES PARA ALMACENAMIENTO DE ALIMENTOS

Aquí tienes unas cuantas opciones que puedes explorar si no lo has hecho ya.

RECIPIENTES DE CRISTAL CON TAPAS DE PLÁSTICO

Son estupendos para congelar varios cortes de carne o sobras de comida en porciones individuales para ocasiones futuras. Esta última es una gran solución, porque sólo tienes que quitarles la tapa y meterlos en el horno. Nosotros solemos llevárnoslos también a la carnicería y a la pescadería para reducir el uso de plásticos. A veces se nos olvidan, pero lo hacemos lo mejor que podemos.

No te agobies por la tapa de plástico, es poco probable que toque la comida. Y si viertes comida caliente en uno de estos recipientes, deja que se enfríe antes de ponerle la tapa.

TARROS DE CRISTAL

Lava bien los tarros de los productos que se te vayan terminando. (Utiliza aceite de árbol de té o de eucalipto para eliminar las etiquetas pegajosas.) Es bueno tenerlos de diferentes tamaños. Una vez que empieces a comprar productos en tarros de cristal en lugar de en lata, verás que no te faltan. Nosotros los usamos para verter los jugos y grasas de las sartenes tras freír, para poder reutilizarlos (por ejemplo, el aceite de coco de hacer chips de batata). Preparamos el doble de la cantidad de salsa y adobo que necesitamos y guardamos lo que sobra en tarros para otra ocasión. Si eres un obseso del orden, puedes comprar tarros a juego en una tienda de utensilios de cocina.

Nota para congelar: debes asegurarte de dejar al menos 2,5 centímetros en la parte superior cuando congeles líquidos, pues éstos se expanden durante el proceso y que se te rompa un bote de cristal en el congelador no es nada divertido. Yo congelo tandas de caldo casero en tarros de muchos tamaños diferentes para poder descongelarlos a lo largo de la noche en el frigorífico (o en el fregadero, en verano) dependiendo de la cantidad que vaya a necesitar al día siguiente. Deja enfriar el líquido en el recipiente, sin tapadera; después mételo primero en el frigorífico y luego en el congelador.

TARROS Y VASIJAS PARA FERMENTAR

Está muy bien contar con un par de botes de cristal más grandes para cosas como las verduras fermentadas, la kombucha, el kéfir o el kvas de remolacha.

LATAS

Hoy en día las latas son un campo de minas, ya que la regulación sobre el BPA cambia de forma continua. Algunas marcas de comida orgánica hacen latas sin ningún tipo de recubrimiento, que son más seguras, pero cuidado con las latas sin BPA que aun así tienen otro tipo de recubrimiento: no es tan maravilloso si ese compuesto se sustituye por BPF. En el caso de los tomates, teniendo en cuenta el grado de acidez, yo evitaría por completo las latas y optaría por los frescos cortados en dados, los triturados o el concentrado de tomate en tarros de cristal.

ALTERNATIVAS EN ACERO INOXIDABLE

El acero inoxidable es genial para las fiambreras de los niños (¡y de los adultos!). Son una inversión, ya que son más caras, pero no se rompen ni se estropean como les ocurre a muchas fiambreras de plástico, así que a largo plazo te ahorran dinero y ahorran residuos al planeta... ¡y eso es fabuloso!

ENVOLTORIOS DE CERA O ENCERADOS

Me encantan los envoltorios de cera de abeja o de cáñamo para cubrir los cuencos, sean del tamaño que sean, y para empaquetar la comida. Lávalos con agua fría y jabonosa. Sécalos. Reutilízalos. Y si usas microondas, recalienta las cosas en cuencos mejor que en platos, porque así podrás reemplazar el film transparente por un plato. Se me encoge el estómago cada vez que pienso en todo el plástico caliente y reblandecido que tocó mi comida cuando era pequeña. ¡Aquello era el paraíso de los ftalatos y el BPA!

CONSEJOS PARA EL ALMACENAMIENTO DE COMIDA

Si no tienes clara cuál es la mejor opción para cada tipo concreto de alimento, aplica estos consejos:

* **Fruta y verdura:** forra el compartimento de frescos del frigorífico con un paño de cocina húmedo, coloca los productos encima y luego tápalos con otro paño de cocina húmedo. Lava y sustituye los paños a menudo.
* **Harina:** lo mejor es almacenar las harinas, los granos integrales como el maíz y las hierbas secas en el frigorífico o el congelador. Entre esto y unas cuantas hojas de laurel en la despensa, nunca volverás a tener problemas con las polillas.
* **Frutos secos:** son susceptibles a los hongos y pueden ponerse rancios, así que también te conviene guardarlos en el frigorífico o en el congelador si vas a almacenarlos durante más de una o dos semanas. El congelador también contribuye a matar cualquier hongo que pudieran albergar tras pasar demasiado tiempo almacenados en los tanques de venta a granel.
* **Carne y pescado:** plantéate cocinar la carne que compras a granel en una olla grande y congelarla después: así podrás almacenarla por porciones en recipientes de cristal rectangulares. Si has incluido albóndigas, hamburguesas y boloñesa en el menú del próximo mes, primero haz la mezcla de las albóndigas y la de las hamburguesas, luego prepara la boloñesa y congélalo todo ya listo para consumir. Me agradecerás este consejo cuando tengas un montón de comidas ya preparadas en lugar de carne picada congelada y esa agobiante sensación de lo mucho que queda por hacer antes de servir la cena en la mesa. El siguiente paso es acordarte de llevar recipientes grandes a la carnicería para ahorrarte la bolsa de plástico en la que te meterían la carne. Si tienes que congelar cortes más grandes, como lomos o paletas, y deseas minimizar el uso de plásticos, envuélvelos en papel de hornear con una capa de papel de aluminio (que no toque la carne) o con gomas elásticas o cuerda para que el papel de hornear no se mueva.

OBJETIVO: CUBO DE LA BASURA DIMINUTO

El tamaño de nuestro cubo de la basura se ha dividido por cuatro a lo largo de los últimos años: todas las semanas llenamos alrededor de un tercio nuestro cubo de once litros de capacidad, cuando antes colmábamos uno de cincuenta.

Si quieres que la sostenibilidad te resulte sostenible, la lentitud y la constancia, ir haciendo pequeños cambios a lo largo del tiempo, será lo que funcione. Nosotros empezamos compostando, comprando los productos del campo en el mercado y los básicos a granel y utilizando más envases reciclables de vidrio. ¡Imagínate la cantidad de desperdicios que hemos salvado del vertedero en ocho años!

DESPERDICIO DE COMIDA

Me pasé treinta y cinco años sin tener ni la menor idea de que cuando la materia vegetal se compacta entre otros materiales no se descompone como es debido. Tampoco era consciente de que podía convertirse en alimento para otras plantas si se compostaba y se reutilizaba como oro fertilizante, ni del gasto financiero y del coste para la vida que suponía tirar a la basura carne o pescado. Aquí van unos cuantos datos aterradores sobre el desperdicio de comida:

* En Australia se llevan al vertedero 3,28 millones de toneladas de comida cada año; eso son 137 kilogramos por persona.
* En el Reino Unido la cifra alcanza los 7,3 millones de toneladas, 111 kilogramos por persona, una ligera mejora con respecto a los resultados de Australia.
* En Estados Unidos se calcula que cada año se desperdician unos 27 millones de toneladas de comida, en torno al 50 por ciento de toda la que se produce en el país.

Podríamos acabar con la malnutrición de los casi mil millones de personas que pasan hambre en todo el mundo con menos de un cuarto de la comida que se desperdicia en los países ricos. Por completo. ¿No te parece impactante?

Vivimos tan rápido, tan desconectados de dónde se cultiva y produce nuestra comida, que ya apenas le atribuimos ningún valor. Ha llegado el momento de bajar el ritmo, de conectar, de mostrarnos agradecidos, de malgastar menos y de cambiar las cosas a nivel global desde nuestra casa... ¡otra vez! ¿Ya te sientes poderoso?

SIETE FORMAS SENCILLAS DE DESPERDICIAR MENOS COMIDA

1. Haz una lista de desperdicios y ponla en la puerta del frigorífico. Apuntad todo lo que tiréis a la basura. Marcaos como reto familiar reducir el número de entradas de la lista todas las semanas, y si cuando llegue el domingo no habéis anotado nada, celebradlo.
2. Monta un compostador o una granja de lombrices. O utiliza los contenedores de basura orgánica del ayuntamiento, si los hay. Nosotros acumulamos los restos en un cuenco de metal al lado del fregadero y los bajamos al compostador cada dos días. Los de cebolla, zanahoria, puerro, hierbas y apio los congelamos para aprovecharlos cuando hacemos caldo. Con las mondas de cítricos hacemos lo mismo y las usamos en cocciones lentas o asados, ¡dan muy buen gusto!
3. No tires los trocitos de verduras que te vayan sobrando. Hiérvelos con un poco de caldo casero y unas cuantas especias o hierbas, añade un chorrito de nata o de nata de coco y tritura. La «Sopa de sobras de frigorífico» está deliciosa y varía cada semana. Mi «curry de no compres nada» (página 138) es muy sabroso y baratísimo.
4. No cortes los extremos de las verduras. Algunas, como los pepinos y los calabacines, no lo requieren, y si debes hacerlo con las judías verdes, no cortes un par de centímetros de cada lado, ¡sólo unos milímetros!
5. Conserva las grasas animales para reutilizarlas. Viértelas en una tarro pequeñito y ahorra dinero en mantequilla y aceite de oliva reutilizándolas la siguiente vez que cocines.
6. Deja de comprar ofertas de «dos por uno». Sobre todo si en casa sois pocos y/o es algo que no puede congelarse. Esas ofertas te hacen caer en la trampa del despilfarro de comida.
7. Cría gallinas: les encantan las sobras.

CURRY DE NO COMPRES NADA

RACIONES 4 ● SG ● SL ● SES ● SH (véase la clave en la página 197)

No te sientas limitado por mi lista de ingredientes: haz tuyo este curry utilizando cualquier verdura mustia que se haya ido poniendo fea y probablemente no vayas a usar. Si prefieres un puré riquísimo, añade otra taza de caldo, quita la rama de canela al final y tritura a máxima potencia durante unos segundos.

- 60 ml (¼ de taza) de aceite de coco
- 6 vainas de cardamomo, chafadas con el mango de un cuchillo
- 1 rama de canela
- ½ cucharadita de semillas de hinojo
- 1 cebolla grande
- 1 trozo de jengibre de 1 x 2,5 cm
- 2 dientes de ajo
- 2 cucharadas de tu curry en polvo favorito
- 1 guindilla cayena grande o ½ cucharadita de escamas de cayena (opcional)
- 4 hojas de hinojo
- 4 tallos de apio mustios y feos cortados en trozos de 2,5 cm
- 12 pencas de acelga cortadas en trozos de 2,5 cm
- 125 g (1 taza) de judías verdes deslucidas
- unas cuantas hojas de remolacha (o cualquier otro tipo de hoja)
- 200 ml de nata de coco
- 250 ml (1 taza) de caldo de verduras, pollo o ternera
- 250 ml (1 taza) de agua filtrada
- 125 ml (½ taza) de puré de tomates

Calienta el aceite de coco con las vainas de cardamomo, la canela en rama y las semillas de hinojo en una cazuela grande a fuego medio-bajo y después fríe la cebolla durante unos 20 minutos, hasta que esté muy dorada pero no quemada. Añade el jengibre, el ajo, el curry en polvo y las escamas de cayena (si vas a usarlas) y cocina durante 1-2 minutos, hasta que resulte aromático. Agrega las verduras y remueve hasta que se impregnen bien de las especias. Añade los ingredientes restantes y continua removiendo hasta que todo haya cogido temperatura y las verduras empiecen a ablandarse. Hierve a fuego lento durante 15 minutos. Decora con guarniciones como semillas de sésamo negro, trocitos de cebollino, trocitos de cayena y hojas de cilantro, y sirve tal cual o acompañado de arroz, quinoa o pan.

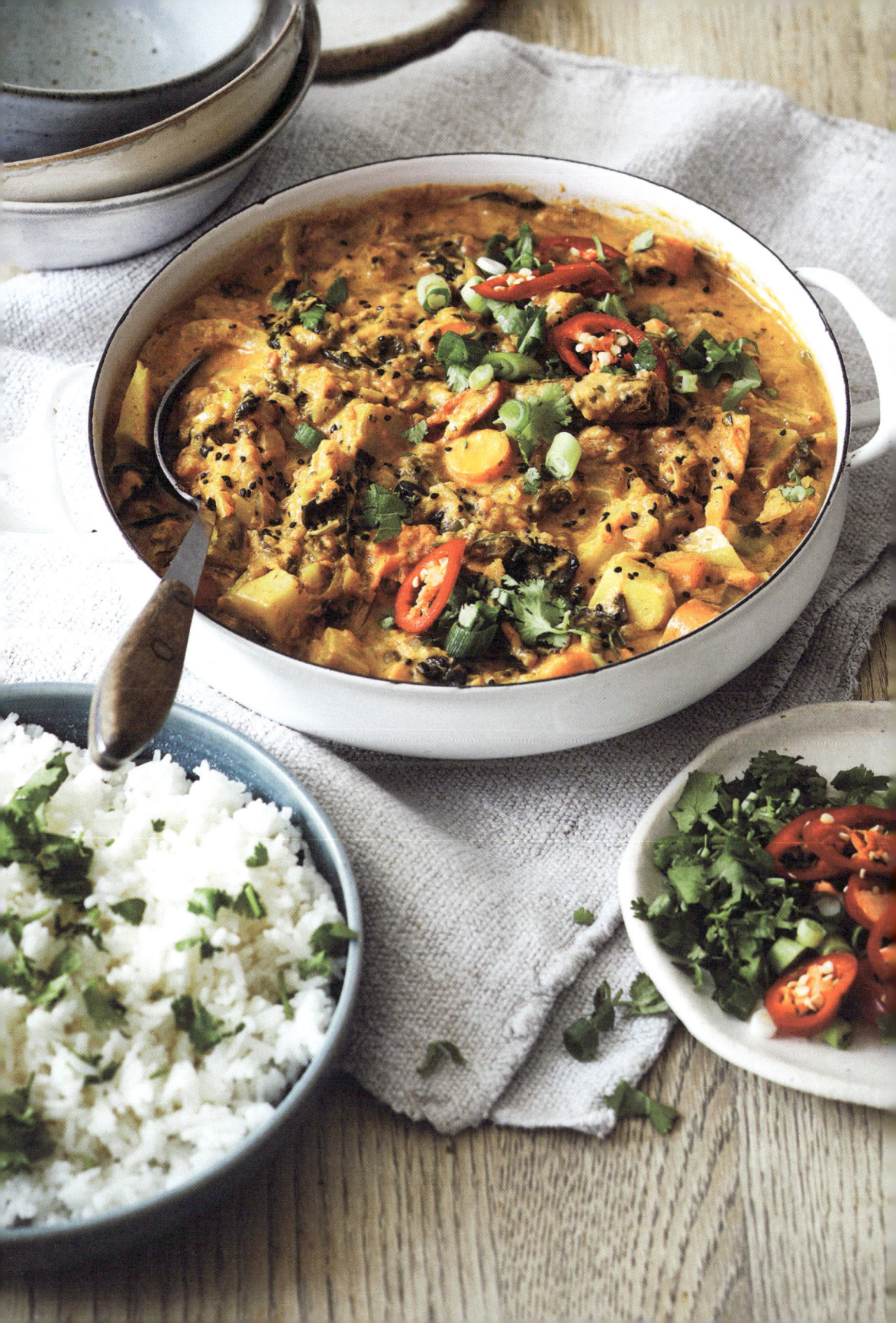

RESIDUOS GENERALES

Luego están todas las demás cosas. Reduce. Reutiliza. Recicla. Cuando vayas a tirar algo, pregúntate:

* ¿Esto que quiero actualizar o renovar en mi casa puede reutilizarlo otra persona? ¿Una organización benéfica? ¿Un amigo en apuros? ¿Otra familia (por ej., juguetes, ropa o zapatos viejos)?
* ¿Esto que quiero cambiar puede venderse en alguna comunidad virtual o página de compraventa?
* ¿El ayuntamiento de mi ciudad tiene establecidos días concretos de recogida para ciertos artículos, como la chatarra electrónica, las pinturas o los aceites?
* ¿Este producto puede reciclarse en lugar de tirarse? ¿Podría utilizarlo, por ejemplo, para hacer manualidades con los niños, como almacenaje en el cobertizo o para ordenar objetos como botones, gemelos, rotuladores o lápices?

BOLSAS PARA LA BASURA

¿Sigues necesitando ponerle bolsa al cubo si todos los restos orgánicos van a compostarse y todas las grasas se almacenan para reutilizarlas? Si crees que sí, utiliza un cubo muy pequeño y una bolsa compostable hecha de fécula de patata o almidón de maíz, tras comprobar que procedan de una fuente no transgénica.

¿POR QUÉ VOY A COMPRAR ESO?

Cuanto antes empecemos todos a hacernos esta pregunta, mejor. Si la respuesta te resulta un desafío porque sientes que la compra responde a una necesidad emocional, ten siempre presente una lista con las tres cosas que más te llenen a nivel emocional para poder volver a poner las cosas en perspectiva. Las mías son acurrucarme con mi hijo y contar chistes tontos, pasear por la costa o incluso dar un paseo corto por nuestro barrio y llamar a alguien con quien sepa que mantendré un debate apasionado sobre un tema importante. Y *voilà*: no he comprado nada, no he despilfarrado nada y no he tomado ninguna decisión motivada por una emoción «tipo capricho» en un intento de llenar un vacío.

Te sientes genial cuando dejas una huella menor. Es maravilloso. Las compras conscientes son mejores para nosotros y para el planeta. ¿Cómo no van a encantarnos?

CONSUME MENOS, DESCARTA CON SENSATEZ

Éstas son las dos sencillas frases en que debemos centrarnos. En el mundo moderno todo nos empuja a querer más, comprar más, consumir más. Es importantísimo «entender» esa parte de la vida low tox que significa no comprar todo lo «eco» que hay bajo el sol por el mero hecho de que lo sea. Por supuesto, es emocionante adquirir nuevos productos básicos con los que sentir seguridad y cuyo uso te satisfaga ahora que has adquirido nuevos conocimientos. Pero en cuanto a los que no son tan importantes... Pues no son más que eso, artículos sin importancia. Despréndete de la necesidad de comprar cosas de forma constante. Regálate tiempo con las personas que quieres. Regálate experiencias. Las personas que compran experiencias en lugar de objetos son más felices. ¡Hecho demostrado!

«Las personas que compran experiencias en lugar de objetos son más felices.»

No tiene por qué resultar fácil, pero si tienes presentes estos tres puntos, terminarás consiguiéndolo:

1. **Cuenta con el fracaso, pero no pongas excusas:** el fracaso es casi una certeza en este desafío, y no pasa nada siempre y cuando te trates con mano dura cuando sepas que te has adentrado en el «territorio de las excusas». Eliminar por completo todo el plástico de tu vida es casi imposible, y en ocasiones hasta las cosas que intentas evitar se saltarán tus defensas, así que en lugar de estresarte por un fracaso o momento de debilidad, limítate a aceptarlo y sigue intentándolo.
2. **Sométete a una auditoría y haz una lista de prioridades:** la decisión de abandonar (casi por completo) los plásticos puede resultar abrumadora, así que es una buena idea empezar por identificar algunos de los usos más cuantiosos o repetitivos de dicho material en tu vida para centrarte en ellos. Cuando hayas establecido el hábito de vivir sin plástico en un aspecto, puedes pasar a la siguiente entrada de la lista.

3 **Acepta que el plástico es un recurso preciado:** si algún miembro de tu familia necesita una vía intravenosa o un medicamento que viene empaquetado en plástico, agradécelo en lugar de pensar que has fracasado.

Brindo por ir librándonos de las capas y reduciendo la carga de los plásticos y de los compuestos químicos que acarrean. Es una fiesta de la simplificación. No tienes que sustituir todas las cosas de las que es probable que te despidas. Si no es necesario, despréndete de ello, y disfruta del espacio que eso deja en tu mente y tu hogar.

✱ ¡TAREAS PENDIENTES! ✱

- ✓ Haz una lista de los cambios de almacenamiento que aún no hayas hecho y traza un plan.
- ✓ Intercambia, vende, reconvierte y recicla las cosas que no quieras o necesites.
- ✓ Concibe un plan para tus residuos: quizá puedas compostar o montar una granja de lombrices, o comprar bolsas de basura biodegradables por completo cuando se te acaben las que tienes ahora.
- ✓ Convierte la reducción de plásticos en un desafío de equipo con tu pareja, amigos o familia.

REDUCIR LA EXPOSICIÓN A SUSTANCIAS CONTAMINANTES EN EL HOGAR

Tu casa puede exponerte a una gran variedad de tóxicos, desde los metales pesados hasta la contaminación fúngica pasando por los compuestos orgánicos volátiles (COV).

METALES

Aquí enumero algunas de las formas más habituales en las que nos exponemos a los metales pesados y cómo minimizar dicha exposición.

1. **Plomo:** puede hallarse en la pintura de algunos muebles, paredes y juguetes, sobre todo si son viejos. Compruébalo en internet o mándale un correo electrónico al fabricante para asegurarte de que lo que te estás planteando comprar no contiene plomo. Esto vale para los juguetes, la loza y las mesas y sillas pintadas, sobre todo las réplicas. Invierte en un aspirador con filtro HEPA de carbono y cabeza motorizada (turbo) para garantizar que el polvo con restos de plomo es eliminado adecuadamente en lugar de dispersarse por el aire. Quítate los zapatos al entrar en casa para no arrastrar polvo de plomo al interior. Si estás reformando un edificio viejo, asegúrate de que tanto tú como tus compañeros de trabajo utilizáis las medidas de seguridad apropiadas contra el «polvo de plomo» cuando raspéis las paredes para repintarlas. El agua corriente también puede contener niveles bajos de plomo y otros metales debido a los residuos de pesticidas. Lo mejor es comprarse un filtro (véase la página 124).

2. **Cadmio:** se encuentra en los cigarrillos (y en el humo que emiten). Deja de fumar... ¡Lo mejor que he hecho en mi vida! Si te cuesta mucho, busca la ayuda de un

naturópata especializado en adicciones y síndrome de abstinencia y ¡sal de ahí a base de pasiflora y L-teanina! La hipnoterapia también puede hacer maravillas.

3. **Mercurio:** se acumula en los pescados grandes como el pez espada y el atún, así que pasa a consumir pescados más pequeños, como la caballa, las sardinas y especies más pequeñas de tu zona. La mayor parte de las bombillas «eco» también contienen mercurio (un desafortunado conflicto entre lo que es bueno para el medio ambiente y lo que es bueno para nosotros). En la página de un ayuntamiento te dicen que, si se te rompe una de esas bombillas, te pongas un traje protector tipo astronauta y cortes ese trozo de la moqueta. ¡En serio! Por desgracia, las viejas bombillas incandescentes son mejores para tu salud, seguidas por los led. ¡También puedes encender sólo tus velas de cera de abeja! La antigua amalgama dental también contenía mercurio, pero no hay ningún problema con los empastes nuevos. Visita a un dentista holístico para decidir cuál es el mejor plan de acción para ti.

4. **Aluminio:** puede aparecer en las sartenes y el desodorante, y por supuesto, en el papel de aluminio. Aunque a nivel técnico no es un metal pesado, sí es una neurotoxina, así que recomiendo muchísimo utilizar las alternativas propuestas a lo largo de este libro.

POLVOS

¿Qué es el polvo, en realidad? Es el término genérico que se utiliza para designar la amplia variedad de partículas orgánicas e inorgánicas que se acumulan en nuestra casa. Entre los elementos más comunes que lo componen podemos encontrar COV de los aparatos eléctricos y los muebles (como por ejemplo los polibromodifenil éteres, más conocidos como PBDE, que son retardantes de llama), células muertas de la piel (alimento para los ácaros del polvo, ¡ñam, ñam!), esporas del moho, ácaros y sus «excrementos», pesticidas (procedentes del exterior a través de nuestros zapatos o el aire), pelos, polen, partículas de nuestros cosméticos, policlorobifenilos (PCB) de los plásticos, plomo (véase página anterior) y fibras textiles (si son sintéticas, es una forma de inhalar microplásticos).

Uf. Ya no es lo mismo echarle un vistazo despreocupado a la habitación, ¿verdad?

SIETE CONSEJOS PARA REDUCIR EL POLVO Y EL MOHO EN CASA

1. **Quítate los zapatos en la entrada:** hazte con un zapatero y no pasees todas las sustancias del exterior por tu hogar. Aunque te cueste creerlo, ésta es tu mejor arma antipolvo.
2. **Opta por los suelos de madera:** son mejores que las moquetas, sobre todo en los dormitorios (aunque por lo general se hace lo contrario, ¿verdad?). En cuanto tengas oportunidad, deshazte de la moqueta (por supuesto, poniéndote una mascarilla si vas a arrancarla tú mismo) y lánzate a la aventura de las tarimas dándoles preferencia a las opciones de acabado natural sobre los barnices con alto contenido en COV.
3. **Limpia tu casa con regularidad:** usa un aspirador con filtro HEPA de carbono. Si eres alérgico al polvo, ponte siempre mascarilla para limpiar el polvo, barrer o pasar el aspirador.
4. **Lava toda la ropa de cama una vez a la semana:** con agua caliente.
5. **Mantén el nivel de humedad por debajo del cincuenta y cinco por ciento:** si vives en un clima húmedo o bochornoso, puede que te resulte útil emplear un deshumidificador. En casa tenemos dos, ya que Sídney es una ciudad bastante húmeda. Así restringirás el crecimiento del moho en tu casa.
6. **Limpia el polvo con un paño de microfibra de bambú humedecido:** es mejor si además empleas un sencillo espray antipolvo: 250 ml (1 taza) de agua, 80 ml (⅓ de taza) de vinagre, una cucharada de aceite de oliva y 15 gotas de tu aceite esencial favorito. La pequeña cantidad de aceites que lleva la mezcla impide que el polvo se desplace.
7. **Pon unas cuantas plantas de interior.**

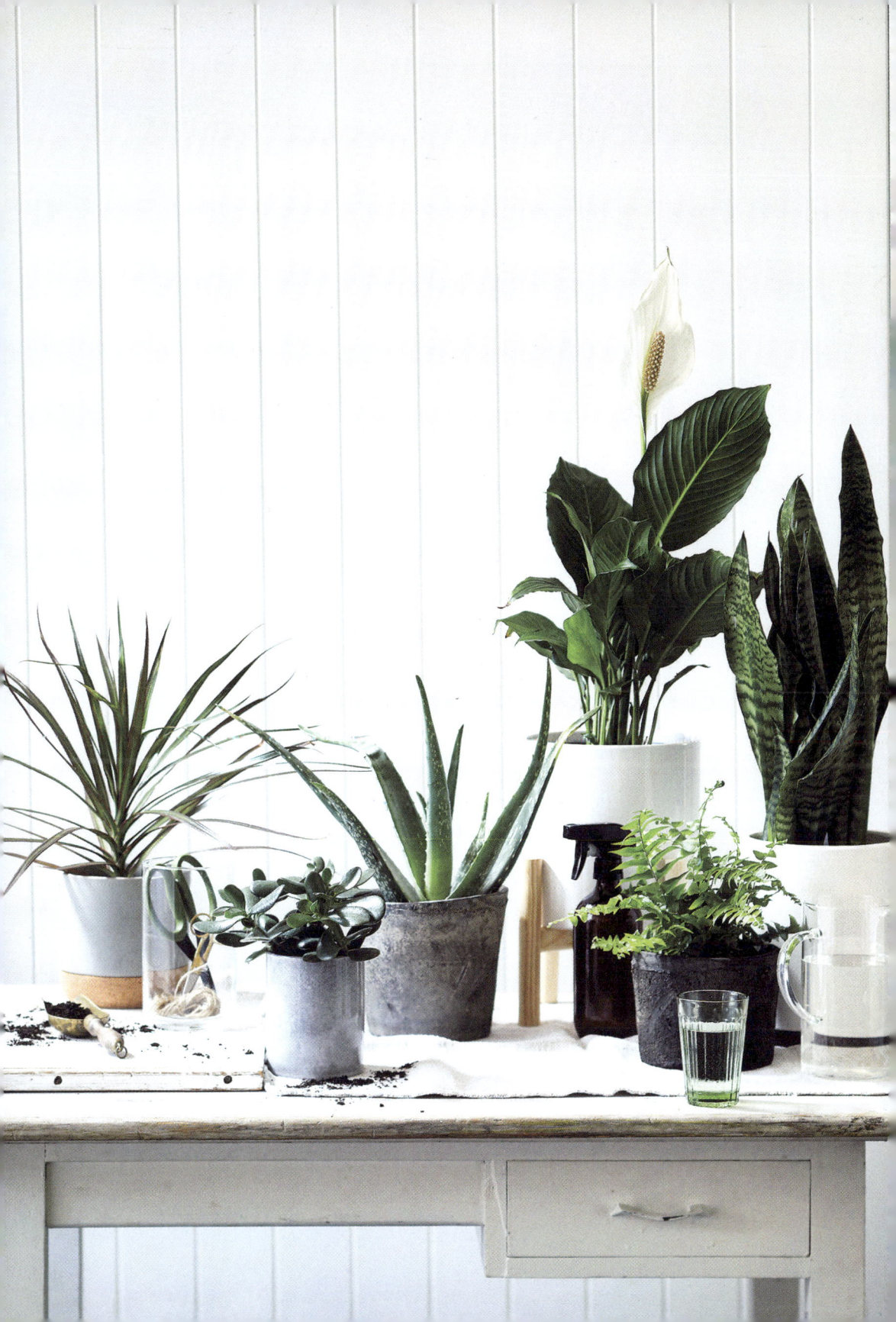

MOHO

El moho, otra forma de referirse al crecimiento fúngico, no es sólo un problema estético o de malos olores, sino que además es un riesgo sanitario, en especial para ese veinticuatro por ciento de seres humanos que, al parecer, no creamos anticuerpos para sus diferentes tipos. La lista de síntomas potenciales es larga: entre otras cosas, puede afectar a los sistemas respiratorio y nervioso, exacerbar la candidiasis crónica y provocar fatiga, confusión mental debilitante, respiración sibilante, palpitaciones, intolerancia a la histamina, infecciones respiratorias y pérdida de la libido. Si tu salud no mejora y experimentas mil síntomas, merece la pena investigar con un profesional de la salud si la culpa es del moho, pese a que ni lo veas ni lo huelas (puede ser muy sigiloso).

En caso de que tengas problemas de humedad más graves y recurrentes y deban revisarte las paredes, las tuberías y/o la estructura general de la casa, has de recurrir a profesionales. Un bioconstructor (*baubiologie*) será una gran ayuda para diagnosticar de dónde podría provenir la humedad y a quién llamar para que acabe con el moho. Es posible que también necesites un albañil o techador si el problema es una filtración. Recomiendo muchísimo buscar a un bioconstructor para poner en marcha el proceso. Por más que limpies con vinagre no conseguirás nada si el agua ha causado estragos en tu edificio, y con el tiempo la solución no hará más que encarecerse.

Si en la casa reside una persona con tendencia a las alergias, ten siempre encendido un filtro de aire HEPA en su habitación. Son estupendos, y compensan lo que cuestan.

Permite la ventilación cruzada de la casa siempre que sea posible. Abrirlo todo y hacer circular el aire es fantástico para reducir el moho (¡aunque no tanto para reducir el polvo si el vecino está de reformas!). Si vives en una planta baja, plantéate instalar rejas y mosquiteras en las ventanas para poder abrirlas con regularidad.

PURIFICADORES DE AIRE O FILTROS

Si estás pensando en comprarte una de estas dos cosas, asegúrate de que:

* solucionará de forma adecuada el problema del que quieres encargarte, ya sean los metales pesados, los alérgenos o los COV (por ej., después de una reforma o nueva construcción).

* filtre partículas minúsculas, pues así eliminará las esporas del moho. Por lo general, los más baratos no lo hacen. Teniendo en cuenta que las partículas del moho miden entre 10 y 30 micrómetros, necesitas un filtro que atrape partículas de incluso 1 micrómetro.

* tenga capacidad de filtrar el aire de toda la habitación donde vayas a instalarlo.

* sabes qué debe sustituirse y cuándo y sabes cambiar el filtro.

REDUCIR LOS CAMPOS ELECTROMAGNÉTICOS

¿Cómo te sientes después de pasar el día en un entorno natural y después de pasarlo ante el ordenador? Una cosa nos hace sentir mejor que la otra, ¿no? Así que, pese a que es posible que en el mundo de la ciencia todavía se rebatan mucho las pruebas, no cabe duda, con las investigaciones llevadas a cabo hasta el momento en la mano, de que deberíamos abordar la exposición a los campos electromagnéticos (CEM) y la radiación electromagnética (EMR, por sus siglas en inglés) con cautela e inteligencia.

No he escrito estas palabras para alarmar, sólo para explorar el tema, examinar a partir de los estudios los efectos que tienen sobre la salud, identificar las exposiciones más frecuentes y darte unos consejos muy sencillos para que las reduzcas en tu vida diaria.

«Para mí, actuar con precaución hasta que se demuestre que algo es seguro tiene mucho más sentido que tomarlo por seguro hasta que estemos con el agua al cuello y entonces, ¡uy!»

Según muchas investigaciones, debemos reducir nuestros niveles de exposición a los CEM y la EMR, sobre todo en Australia y Estados Unidos, cuyos límites «seguros» de exposición a la tecnología inalámbrica son hasta un millón de veces superiores a los de otros países (por ejemplo, Austria). Más de veinticinco mil artículos han sugerido que actuemos con cautela en este asunto, entre ellos uno publicado por la Organización Mundial de la Salud en mayo de 2011, en el que los CEM se describían como «posiblemente cancerígenos». Aun así, cada vez que tenemos oportunidad, metemos conexiones inalámbricas en nuestra vida y en nuestros espacios públicos. Alemania aconseja a sus ciudadanos que en las casas, las oficinas y los colegios utilicen cables Ethernet en lugar de wi-fi. Francia ha prohibido las conexiones inalámbricas en los colegios. Los países importantes no toman este tipo de medidas por capricho: analizan las pruebas y, con gran inteligencia, proceden con precaución. Para mí, actuar con precaución hasta que se demuestre que algo es seguro tiene mucho más sentido que tomarlo por seguro hasta que estemos con el agua al cuello y entonces, ¡uy!

Como dependemos tanto de la tecnología, tal vez te parezca que es imposible hacer nada para reducir la exposición, pero no es así. Aquí van mis consejos favoritos para conseguirlo, inspirados en múltiples conversaciones con la bióloga de la construcción y doctoranda en la materia Nicole Bijlsma:

1. Pon el teléfono en modo avión cuando te acuestes.
2. Utiliza un despertador tradicional, deshazte de las radios digitales y de todos los teléfonos del dormitorio.
3. Si debes usar una manta eléctrica, enciéndela quince minutos antes de acostarte y apágala en cuanto te metas en la cama. Desenchúfala de la pared.
4. Si planchas en tu habitación, desenchufa el aparato después de cada sesión.
5. Apaga el *router* inalámbrico de toda la casa por las noches, y cuando se esté utilizando, colócalo detrás de algo sólido para que no emita de manera abierta hacia la habitación. El nuestro está detrás de una mesita de café de madera maciza. ¡Cuando un bioconstructor midió la diferencia nos sorprendió bastante!
6. Plantéate conectar tu ordenador a un cable Ethernet en lugar de al wi-fi.
7. Si necesitas tener un vigilabebés, colócalo en el extremo opuesto de su habitación, de manera que quede al menos a un metro de distancia de la cabeza del niño. Prográmalo para que se active con la voz, pues así no emitirá frecuencias de manera constante.
8. Si los niños necesitan entrar en internet para hacer los deberes, leer o usar aplicaciones de matemáticas, que utilicen un ordenador conectado con un cable Ethernet (pueden comprarse adaptadores para que los portátiles acepten Ethernet). Déjales ver sólo películas o programas que ya estén descargados, porque así podrás tener el aparato en modo avión. Si es inevitable que vean algo en la tableta, apóyala sobre un libro grueso o un cojín para que no les toque el cuerpo, o ponla encima de una mesa o de la alfombra.
9. Verifica que tu cama no esté pegada a una pared tras la que haya aparatos eléctricos como contadores inteligentes o frigoríficos. Si es así, reorganiza el dormitorio y pon la cama en el otro lado. Aún mejor (si puedes permitirte ese lujo):

convierte esos dormitorios en los de invitados y duerme en otro cuarto alejado de los grandes aparatos electrónicos. Un bioconstructor puede medir los niveles de CEM y EMR de tu casa.

10. Si tiene el wi-fi encendido, no juegues con el móvil cerca de la cabeza de tu bebé mientras lo amamantas o paseas con el carrito. No pasa nada por mirarlo un momento, pero es mejor no utilizarlo durante períodos largos y con frecuencia. Vuelve a los días de meditación silenciosa con el bebé o a la tele basura, siempre que te sientes al menos a tres metros de la pantalla mientras le das de mamar.

¿Ves? No te he dicho que dejes tus redes sociales. Nada drástico. Son cosas totalmente factibles, ¿no?

DORMITORIO LOW TOX

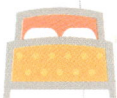

Un rincón de paz, descanso, diversión y... sí, lo has adivinado, ¡toxicidad potencial! Pero ya no te sorprende, ¿verdad? Pasas una parte enorme de tu vida en esta habitación y no cabe duda de que te mereces un dormitorio low tox, ¿no crees?

El mejor enfoque en este caso es que, a medida que vayas sustituyendo algunas cosas, optes por alternativas más orgánicas y bajas en tóxicos. Se trata de una categoría que exige ciertas inversiones, así que si ahora mismo vas justo de presupuesto, que no cunda el pánico: piensa en el panorama global y apúntalas en los objetivos a más largo plazo. ¡Hay otras muchas cosas baratas que puedes hacer para reducir los tóxicos de tu dormitorio!

CAMA

Dado que duermes en ella, es el lugar más importante por el que empezar. Para el armazón de la cama, elige madera maciza rematada con tintes y ceras naturales, no aglomerado o tableros de fibra, que, al igual que los lacados, pueden desprender formaldehído al aire.

La mayor parte de los colchones llevan una buena cantidad de espuma que va degradándose con los años. Por lo general esa espuma ha sido tratada con algún tipo de retardante de llama, que pueden tardar hasta diez años en dejar de emitir vapores... ¡puaj! Un breve correo electrónico al fabricante te ayudará a descubrir si esto es así.

Algunas marcas de colchones también usan compuestos químicos resistentes a las manchas que son carcinógenos reconocidos, así como trióxido de antimonio, cloruro de vinilideno, borato de cinc, formaldehído y decabromodifenil éter, que pueden sufrir desgasificación, es decir, liberar productos químicos al aire. Además, a algunos colchones estándar se les añaden sustancias y tratamientos para hacerlos antibacterianos (por ejemplo, triclosán). Así que, la próxima vez que tengas que cambiar de colchón, ¿qué deberías hacer?

COMPRAR UN COLCHÓN NUEVO

Los colchones más sanos son los de látex u otros materiales cien por cien naturales. El látex es de por sí un retardante de llama, resistente a los ácaros, hipoalergénico (salvo que tu alergia sea al látex), antibacteriano y antifúngico, mientras que la lana actúa como un fantástico regulador de la temperatura.

Si quieres un colchón nuevo pero dispones de poco presupuesto, prueba esta actualización: cómprate un buen colchón de lana o un cubrecolchón de látex. Es lo que más cerca va a estar de tu cuerpo, así que es la prioridad más importante si no puedes gastarte más. Si aun así sigue resultándote demasiado caro, espérate a las rebajas. Te ahorrarás una cantidad de dinero significativa si compras cualquiera de estas opciones en el momento oportuno.

Consejo pro: ojo si la etiqueta dice «fabricado con látex orgánico/natural», porque eso puede significar que tan sólo lleva un 1 o un 2 por ciento de ese material. Es cierto, aunque parezca una locura. La etiqueta debe rezar «100 por cien látex/materiales naturales» y revelar la totalidad de la composición. Lo más normal es que incluya elementos como lana, vainas de trigo sarraceno, algodón y cáñamo.

SÁBANAS Y EDREDONES

He aquí las cosas más importantes que debes hacer:

* Utiliza fibras naturales, orgánicas si es posible. Si tienen color, elige aquellas en las que se hayan utilizado tintes naturales.
* Si optas por un edredón de plumón, selecciona un producto con el sello «Traceable Down» para evitar fomentar la crueldad animal.
* No compres sábanas «de planchado fácil» o «antiarrugas», puesto que es un indicio de que contienen formaldehído, el compuesto necesario para conseguir ese acabado.
* Cuando compres sábanas, busca las de algodón orgánico y con el certificado GOTS (Global Organic Textile Standard, normas textiles orgánicas globales), que te garantiza que todas las etapas —desde el cultivo del algodón hasta la producción de las sábanas— son éticas y sostenibles y apoyan a los granjeros y a los trabajadores de las fábricas. Aunque es muy complicado encontrar «bambú na-

tural» con certificado GOTS, ya que casi siempre lo mezclan con fibras sintéticas, hay excepciones, así que búscalas.

ALMOHADAS Y COLCHAS

* Aunque desde el punto de vista del reciclaje sin duda aplaudo que un negocio emplee PET reciclado para las fibras de las almohadas y las colchas, todavía no tengo clara mi opinión respecto a tenerlo pegado al cuerpo y respirarlo mientras duermo. ¡Creo que me conformaré con que la mochila del cole esté hecha de botellas de PET!
* Por desgracia, las espumas con memoria y las microfibras son o puramente sintéticas o están mezcladas con materiales sintéticos.
* Las opciones naturales son la lana, el látex o el plumón libre de crueldad animal; también están surgiendo algunas fibras de trigo sarraceno y cáñamo que son interesantes.

UN APUNTE SOBRE EL PLUMÓN

Debemos investigar y asegurarnos de que los productos que compramos no propician la crueldad animal. Es horrible pensar que una persona bienintencionada que busca un artículo de cama «natural» podría estar alimentando sin saberlo una industria repugnante. Arrancar las plumas en vivo es una práctica horrorosa que continúa haciéndose hoy en día para fabricar edredones y almohadas. Asegúrate de comprar marcas con el sello «Traceable Down». Si la empresa no lo deja claro en su página web, envíales un correo electrónico preguntándoles por la trazabilidad. Las personas como nosotros terminaremos logrando el cambio si nos hacemos escuchar.

PROTECTORES DE COLCHÓN PARA LOS QUE MOJAN LA CAMA

Durante los años en los que se moja la cama, la solución menos tóxica y aun así efectiva son los protectores de colchón impermeables u otros productos similares. La capa superior es cien por cien algodón y se lavan y secan con facilidad. También los hacen para cunas, y son una alternativa mucho mejor que los que llevan plástico. Una vez que los niños superen esta etapa, cámbialos por un protector de algodón orgánico. Los impermeables puedes pasárselos a un amigo o donarlos.

MOSQUITERAS

Tenemos que recuperar las mosquiteras. Son una forma maravillosa de mantener a los bichos alejados de los niños mientras duermen sin necesidad de untarles la piel de repelente de insectos todas las noches ni de usar los que se enchufan a la pared y van liberando sustancias lentamente.

AMPLIAR LA VIDA DE LOS PRODUCTOS TEXTILES

Para reciclar la ropa de cama vieja, dona las almohadas y sábanas (y toallas) a veterinarios o refugios de animales. Las mantas puedes cedérselas a refugios de personas sin hogar a medida que las vayas sustituyendo con el tiempo.

CINCO FORMAS GRATIS DE TRANSFORMAR TU DORMITORIO

Si no puedes gastarte nada en el dormitorio, prueba estos útiles consejos para dar un maravilloso paso adelante hacia un entorno low tox.

1. Descongestiónalo y deja espacio para una mente low tox y un buen flujo de aire.
2. Saca todos los aparatos eléctricos.
3. Límpiale el polvo a fondo todas las semanas.
4. Ventila el colchón y las almohadas al sol, y la habitación dejando todas las ventanas abiertas con un ventilador apuntando hacia la ventana.
5. Si puedes, airea la habitación todos los días.

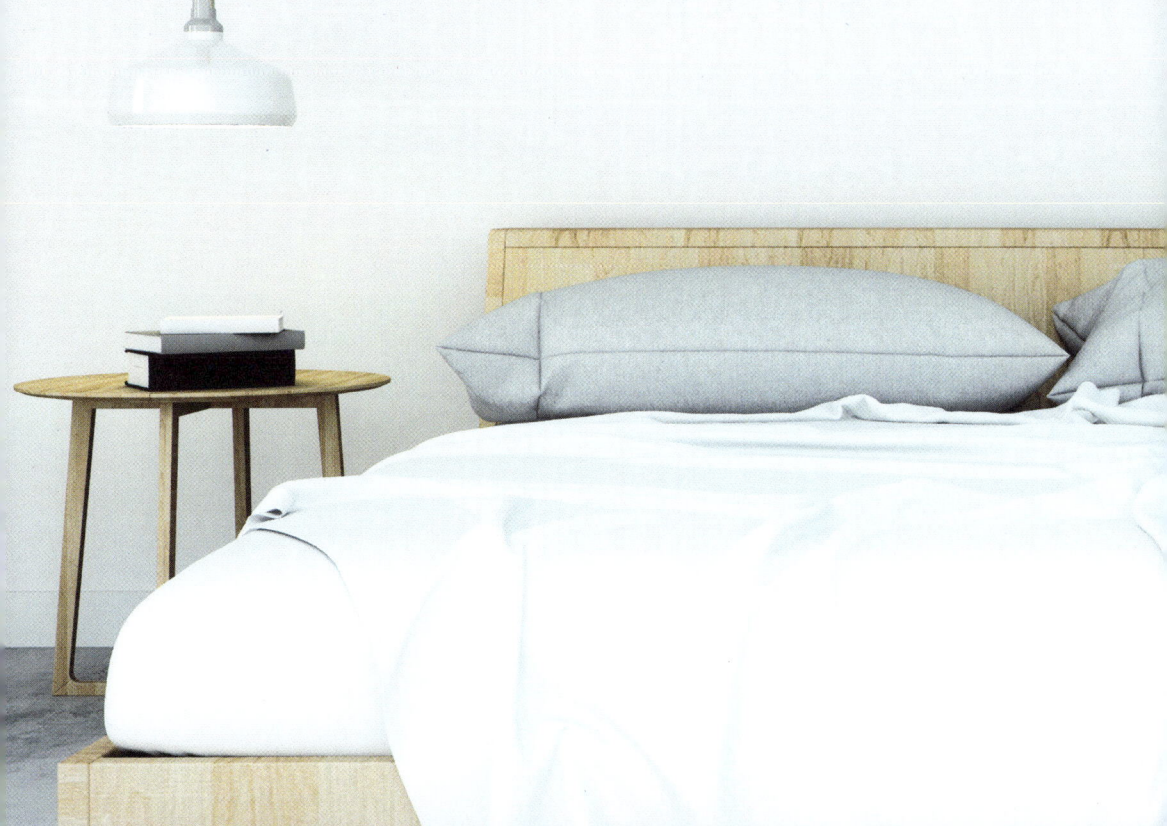

ROPA Y TEXTILES LOW TOX

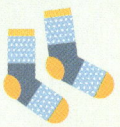

En estos tiempos compramos muchos productos textiles, desde prendas de vestir a ropa de cama pasando por muebles, cortinas, toallas, manteles, paños de cocina... Es demasiado, y no siempre es una gran opción ni para nuestra salud ni para la del planeta.

Ten en cuenta que los australianos compramos una media de 27 kilogramos de textiles nuevos cada año, y después tiramos al vertedero unos 23 de ellos..., y dos tercios de esos materiales desechados son fibras sintéticas/plásticas que es posible que nunca lleguen a descomponerse. Y que el total de los estadounidenses se deshacen de 13 millones de toneladas de ropa, en torno a un 85 por ciento de lo que compran. No te costará ver que tenemos un problema enorme en este aspecto. Entre 1980 y 2014, la cantidad de ropa que compraron los estadounidenses se multiplicó por cinco.

Luego, desde una perspectiva medioambiental, plantéate los recursos necesarios para fabricar productos textiles sintéticos, así como los que se añaden para producirlos, teñirlos y transportarlos. La demanda de poliéster superó a la de algodón en 2002. Sí, se compraron más materiales artificiales, fabricados por el hombre, que materiales cultivados en granjas. En 2014 se utilizaron 55,2 millones de toneladas de poliéster y 25,4 de algodón. Este aumento del empleo de fibras artificiales ha desempeñado sin duda un papel importante en el avance hacia la moda «rápida». Habría sido imposible que el sector del algodón o de la lana creciera al ritmo necesario para satisfacer esa demanda de moda. El uso generalizado de fibras artificiales es devastador, porque cuando lavamos o secamos nuestra ropa, o cuando aspiramos nuestras alfombras de poliéster, los microplásticos se dispersan en el aire y en las vías de agua, así que ahora están presentes en todas partes, desde la sal marina a las barrigas de los animales, a lo largo y ancho del mundo.

He compartido algunos recursos para leer más al respecto en lowtoxlife.com/book.resources, dado que no puedo tratarlo todo aquí. Sin embargo, algo que sí podemos hacer es proponernos dos cosas:

1. Comprar menos.
2. Cuando compremos, optar por fibras más naturales siempre que podamos.

CÓMO COMPRAR MENOS

Tal vez pienses que, con el trabajo y todas las demás responsabilidades de tu vida, no hay manera de hacer recortes en este terreno, pero prueba estas sugerencias.

DECIDE SI PUEDES LLEVAR UN «UNIFORME»

Por ejemplo, yo sólo tengo un vestido de verano y otro de invierno para cuando hablo en público (mi «vestido de las conferencias»). El último me lo puse tanto que al final mi marido tuvo que señalarme el bajo raído y los hilos enganchados y decirme: «Ya está. Tienes que cambiarlo». También tengo dos conjuntos que alterno para las reuniones y los «asuntos más oficiales». Para el verano, cuento con seis o siete vestidos que voy rotando. También dispongo de un par de bañadores y de un pareo que no cambio hasta que se desgastan. Tengo dos pares de vaqueros, uno azul claro y otro negro; tres camisetas, tres camisas de manga larga y seis jerséis más gruesos que voy alternando durante los meses de invierno, porque no me gusta pasar frío. Tengo tres vestidos de invierno y dos abrigos, uno ligero y otro grueso. Adoro todas y cada una de las prendas de ropa que poseo.

Es más ropa de la que hay en esos asombrosos armarios cápsula que tanto admiro, pero es algo razonable y aun así creativo. Nunca tengo que darle vueltas a qué ponerme, porque pienso en términos de «uniforme» y eso, como ludita de la moda que nunca se ha sentido particularmente moderna, hace que sienta que estoy a la altura de mi papel y, por lo tanto, me encuentre cómoda y segura en toda situación. No me preocupa en absoluto ponerme lo mismo en múltiples ocasiones. No podría darme más igual lo que opine la gente. Debido a mi cambio de mentalidad y a mi preferencia por lo bueno y verdadero sobre lo nuevo y brillante, me enorgullece hacerlo. También he empezado a alquilar los vestidos, en lugar de comprarlos, para los escasos eventos superelegantes a los que asisto. Te ahorras un montón de dinero y evitas el efecto medioambiental de tener en tu armario prendas que apenas te pones.

En lo que se refiere a los zapatos, un estudio realizado entre 2000 mujeres del Reino Unido mostró que cada una de ellas tenía una media de 21 pares, entre ellos 9 que nunca usaba. Podemos terminar comprando zapatos porque están de oferta o porque alguien nos anima a hacerlo, pero en realidad nuestra tendencia es a rotar unos pocos favoritos.

Cuando estés buscando esos pares que se convertirán en tus básicos, procura centrarte en las fibras naturales o, si los compras sintéticos, en que sean de una empresa que utilice materiales reciclados; hay muchísimas marcas de zapatos que están empezando a hacer estos cambios en su provisión de materiales. Y no te olvides de que en internet hay muchísimas Imeldas que venden maravillosos zapatos de segunda mano. Siempre merece la pena echar un vistazo antes de comprar unos nuevos.

PLANTÉATE COMPRAR LA MITAD PERO DEL DOBLE DE CALIDAD

Es probable que ésta sea la mejor manera de ponerle freno al tren de alta velocidad de la moda rápida, y también implica invertir en prendas hechas con materiales naturales. Por ejemplo, creo que me gasté unos 350 euros en mi abrigo negro clásico cuando estuve en Ámsterdam en 2006 para asistir a un concurso internacional de cócteles, y todavía está en perfectas condiciones en este momento, a finales de 2017. ¿Coste por puesta? Si me lo pongo alrededor de 30 veces al año, por 11 años, eso son unas 330 puestas, así que el resultado es de 1, 06 euros por cada una de ellas. No está mal, ¿eh? Y como sólo me compré una prenda en aquel viaje y me ha salido muy muy buena, tengo un recuerdo que me encanta y atesoro.

PRUEBA LAS TIENDAS DE SEGUNDA MANO

Si eres un cazatesoros, siempre encontrarás algo en las tiendas de segunda mano. Si están bien gestionadas, te pondrán las cosas muy fáciles, pues tendrán secciones bien diferenciadas por estilos y tallas. Además estarás haciendo un trabajo maravilloso al ampliar la vida de una prenda que ya está fabricada (además de ahorrarte un montón de dinero).

APROVECHA LOS ACCESORIOS

Los accesorios pueden alegrar unos cuantos conjuntos, y eso significa que no necesitas tantas prendas coloridas. Opino que con tres o cuatro fulares variados, puedo realzar un abanico muy limitado de vaqueros y jerséis sencillos. Deben de ser mis genes franceses, ¡pero adoro un buen fular!

REFLEXIONA SOBRE «IR DE COMPRAS»

Plantéate abandonar las compras como una manera de «hacer algo para divertirte» mientras te pones al día con los amigos. Seguro que esto acaba de hacer bajar muchísimo mi popularidad, pero piénsalo. A mí me encantaba ir de compras con amigas, pero a menudo compraba cosas que no necesitaba y que a veces ni siquiera me quedaban bien porque, por desgracia, la gente no siempre es sincera. Y entonces, como todo te queda «¡Fantáaastico!», te sientes obligada a comprártelo. Así que piensa en otras cosas que sea divertido hacer con amigos: un paseo por la playa, una charla con un café, un almuerzo delicioso, una taza de té y un dulce hecho en casa. Será menos gravoso para tu bolsillo y para tu armario y, a largo plazo, tendrás menos cosas que no quieres ni necesitas.

Ve de compras sólo cuando necesites algo específico, y siempre solo o con amigos o familiares sinceros. Mi madre, que es francesa, es muy útil para ahorrar dinero, ¡y hace gala de una honestidad totalmente brutal cuando se necesita!

CONSIDERACIONES DE ÉTICA Y SOSTENIBILIDAD

- **Evita los tejidos recubiertos de teflón:** va en serio, es habitual que los uniformes escolares, industriales y hospitalarios, las prendas promocionales y la ropa de montaña lleven teflón. El teflón «se descompone» en el medio ambiente «de manera indefinida», lo cual significa que tarda tanto tiempo que no se ha podido determinar en qué momento se descompone en realidad.
- **Evita el PVC:** aunque a menudo se los califica de «veganos» para atraer a los compradores, por desgracia la mayor parte de los PVC contienen ftalatos.
- **Evita los tejidos sintéticos, artificiales y con base de petróleo:** al menos cuando puedas. Con la intención de prolongar su vida al máximo, yo conservo dos pares de pantalones para el gimnasio, unas zapatillas de deporte y todo aquello que aún puedo ponerme y que había comprado antes de enterarme de todo esto. Si compras este tipo de tejidos, busca marcas que utilicen PET reciclados y por lo tanto estén ampliando la vida de productos sintéticos preexistentes en lugar de fomentando la fabricación de otros nuevos a partir del petróleo.
- **Infórmate bien sobre el bambú:** el problema del bambú pueden ser los compuestos químicos que se utilizan en su procesado y producción. Si optas por el bambú, asegúrate de que la empresa que lo manufactura es del todo transparente.
- **Opta por el algodón orgánico siempre que sea posible:** si lo que buscas es algodón orgánico cien por cien, no te dejes engañar cuando veas cosas como «Fabricado con algodón orgánico». Pregúntate «Entonces, ¿con qué más está fabricado?». Es como un paquete de bolitas de queso procesadas que se promociona como «sin gluten», pero contiene varios ingredientes cuestionables. O una crema facial «con áloe vera y aceites esenciales» que aun así lleva fragancias sintéticas y otro puñado de ingredientes con base de petróleo. «¿Qué más contiene?» es la pregunta más poderosa que puedes plantearte en estas situaciones de consumo.
- **Opta por productos con certificado GOTS siempre que sea posible:** este certificado es la utopía de los textiles. Constata que las prácticas de cultivo son sanas, libres del uso de pesticidas, herbicidas y fertilizantes sintéticos, que los trabajadores de la granja reciben un salario justo, que los materiales son orgánicos y que no se emplean ni tintes tóxicos ni lavados químicos en el procesado ni el

transporte. Es una etiqueta con un gran significado, puesto que detrás de ella se encuentra todo lo que es bueno y justo. Con el GOTS no queda ni «gotsa» de duda. Chiste malo, lo siento. ¡Mi marido estará muy orgulloso!

* **En tu hogar, opta por textiles naturales siempre que sea posible:** ahorra durante un tiempo más y compra esa alfombra de lana pura. Elige sofás que te gusten tanto que ni se te pasaría por la cabeza cambiarlos en un futuro próximo, y cómpraselos a un fabricante que no utilice retardantes de llama dañinos ni espumas o tejidos sintéticos: los encontrarás en esa magnífica cosa llamada internet. Cada vez hay más empresas maravillosas que responden a nuestras demandas y producen artículos del hogar que son sanos para nosotros y para el planeta: desde alfombras a persianas, pasando por sábanas y colchones o la ropa que nos ponemos. ¡Es muy emocionante ser testigo de este cambio!

> NO PASA NADA POR LLEVAR LA MISMA ROPA UNA Y OTRA VEZ EN PÚBLICO. DE HECHO, ES NUESTRA RESPONSABILIDAD HACERLO.

CAPÍTULO CUATRO

COMIDA LOW TOX

¿QUE HAY *QUÉ* EN MI COMPRA DEL SUPERMERCADO?

Vayamos directos al grano, ¿vale?

Fíjate en estas listas de ingredientes:

* Agua, margarina, sal, leche en polvo, emulsionante E471, antioxidantes, suero de leche en polvo, E304, E307B (procedente de la soja), sal mineral E339, E472, conservantes E234, E202, E223, metilcelulosa. En una de las marcas de paquetes de queso y galletitas saladas para llevar más vendidas de Australia.

* Aceite parcialmente hidrogenado de soja y/o de semilla de algodón, sal, aromas naturales y artificiales (entre ellos: glutamato monosódico, extracto de levadura autolizada, inosinato disódico, guanilato disódico), especias y colorante, lecitina de soja. En unas populares palomitas estadounidenses para microondas.

* Chocolate con leche (azúcar, chocolate, leche desnatada, manteca de cacao, lactosa, grasa de leche, lecitina de soja, sal, aroma artificial), azúcar, maicena, menos de un 1 por ciento de sirope de maíz, dextrina, colorantes (entre ellos: laca de azul brillante FCP, amarillo crepúsculo, rojo allura AC, tartrazina, azul brillante FCP, laca de rojo allura AC, laca de carmín de índigo, laca de amarillo crepúsculo, carmín de índigo), goma arábiga. En un chocolate muy vendido en todo el mundo.

¿Cómo hemos llegado hasta aquí? La verdad es que da bastante miedo, ¿no? ¿Por qué tiene que ser todo tan complicado? ¿En qué momento se pensó que era una buena idea? ¿Lo ha motivado la búsqueda de beneficios? ¿Ha sido la globalización? ¿Ha sido porque empezamos a estar demasiado ocupados para darnos cuenta del cambio? ¿Ha sido porque dimos por hecho que el gobierno se habría encargado de llevar a cabo una investigación exhaustiva e independiente para garantizar nuestra total seguridad? Bueno, pues se debe a una mezcla de todos estos motivos, pero ha llegado el momento de reflexionar.

A continuación, para comparar, están las versiones sencillas, de comida de verdad, de las listas anteriores:

* Queso: leche, fermentos, cuajo, sal; con galletitas saladas: harina, agua, sal.
* Granos de maíz para palomitas, aceite de oliva, sal, una pizca de especias saladas.
* Cacao, manteca de cacao, azúcar.

Cómo nos hemos desviado del camino... Y sin embargo, qué fácil es regresar al hogar de la Madre Naturaleza. ¿No te parece iluminador lo mucho que se han alejado las cosas de lo que entiende nuestro cuerpo? Esto nos lleva de vuelta a esa incómoda verdad sobre la supuesta comodidad. Nos dijeron que no teníamos tiempo. Nos dijeron que podían hacérnoslo más barato, en un práctico embalaje de larga vida útil. Nos dijeron que ahora ya éramos personas inteligentes y modernas, así que cocinar no estaba a nuestra altura. Era una tarea doméstica de la que podían liberarnos. Pero ¿a qué coste? Al de todas esas cosas raras añadidas, al de los envoltorios atractivos y divertidos y al de un sabor diseñado para ser tan apetitoso y adictivo que siempre queremos más.

> «Cómo nos hemos desviado del camino...
> Y sin embargo, qué fácil es regresar al hogar
> de la Madre Naturaleza.»

Se tarda lo mismo en meter en una fiambrera unas galletitas saladas y un poco de queso de verdad que en ir a la despensa a buscar el paquete; como mucho, te ahorrarías veinte segundos. Pero evalúa el coste de esos veinte segundos: alimentar a tus hijos con información que su cuerpo ni siquiera va a entender. Durante la etapa escolar, cuando queremos que crezcan sanos y tengan energía y concentración, necesitan comida de verdad, nutritiva. Si bajamos el ritmo y lo pensamos un minuto, resulta obvio. Plantearnos la opción procesada se convierte en algo casi ridículo.

Reflexiona sobre la comodidad de meter en el microondas esa bolsa de palomitas —que, por cierto, tiene un recubrimiento de teflón para garantizar un valor tóxico extra alto en cada bolsa— que nos venden como una opción lista para llevar. Prueba, en su lugar, a calentar una cucharada de aceite en una cazuela, añadir 60 g (¼ de taza) de granos de maíz y poner la tapa. Deja que estallen durante 2-3 minutos y remata son un chorrito de aceite de oliva y un poco de sal marina. Caray, cómo nos han tomado el pelo con esto, ¿eh? Recuerdo que después de años de bolsas de palomitas en el microondas, me llevé una sorpresa tremenda al descubrir que yo, Alexx Stuart, de treinta y dos años, podía hacérmelas en un momento en mi propia cazuela. ¡Yo era genial! Y una idiota.

Hemos llegado a un lugar y un momento en el que los productos que parecen comida, con sus colores y sabores falsos, se promocionan libremente como una estupenda manera de tomarse un descanso, premiar a nuestros hijos o compartir momentos especiales con los amigos. Entretanto, vemos que los ganaderos que venden la leche cruda de sus vacas criadas en libertad se encuentran con problemas legales... Estoy perpleja. Y triste. Es una locura, y nuestro sentido de lo que está bien y es normal ha quedado distorsionado de una forma horrible. ¿Por qué no se multa a los que incluyen en los alimentos empaquetados ingredientes cuya nocividad está más que demostrada? ¿Por qué a ellos no va a buscarlos la policía?

Echémosle un vistazo primero a qué es de verdad y a qué no lo es tanto, y después ya pasaremos a hablar de productos orgánicos, presupuestos y consejos para cocinar desde cero.

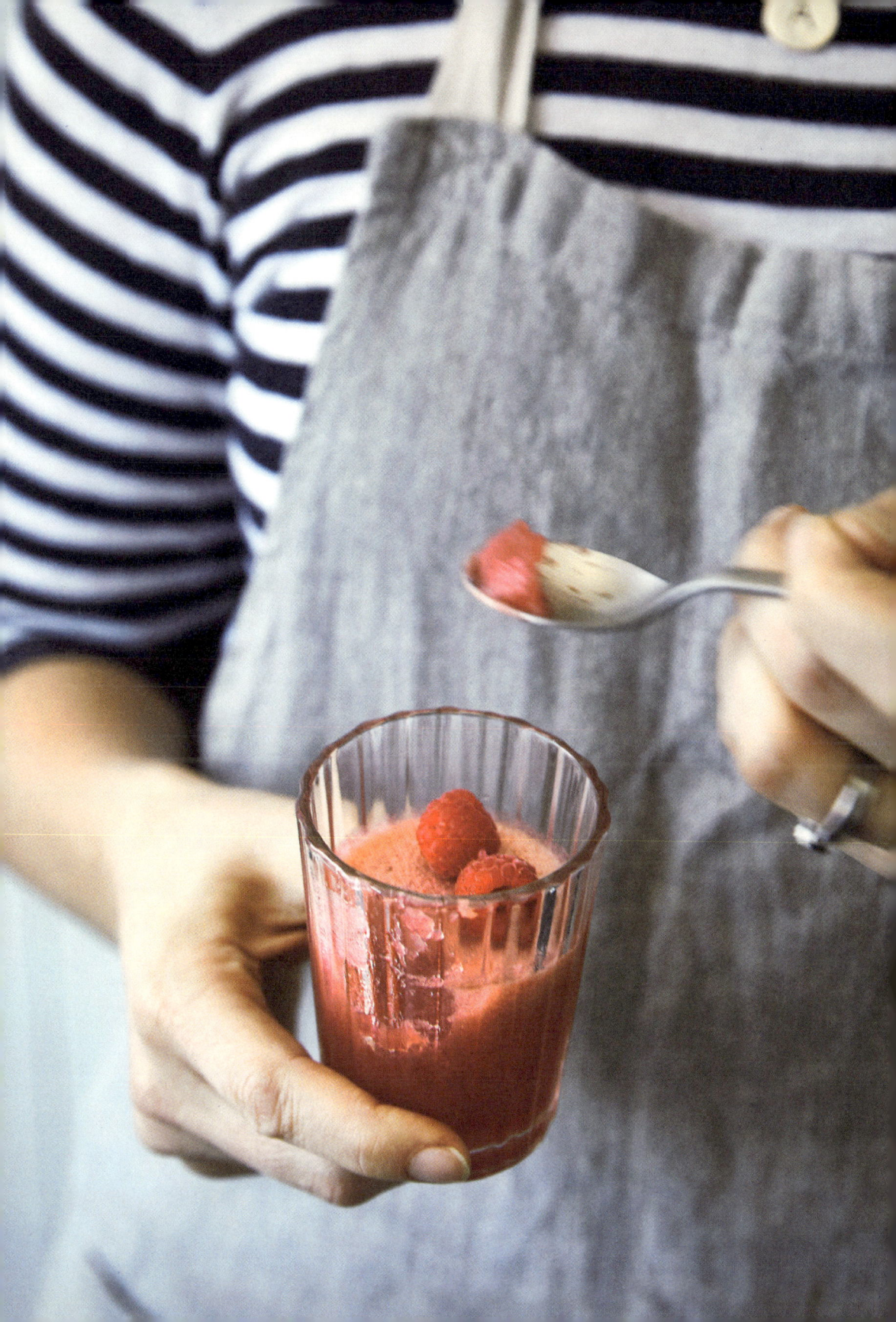

¿QUÉ ES COMIDA DE VERDAD?

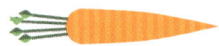

Creo que deberíamos dejar de discutir sobre la comida y construir a partir de unos cimientos de productos sencillos y auténticos. Puede que esta lista te ayude a abandonar los paquetes de supermercado y las promesas que se ocultan tras ellos.

Piensa en una balanza con los alimentos de fábrica en un lado y los del campo en el otro e intenta inclinar la aguja hacia el lado de los del campo.

- ✓ **Verduras frescas, hierbas y frutas de temporada.**
- ✓ **Aceitunas.**
- ✓ **Carne:** orgánica, ética, de animales criados en libertad y alimentados con hierba siempre que sea posible.
- ✓ **Huevos:** orgánicos y de gallinas criadas en libertad.
- ✓ **Gelatina:** de animales criados en libertad y alimentados con hierba.
- ✓ **Pescado y mariscos:** peces pequeños (para evitar la bioacumulación de mercurio) pescados de forma responsable y de cercanía en pescaderías gestionadas de forma sostenible.
- ✓ **Pescado enlatado sostenible:** o en escabeche o en aceite de oliva cien por cien; evita los que lleven aceite vegetal refinado.
- ✓ **Quesos frescos:** como requesón de cabra, haloumi, feta, cottage, quark.
- ✓ **Quesos añejos no procesados.**
- ✓ **Leche y yogures enteros:** si te sientan bien.
- ✓ **Frutos secos, leches de frutos secos frescas o caseras y manteca de frutos secos:** cantidades pequeñas, piensa en lo difíciles que son de obtener sin todas las herramientas de las que disponemos hoy en día. ¡Un puñado aquí o allá o un chorrito de este tipo de leches en el té van muy bien!
- ✓ **Semillas:** pipas de calabaza, pipas de girasol, semillas de cáñamo, linaza, semillas de chía.
- ✓ **Cereales:** con la preparación adecuada o enteros, y panes tradicionales y pasta hecha de esos cereales,

como el pan de masa madre o raviolis caseros. Si estás hinchado o padeces algún problema intestinal o neurológico, tu médico tal vez te sugiera que reduzcas o elimines estos cereales de tu dieta.
- ✓ **Azúcares no refinados:** de origen puro y dependiendo de tu salud. Si eres diabético, resistente a la insulina o padeces candidiasis, tal vez debas restringirlos. Coméntalo con un profesional de la salud.
- ✓ **Quinoa y trigo sarraceno:** el trigo sarraceno es mejor ponerlo en remojo y después secarlo en el horno a temperatura baja para digerirlo bien.
- ✓ **Grasas saludables para cocinar:** mantequilla, ghee, aceite de coco, sebo orgánico de ternera alimentada de hierba, manteca de cerdo orgánica, grasa de pato/ganso y aceite de oliva.
- ✓ **Grasas saludables para comer en crudo:** aceite de oliva, aceite de linaza prensado en frío, aceite de macadamia, aceite de aguacate, aceite de coco, aceite de cáñamo, aceite de sésamo.
- ✓ **Coco:** fresco o deshidratado, rallado o maduro.
- ✓ **Legumbres:** con la preparación adecuada. Pon en remojo durante doce horas en agua con un chorro de algo ácido (como el vinagre de sidra de manzana), luego escurre, aclara y cuece hasta que estén tiernas.
- ✓ **Zumos de verduras frescas, agua de kéfir, kombucha, té helado casero, batidos, infusiones, infusión de diente de león, té negro orgánico, café orgánico y café descafeinado mediante el proceso Swiss Water.**
- ✓ **Especias y hierbas secas.**
- ✓ **Ciertos productos de la soja:** tempeh, tofu orgánico, natto, tamari. Deben tener certificación orgánica para evitar la trampa de los alimentos genéticamente modificados.
- ✓ **Cacao crudo en polvo o cacao de proceso holandés en polvo no azucarado.**
- ✓ **Algas comestibles:** como escamas de dulse, arame, kombu, wakame, kelp. Nosotros llamamos a las escamas de dulse «gotitas moradas» y las consideramos un condimento especial.
- ✓ **Vinagres hechos a la manera tradicional:** como el de manzana de sidra con una «madre».
- ✓ **Superalimentos:** polvo de maca, bayas de acai, mezclas verdes en polvo de origen puro, bayas de goyi, lúcuma en polvo, polen de abeja.

¿QUÉ NO ES COMIDA DE VERDAD?

Una vez más, esto no va de absolutos ni es algo por lo que estresarse. A no ser que seas alérgico, consumir de forma esporádica algo de lo que se incluye en esta lista —por ejemplo, si te apetece mucho echarte leche en el café pero sólo hay ultrapasteurizada— no te matará. No te agobies. Se trata de no meter estos básicos en tu cesta de la compra.

Estoy del todo convencida de que la cultura de fomentar la sensación de fracaso si te comes un pastel con azúcar blanco en Navidad no es sana. Lo que a mí me va bien, y he visto que se convertía en un cambio sostenible a largo plazo para muchas familias en la comunidad low tox, es concentrar mis mayores esfuerzos en las decisiones diarias, dentro de mis limitaciones de tiempo y económicas, ir incorporando con el tiempo cada vez más cosas buenas y no preocuparme cuando se trata de algo que no está en mis manos.

Y con esto en mente, aquí va lo que conviene evitar en la mayor parte de las ocasiones:

- **Aditivos derivados del petróleo:** que se encuentran sobre todo en los colorantes. Hay estudios que han demostrado que los colorantes afectan a la hiperactividad en los niños.
- **Ingredientes genéticamente modificados: maíz, soja, colza, linaza, remolacha.** Plantean un problema ético, porque hoy en día las empresas alteran la composición genética de una semilla, se la venden a los granjeros y después no les permiten guardarlas para el año siguiente, así que les fuerzan a comprarles semillas nuevas todos los años. También tienen que comprarles a ellos el herbicida que deben utilizar con las semillas. Un plan de negocio genial, pero está probado que los residuos de esos herbicidas son perjudiciales.
- **Cereales de desayuno refinados y fortificados:** si vamos a tomar cereales en el desayuno, es me-

jor que los hagamos nosotros mismos con cereales preparados de la forma adecuada: remojados durante toda la noche y cocinados a la mañana siguiente, por ejemplo. No creo que tengas que comer cereales de desayuno industriales para obtener ciertos nutrientes. Se cree que hasta el sesenta por ciento de los humanos tenemos una mutación genética que significa que nuestro proceso para convertir el ácido fólico en folato activo está o ligera o significativamente dañado. Tomar suplementos biodisponibles o, mejor aún, consultar a un nutricionista para optimizar tu ingesta de comida y asegurarte de que tu consumo y absorción de nutrientes son adecuados es una inversión valiosísima en tu salud.

- ✗ **Harinas refinadas:** sobre todo las blanqueadas y fortificadas con vitaminas sintéticas.
- ✗ **Azúcar blanco:** aparte de en alguna que otra fiesta navideña o de cumpleaños, no debe estar presente entre tus productos diarios.
- ✗ **Conservantes artificiales:** los conservantes 220-228 (por lo general precedidos de una «E»). Se sabe que afectan a las personas sensibles de diferentes formas que van desde urticarias a dermatitis, reacciones alérgicas, dolor abdominal y diarrea.
- ✗ **Aromatizantes artificiales:** un «sabor natural» de origen no especificado.
- ✗ **Colorantes artificiales:** ya sean derivados del petróleo, de productos genéticamente modificados o del aceite de palma.
- ✗ **Glutamato monosódico:** y sus muchos primos glutamato, como el extracto de levadura o la proteína de trigo hidrolizada. Se ha demostrado que suprimen la función reproductiva de las hembras de rata.
- ✗ **Edulcorantes artificiales:** los estudios muestran que los consumidores de estos productos padecen un mayor riesgo de obesidad con el tiempo y que el uso a largo plazo puede dañar la función renal.
- ✗ **«Edulcorantes saludables» altamente procesados:** el xilitol extraído de fuentes genéticamente modificadas, la estevia blanca en cristales.
- ✗ **Leches ultrapasteurizadas:** de frutos secos, soja, arroz, avena o vaca. En estas versiones ultrapasteurizadas, los nutrientes están bastante mermados en comparación con las leches frescas debido al tratamiento térmico que reciben. Además, el recubrimiento de los cartones de larga duración que las contienen es de plásticos PET, y almacenar la comida en plástico durante mucho tiempo no es lo mejor para nuestra salud, puesto que interrumpe a nuestro viejo amigo el sistema endocrino.

- **Aceites vegetales:** de canola, de girasol, de pepitas de uva, de algodón, de soja, de cártamo, de colza. Se ponen rancias con facilidad y tienen menos contenido en polifenoles que el aceite de oliva.
- **Caldo industrial, cubos de caldo y jugo de carne en paquetes:** son altos en glutamatos y en raras ocasiones de orígenes con trazabilidad y éticos.
- **Todo tipo de refrescos, incluidos los granizados:** en lugar de decirle a la gente que «beba con responsabilidad» cuando se trata de bebidas gaseosas, deshagámonos de ellas y de todas sus cosas extrañas, desde los colorantes hasta los aromatizantes, pasando por las vitaminas sintéticas, los estimulantes y el exceso de azúcar. No los necesitamos en absoluto. ¡Ahórrate el dinero e inviértelo en algo delicioso y bueno para ti!
- **Soja procesada:** la leche de soja sometida a tratamiento térmico y conservada en cartón, la salsa de soja, el aceite de soja y la soja genéticamente modificada.
- **Los polos, patatas fritas y aperitivos empaquetados de las «grandes marcas» convencionales:** debemos alejarnos de ellos porque contienen todas las cosas de las que hemos estado hablando. ¡Ha llegado el momento de los gustos de verdad!
- **Suplementos sintéticos con coberturas sintéticas o aditivos y rellenos químicos:** si estás tomando suplementos, habla con un profesional de la salud acerca de cuál es la mejor versión con envoltorio natural de ese suplemento o ponte en contacto con la empresa que lo produzca para pedir información sobre los orígenes de la cobertura y los ingredientes.

COMER ALIMENTOS DE VERDAD

En lo que se refiere a la comida, creo que si podemos cumplir estos ocho puntos básicos, avanzamos bastante respecto al lugar donde se encuentra nuestra cultura en este momento, y nos situamos mucho más cerca de solucionar gran cantidad de las preocupaciones sanitarias y de los problemas de sostenibilidad a los que nos enfrentamos hoy en día.

1. Aléjate de los productos envasados y convierte los frescos en la piedra angular de tus elecciones alimentarias diarias.
2. Elimina las comidas que contengan ingredientes sintéticos, entre ellos aromatizantes y conservantes, siempre que sea posible.
3. Reduce tu ingesta de exceso de azúcares, aceites vegetales altamente procesados y sales artificiales con pocos minerales.
4. Cocina y prepara la mayor parte de tus platos desde cero: si lo has hecho tú, sabes lo que contiene. Busca proveedores de confianza a los que comprar.
5. Duplica o triplica tu ingesta de verduras. Inspírate. Prueba recetas nuevas. Disfruta de los productos de temporada.
6. Reduce el consumo de carne y rechaza la que proceda de granjas industriales.
7. Da las gracias por los seres queridos con los que compartes el alimento. O si comes solo muy a menudo, levanta el teléfono y socializa. Compartir la comida con alguien a quien adoramos es tan importante para la salud como lo que contiene el plato.
8. Comprende que la gratitud desempeña un papel transcendental en desarrollar el gusto por los alimentos frescos y la cocina desde cero. Nos dicen que es una actividad que no está a nuestra altura, que no tenemos tiempo y es una carga enorme. ¡Falso! Es un privilegio increíble.

Durante mi propio viaje de aprendizaje, descubrí que pensar de forma crítica empezó a resultarme mucho más sencillo una vez que fui capaz de identificar los fallos en el sistema y de desarrollar un nivel saludable de discernimiento en cuanto a mis elecciones alimentarias. Conferirles sentido a las cosas y encontrar la verdad que sintonizaba con mis valores me liberó.

Exponer las grietas de la base del sistema, cuestionar cómo se crean las directrices alimentarias y exigir transparencia a cada paso a todas las empresas cuyos productos estemos planteándonos comprar supone un paso poderoso hacia la curación de un sistema dañado, además de ser una gran manera de dejar que vuelva a entrar la luz... si es posible para que, con el tiempo, ¡termine iluminando de forma directa la agricultura orgánica!

MI MANIFIESTO DE LA COMIDA DE VERDAD

· · · · · · · · · · ·

Creo que fue mi deseo de separar lo nuevo y llamativo de lo bueno y verdadero en el terreno de la alimentación lo que me llevó a crear esto para el Día Mundial de la Alimentación en 2012. Se me puso la piel de gallina mientras escribía estas palabras. Fue como en los viejos tiempos, cuando escribía canciones (¡va en serio!) y a veces las palabras sencillamente fluían a través de mí hacia la página. El éxito de este manifiesto me dejó claro lo mucho que las personas necesitan y quieren el cambio, y también ¡que reconocen —y es posible que se sientan aliviadísimas por— lo fácil que es la solución!

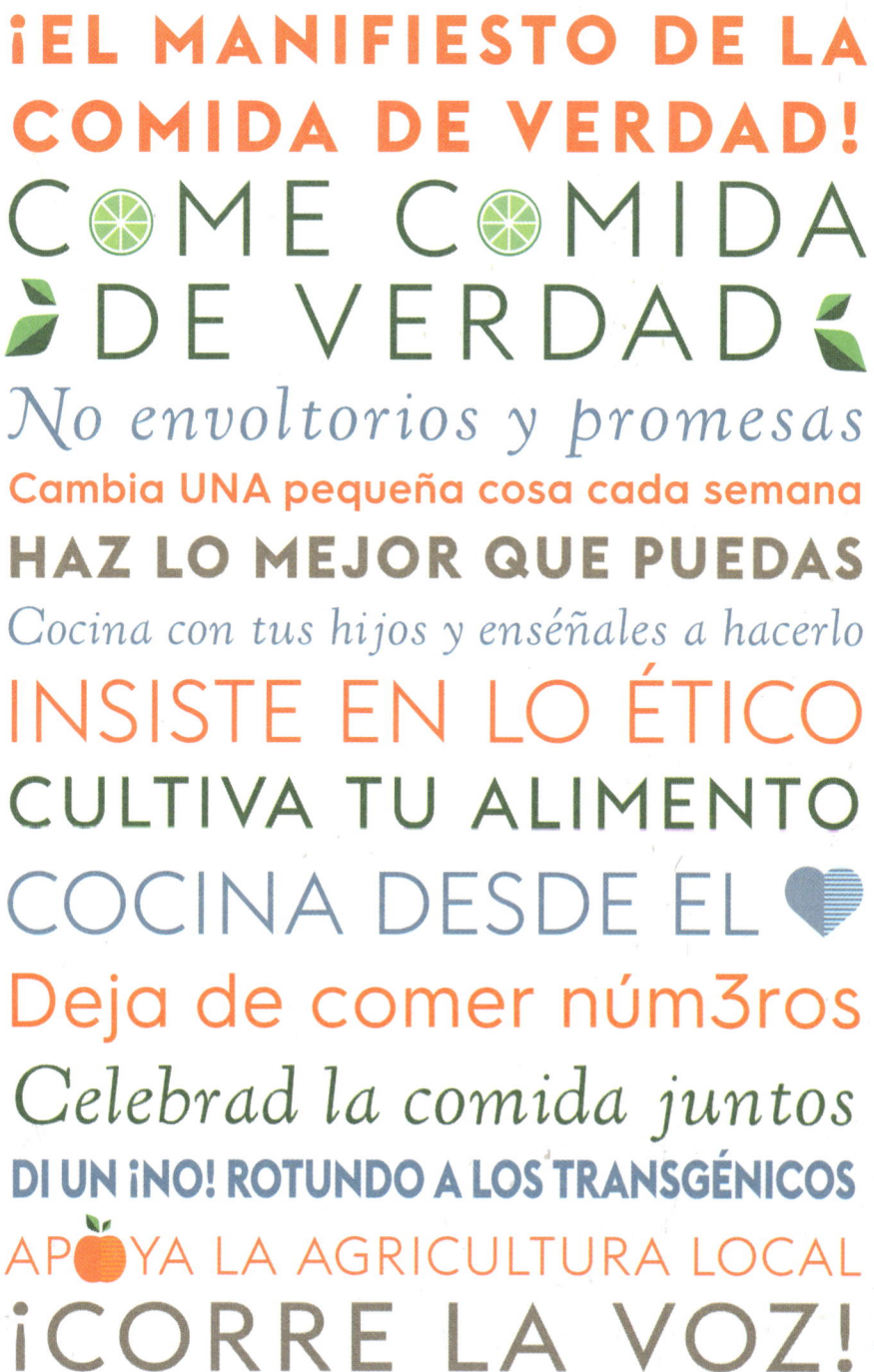

MI TEORÍA DE LA RAZÓN, LA ESTACIÓN Y LA VIDA ENTERA

Dependa de nuestra edad, de nuestro sexo, de nuestro grupo sanguíneo, de nuestros ancestros, de nuestro estado de salud, de una enfermedad concreta, del estado de nuestra bioquímica en un día específico, de nuestra expresión genética, de nuestro estatus hormonal, de las estaciones o de nuestro estilo de vida, todos prosperamos de maneras algo distintas y en diferentes momentos de nuestra vida. Mantente abierto a los cambios, porque nuestro cuerpo cambia, las estaciones cambian y, por lo tanto, nuestras necesidades cambian con ellos. ¿No te parece liberador? A mí me supuso un punto de inflexión tremendo. Esto no es una dieta o una moda, no vas a tener que comer de una manera muy determinada durante el resto de tu vida. No hay una imagen universal de éxito, aparte de la de ser una persona sana, que crece, y por eso mi filosofía de «la razón, la estación y la vida entera» me resulta —y espero que a ti también— muy útil.

* **Una razón:** a veces necesitas comer por «una razón», que podría ser un protocolo de recuperación concreto debido a una enfermedad o dolencia, un embarazo, un posoperatorio, una detoxificación, alergia o intolerancia, una estructura genética, tipo de cuerpo o constitución específicos. Éstas son las mejores situaciones para recurrir a un profesional de la salud que esté muy bien formado en el poder y el potencial de ciertos alimentos en los diferentes sistemas corporales.
* **Una estación:** a veces necesitarás comer para una etapa de la vida. Esto refleja esa evolución lenta de nuestro cuerpo y de sus necesidades nutricionales a lo largo de nuestra existencia. A medida que envejecemos, dejamos atrás ciertos alimentos y cantidades de comida y requerimos más de otros.
* **Una vida entera:** a lo largo de tu existencia, comerás para tener una vida entera de salud, y eso se consigue estableciendo como pilar fundamental de tu alimentación las comidas completas y bien preparadas, desde cero y con el corazón. No te preocupes por lo que ocurra alguna que otra vez. Agradece tener acceso a este tipo de alimentos frescos la mayor parte de las veces en tu afortunada vida, y cuando no sea así, déjate llevar y toma siempre la mejor decisión entre aquello de lo que dispongas en ese momento.

Permítete pensar de una forma más fluida. Permítete reescribir lo que pensabas que era «mejor» si hay algo que no te está sentando bien. Mantente abierto a lo que se comparte «ahí fuera», pero desde el conocimiento y la confianza de que, en última instancia, sólo tú puedes saber lo que te funciona. Cuando creas que algo va mal, trabaja únicamente con un profesional de la salud que sientas que te escucha de verdad y que te acompaña en el proceso. El apoyo personalizado de un profesional especializado siempre será mejor que una entrada de blog o los consejos de un famoso.

«En última instancia, sólo tú puedes saber lo que te funciona.»

Hay quien gana miles de millones de dólares gracias a tu perpetua sensación de que «no estás haciendo bien lo de la comida», pues su negocio se mantiene sólo si continúas sintiendo que fracasas. Me parece estupendo que las personas obtengan buenos beneficios, pero ¿a tu costa y hundiendo aún más a la gente en la desconexión y la confusión? ¡De ninguna manera! He visto a demasiadas personas ir saltando de una dieta de moda a otra, de un gurú a otro. Ha llegado el momento de concentrarse en los alimentos sanos y sencillos, de descubrir qué es lo mejor para ti en este momento de tu vida y, a partir de ahí, de concentrarte en el hermoso acto de compartir los alimentos con las personas de cuya compañía disfrutas y de alejar el momento de las comidas del estrés y de las aspiraciones de perfección. *Bon appétit!*

¿ES IMPORTANTE LO ORGÁNICO?

Sí, puede serlo, pero no todo es o blanco o negro. También hay que tener en cuenta la permacultura y la biodinámica, pues cada vez salen a la luz más datos acerca de la enorme importancia que tienen el diseño de las granjas y su capacidad de trabajar según los ritmos de la naturaleza en su resiliencia, su potencial de secuestro de carbono y su rendimiento. ¿Dónde está la voz del pequeño agricultor que quiere cultivar productos libres de pesticidas con un método superinteligente y con un gran rendimiento por hectárea? Creo que merecen tener una voz en un mundo que parece ponerles cada día más difícil el poder cumplir con el papeleo y justificar su pequeño negocio.

¿Estamos desaprovechando la increíble innovación que podría descubrirse dedicando más financiación a hacer viables los cultivos libres de pesticidas/herbicidas y los cultivos regenerativos? Yo he visto con mis propios ojos, en el Rodale Institute de Pennsylvania, uno de los ensayos de comparación entre el maíz orgánico y el convencional de mayor duración, y los resultados sugieren que, en este caso, el orgánico consigue mejores resultados que el convencional, así que es posible, dependiendo del tipo de cultivo, de la clase de suelo y de la naturaleza del apoyo, organizar bien las granjas. Muchos estudios de todo el mundo demuestran que las cosechas orgánicas pueden tener un rendimiento casi tan alto como el de las convencionales. Entonces, ¿no merece la pena explorar este campo, teniendo en cuenta que los pesticidas y los herbicidas nos exponen a compuestos químicos que son disruptores endocrinos y que desatan el caos no sólo entre los elementos nocivos contra los que van dirigidos o en las malas hierbas que matan, sino en todo el ecosistema?

Y luego están las otras consideraciones no tan de blanco o negro. Puede haber pollos alimentados «ecológicamente» que viven hacinados en gallineros sin acceso a los pastos. Puede haber ganado vacuno orgánico alimentado sobre todo con grano y al que no se le administran antibióticos aunque esté infectado por algo curable. No es algo que me encante. Aunque hoy en día se abusa del empleo de antibióticos en todo el mundo, sobre todo en la ganadería industrial, esos medicamentos pueden resultar muy útiles si los reservamos para lo que de verdad son necesarios. Hay muchas preguntas. Muy poco blanco y negro. Tantas lagunas en las granjas de carne y huevos...

Así que «orgánico = bueno» y «no-orgánico = malo» es demasiado simplista. No obstante, un truco sencillo que funciona es informarte con exactitud de cómo se produce tu comida preguntando por su proveniencia y después tomando una decisión respecto a si te parece bien o no.

Estaría bien que fuera o blanco o negro, ¿verdad? Ojalá pudiéramos decir «Esto está bien, esto está mal; haz esto, no hagas aquello», pero opino que cuanto antes nos demos cuenta de que la vida nunca es tan sencilla, menos estresados nos sentiremos a la hora de tomar decisiones respecto a nuestra alimentación basándonos en lo que podamos controlar y dejándonos llevar cuando no esté en nuestras manos.

¿ES IMPORTANTE LO NO GENÉTICAMENTE MODIFICADO?

Como consumidora consciente que se basa en el principio de la precaución, yo creo que sí. No tengo nada en contra de la exploración en este campo. En los terrenos de la medicina y la biología hay espacio para su estudio y uso. Puede que un día lo haya incluso en la alimentación. Pero esto es lo que el profesor de genética Michael Antoniou tiene que decir respecto a las prácticas de modificación genética en nuestro actual sistema alimentario en comparación con el sistema médico. Es una cita extraída de la entrevista que le hice para mi *podcast*:

Todo lo que he hecho a lo largo de mi carrera profesional, de todas mis investigaciones, me ha llevado a conocer muy bien las fortalezas y las debilidades de las tecnologías transgénicas de modificación genética.

Las primeras cosechas genéticamente modificadas de productos básicos que se lanzaron al mercado fueron las de soja. Las manipularon para que se hicieran resistentes a un herbicida con base de glifosato, las modificaron con un gen procedente de bacterias. Cuando se lo implantas, el gen se activa y, entonces, aunque le eches ese herbicida a la soja, la planta sobrevivirá, al contrario que todas las malas hierbas que la rodean.

Y a primera vista eso puede parecer maravilloso. Desde luego, ayudaría al agricultor, pensaría cualquiera. Pero el problema es que la tecnología no es precisa e ignora conceptos fundamentales de cómo funcionan los genes. Sabemos que ningún gen funciona aislado: trabajan en redes de una complejidad e integración altísimas, y por eso existe esa obsesión con la seguridad de que cualquier medicamento genético tenga que superar un ensayo clínico, y eso por no hablar de que pueda recetarse en nuestro trabajo médico con tecnologías genéticas.

Sin embargo, esa obsesión con la seguridad no se da en el caso de la tecnología genética que se convierte en nuestra comida. Tratan los genes como unidades aisladas de información que pueden traspasarse de unos organismos a otros con total predictibilidad, cuando la realidad es que cada gen trabaja dentro de un contexto dado dentro de un organismo específico, y que cuando lo sacas de ese contexto y lo implantas en uno nuevo por completo, hay consecuencias [...]. Este gen formará parte de una red diferente [...]. Corre el riesgo de alterar una o muchas funciones genéticas y [...] la bioquímica, y si alteras la bioquímica de la planta, corres el riesgo de producir nuevas toxinas, valores nutricionales adulterados, etcétera.

En un estudio [...] comparamos la composición de un maíz genéticamente modificado con el de una variedad casi idéntica no genéticamente modificada, y [...] encontramos diferencias significativas en el perfil del metabolito primario y en el espectro proteínico de las dos cosechas. Nuestros resultados señalaban al proceso de transformación del maíz genéticamente modificado como culpable fundamental de estos importantes cambios en la composición. En mi laboratorio lo hemos visto de primera mano.

ENTONCES, ¿CÓMO MEJORAR TUS PRODUCTOS AGRÍCOLAS?

Puede ser sencillo si te tomas las cosas con calma y abordas esta transición con curiosidad y no con sensación de privación.

1. **Cultívalos tú:** ya sean unas cuantas hierbas o todo un huerto, el ahorro es enorme. Apréndete los trucos de la jardinería ecológica para luchar contra las plagas y recolecta la recompensa de una cosecha sabrosa. Si tú no dispones de espacio para ello, puede que un familiar o amigo sí lo tenga y que te convenga colaborar con ellos para conseguirlo. A los niños también les encantan estas actividades, y es un método fantástico de fomentar su interés en las verduras y el disfrute de la naturaleza.
2. **Compra en mercados agrícolas:** por lo general, comprarles de forma directa a los agricultores y ganaderos te ayudará a ahorrar bastante. El mercado que yo frecuento es una dosis enorme y maravillosa de «cómo debería ser la vida».
3. **Compra a granel:** si es algo que utilizas mucho y la versión orgánica es cara, pues ahorra comprando a granel los productos que no se pudran o que puedas congelar.
4. **Compra en cooperativas:** están surgiendo muchísimas por todas partes, y puedes ahorrar mucho comprando allí. También es maravilloso que tengas que llevar tus propios tarros y tubos, porque así se minimiza el embalaje y le ahorramos al mundo más trozos de plástico, ¡y eso siempre es bueno!
5. **Compra la versión más densa en nutrientes:** sustituye la sal de mesa por sal rica en minerales, la margarina o la mantequilla «untable» por mantequilla de verdad, la pálida lechuga iceberg por una verdura de hojas más oscuras. Todas estas pequeñas modificaciones conllevan un aumento en los nutrientes y una mayor sensación de saciedad entre las comidas, y eso implica un buen ahorro en el terreno del picoteo. Busca otras actividades para «llenarte» entre las comidas: un paseo, una llamada telefónica a un buen amigo, una charla TED *online*.
6. **Convierte en orgánicos los tres elementos principales de tu compra semanal:** este sencillo cambio es una victoria rápida que puede tener un gran impacto.

7 Planifica tus comidas: la cantidad de comida que se tira es una locura. Ponle valor a ese desperdicio y organízate mejor para minimizarlo; luego invierte ese capital en tu presupuesto para alimentos orgánicos. Haz los cálculos: si desperdiciamos entre el veinte y el treinta por ciento de nuestra comida semanal y la comida orgánica es en torno a ese mismo porcentaje más cara que la convencional, sólo minimizando los desperdicios se puede neutralizar el coste del cambio a lo orgánico.

Si sustituyeras todos los cereales, paquetes de tentempiés, refrescos y comidas congeladas de tu cocina por versiones orgánicas de los mismos, la factura de la compra se te dispararía. Es un error que todos podemos cometer al empezar. La mayor parte de los productos orgánicos empaquetados son muy caros.

El truco consiste en darse cuenta de que en realidad no necesitas muchas de esas cosas. Prepara un verdadero desayuno con huevos cargados de nutrientes, sobras de albóndigas en un caldo de verduras o un batido repleto de cosas buenas y no necesitarás esos carísimos tentempiés entre las comidas.

Utiliza el dinero que te habrías gastado en ellos para «financiar» la mejora de tus productos agrícolas, optando por aquellos con mayor densidad de nutrientes y de mejor calidad. A veces los niños en edad de crecimiento necesitan un par de tentempiés al día, pero lo que está claro que no necesitan son alimentos procesados. Dales palitos de zanahoria untados en mayonesa casera o en aguacate triturado o una albóndiga. Haced palomitas juntos y rematadlas con mantequilla, ghee o aceite de macadamia. Jamás conseguirás llenar el vacío del hambre con tentempiés procesados y llenos de fécula, ¡pero sin duda te gastarás un montón de dinero intentándolo!

PRIORIDADES EN LAS QUE PUEDES TRABAJAR DE INMEDIATO

Es posible alcanzar el punto medio informándote acerca de cuáles son los ingredientes en los que se emplean más pesticidas (uvas, calabacines, verduras de hoja verde, bayas y frutas con hueso), y después comprando versiones orgánicas de esos productos siempre que te sea posible. El Environmental Working Group (EWG), por ejemplo, publica la «Dirty Dozen» todos los años para ayudar a la gente a priorizar sus compras orgánicas.

¿LAVAR LA FRUTA Y LA VERDURA REDUCE LOS RESIDUOS DE PESTICIDAS?

¡Sí! Los productos frescos siempre son mejores que los envasados, hayan sido rociados con pesticidas o no. Lavarlos no lo eliminará todo, pero sí ayudará. Aquí están mis mejores alternativas:

* Dales un simple baño de vinagre y agua: sumérgelos durante 15 minutos en 500 ml (2 tazas) de vinagre blanco y 2 l (8 tazas) de agua.
* Rocíalos con vinagre y déjalo actuar durante 2 minutos, luego frótalos bien debajo del grifo con un estropajo. Esto va especialmente bien para las manzanas y los cítricos encerados, para penetrar bajo la capa de cera y eliminar los espráis que a menudo quedan atrapados debajo de ella. Rocía también con vinagre los productos más delicados, como las bayas, y luego aclara con cuidado.
* Pélalos si tienen piel.

Ten en cuenta, además, que comprar productos ultracongelados no es un desastre. Si tienes dificultades para encontrarlos frescos o vas mal de tiempo y necesitas tener unos cuantos recursos de emergencia, por lo general las verduras congeladas son más densas en nutrientes que las frescas que llevan dos semanas viajando por el país y luego otro tanto aparcadas en tu frigorífico. Así que no tengas miedo a los congelados. Rocíalos con vinagre y acláralos también.

RETO ECOLÓGICO: CAMBIA TRES COSAS ESTE MES

Piensa en los tres productos que suelen encontrarse más a menudo y en más cantidad en tu frigorífico o despensa. Sean cuales sean esos alimentos, cámbialos de inmediato por opciones orgánicas. Es algo que puedes hacer con facilidad. Una victoria rápida. La sensación de que estás logrando algo. Todos la necesitamos cuando nos estamos esforzando por mejorar las cosas.

COCINAR MÁS SIN PERDER EL TIEMPO

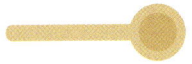

Ahora que estás cocinando más desde cero, he aquí cómo puedes sacarle el máximo provecho a tu tiempo y a tus resultados para que te resulte cómodo y factible:

Prueba estos sencillos consejos:

* Si vas a preparar algún tipo de estofado, masa, sopa, boloñesa, guiso, asado, producto de repostería, lasaña, compota o galletas, nunca, repito, nunca hagas justo para sólo una tanda. Trata de hacer para dos veces, o al menos que sobre para picar algo más tarde o para complementar las fiambreras del día siguiente.
* Cuece más arroz, judías, lentejas o puré de los que necesites. Son cosas que se «sopifican» con facilidad al día siguiente añadiéndoles unos cuantos ingredientes nuevos para crear una comida distinta. También se congelan sin problema.
* Si el horno está vacío mientras preparas la cena en la cocina o haces una ensalada, ¡aprovecha para asar unas cuantas verduras para la siguiente comida ahora mismo!
* Mejora tu repertorio. Sé muy bien cómo soy cuando preparo una receta con una técnica nueva por primera vez: la leo, la releo y doy cien pasos más de los necesarios hacia delante y hacia atrás. Date tiempo para mejorar en las cosas. La cocina asiática fue mi gran obstáculo, pero ahora hay un par de platos que soy capaz de hacer con los ojos cerrados porque los he cocinado muchas veces. Llega a dominar un par de técnicas o de mezclas de especias diferentes de manera que las memorices. En la cocina, la seguridad significa eficiencia.
* Nunca trocees una sola cebolla o puerro. Si eres como yo, te costará mentalizarte para empezar a hacer la cena por culpa del gran «troceado» inicial. Troca cinco o seis cebollas u otras verduras habituales y guarda lo que te sobre en un tarro o recipiente de pírex. Congélalo para poder echarlos en la sartén en un abrir y cerrar de ojos. No es necesario descongelarlos, prepara todo lo demás mientras se reblandecen.

* ¡Haz como en la tele! Prepara todos los ingredientes de antemano, ya cortados, para ir añadiéndolos sin esfuerzo. En lo que a cocinar se refiere, una superficie de trabajo limpia y organizada equivale a una cabeza limpia y organizada.
* Aprovecha los tiempos muertos. Mientras hierves el agua para tomarte una infusión nocturna, mete unas cuantas almendras en un cuenco con agua filtrada y una cucharadita de sal para que se queden toda la noche en remojo. A la mañana siguiente, cuando vuelvas a poner el hervidor de agua, escurre las almendras y métalas en el horno a 75 °C o en una máquina deshidratadora entre 12 y 24 horas: frutos secos activados en tres minutos de trabajo.
* Planea tus menús semanales y agrupa los diferentes pasos e ingredientes de manera que sólo tengas que prepararlos una vez. ¿Por qué cortar zanahorias tres veces en una semana? ¿Por qué hacer dos veces un pesto o un puré? ¿Por qué cortar cinco cebollas en cinco noches distintas? Planear los menús te proporciona la capacidad de atacar las comidas de la semana con precisión militar. Te hace pensar de forma realista en lo que es asequible, en qué noches no vas a tener tiempo, etcétera.
* Conoce bien tus guisos y estofados. La gente siempre se maravilla ante mi paletilla de cordero elige tu propia aventura (página 216) o mi guiso mauriciano de pollo (página 200), ¡pero sin razón! No me llevan horas, tardo literalmente cinco o diez minutos máximo. Unos cuantos pasos al principio, y luego al horno a baja temperatura antes de marcharte a trabajar para que se pasen el día cociendo a fuego lento.
* ¡Aprende a hacer un caldo impresionante! Los caldos y consomés caseros están repletos de minerales y nutrientes, y son de gran ayuda para el sistema inmunitario. También son el secreto para hacer que una salsa rápida sepa como si llevara días cocinándose. Conserva los huesos de comidas anteriores en el frigorífico para no tener que comprarlos a la hora de hacer caldo.
* Únete o crea un grupo de cocina y reuníos una tarde en la cocina más grande de la que dispongáis para preparar las comidas principales de la semana. Cada persona cocina una tanda enorme de algo y todo el mundo se lleva una porción familiar a casa. ¿Todas las comidas de los próximos días preparadas en una sola tarde mientras te pones al día con tus amigos? Magnífico.
* ¡Externaliza! Somos humanos... Las cosas de las que puede hacerse cargo una persona o unos padres ocupados son limitadas. A veces compensa externalizar. Si tienes un empleado del hogar, tal vez pueda cocinarte algo el día que vaya

a tu casa. Cada día surgen más establecimientos maravillosos donde se puede encargar «comida de verdad». Cuando recurras a esta opción, pregunta si la carne procede de animales criados en libertad o plantéate limitarte a los platos vegetarianos. Yo pido comida vegetariana en los aeropuertos, comedores empresariales y fiestas organizadas por clientes. Nadie sale ganando en el caso de la cría intensiva de animales, así que, si no sé de dónde viene, ese día me decidiré por lo vegetariano. Recurrir a otras personas para disponer de platos bien cocinados no es un fracaso, es una estrategia para esas semanas caóticas en las que necesitas refuerzos. A mí me encanta cocinar, así que no es una tarea que externalice a menudo, pero cuando lo hago, me gusta sentir que ese plato también es casero y lo ha preparado alguien que se preocupa tanto como yo por los ingredientes que utiliza.

RECORTAR EL PRESUPUESTO PARA ALIMENTACIÓN

Aquí están mis mejores consejos para ahorrar en los tiques de la compra; algunos de ellos son recapitulaciones de lo que ya se ha expuesto en esta sección:

* **Deja de comprar tentempiés procesados:** estos «alimentos de relleno» bajos en nutrientes te provocarán ganas de más treinta minutos más tarde, cuando el triplete azúcar + sal + grasa de la comida procesada se desvanezca. Nos hacen creer que son baratos, pero le salen caros a tu salud y a tu bolsillo, porque siempre tienes ganas de más. ¡Qué astutos son!
* **Empieza a añadir grasas saludables:** esto es importante sobre todo para los niños en edad de crecimiento. Es una forma estupenda de mantener el hambre a raya y, además, ofrecerles una nutrición densa y sabores deliciosos. No puedo contar la cantidad de amiguitos de Sebastien que han venido a casa a jugar proclamando a los cuatro vientos «yo no como calabacines» o «no me gusta la coliflor». Bueno, pues te diré una cosa: añadiendo buena mantequilla y un poco de sal, esos niños siempre terminan devorando las verduras. Añadir grasas significa que además absorbes las vitaminas A, E, D y K de las verduras: de nuevo, más nutrientes.
* **Fíjate en qué impuestos se le gravan a cada producto:** en Australia, por ejemplo, las almendras molidas están gravadas con un diez por ciento, pero las almendras enteras no. Te ahorras un diez por ciento si compras el producto íntegro en lugar de preparados, paquetes de tentempiés, frutos secos molidos, mantequillas de frutos secos, mermeladas, chutneys y demás. Cocina grandes cantidades y pon el congelador a funcionar.
* **Busca opciones para que la carne te salga más barata:** busca una forma de compartir las piezas de ternera o un lugar donde comprar piezas grandes. La carne te sale mucho más barata que si la compras en cortes pequeños y limpios.
* **Olvídate de los cortes de carne caros:** si comes carne, para mejorar tanto en términos de nutrientes como de sostenibilidad, puedes optar por carne procedente

de la ganadería regenerativa y aprovechar los cortes secundarios. Yo compro espaldilla con hueso, que es una apuesta segura, pecho, carne picada, hígado para el paté, salchichas, paleta y aguja.

* **Empieza a planificar:** desperdiciamos alrededor de una quinta parte de la comida que compramos. Eso es otro veinte por ciento del coste que podemos ahorrarnos con sólo organizarnos mejor. Para dejar de malgastar comida, te sugiero que pongas una «lista de desperdicios» en el frigorífico (véase la página 137); te ayudará a tomar conciencia. También te propongo que hagas un plan de menús aproximado. No te agobies si después cambia, limítate a retomar el menú al día siguiente y varíalo un poco. Yo no planifico los fines de semana salvo que tenga invitados.

* **Aprovecha hasta el último pedazo de las verduras:** he estado en casas de amigos y los he visto desechar más de dos centímetros de cada extremo de la pieza. Es una locura, ¡eso también es comida! Conserva todos los trozos sobrantes de verduras en un tarro en el frigorífico para añadirlos al caldo y no tener que usar las verduras «comestibles». Los caldos no necesitan más.

* **Guarda las grasas animales para freír:** es una tragedia que no «escurramos» la grasa, porque podemos reutilizarla para saltear una cebolla, por ejemplo, y eso implica que ahorras en la mantequilla o el aceite de oliva o de coco que habrías empleado en ese paso. Ahora me duele recordar la meticulosidad con que eliminaba la grasa con papel de cocina y la tiraba a la basura. ¡Ya no!

* **Compra sólo productos de temporada:** a veces me encuentro en el mostrador con un pimiento muy caro y pienso «Caray, vale, no había caído en que no está de temporada». Comprar los productos cuando toca es más barato, y además la planta está creciendo cuando más le conviene. Tiene todo el sentido del mundo, tanto desde el punto de vista económico como desde el nutricional.

REDEFINIR LOS CAPRICHOS: DESCUBRIMIENTO, NO PRIVACIÓN

Es muy común oír a los padres preguntarles a sus hijos: «Eh, ¿quieres una golosina?», mientras les tienden una bolsa de caramelos que han llevado al parque o reparten bolsas de chucherías en una fiesta. Tenemos que examinar larga y profundamente lo que en estos momentos constituye un capricho, porque las cosas han cambiado. Cuando yo era pequeña no existían los alimentos genéticamente modificados y la comida contenía muchos menos componentes químicos. Debemos prestar atención a los caprichos porque la máxima de «no pasa nada por hacerlo de vez en cuando» funciona para un dulce hecho con azúcar y zumo de fruta, pero no para el montón de ingredientes «raros y falsos» que llevan las golosinas de hoy en día.

«Tenemos que examinar larga y profundamente lo que en estos momentos constituye un capricho.»

Repasemos una lista de ingredientes típica. Por ejemplo, la de un caramelo masticable con sabor a uva de una conocida marca de chocolate: «sirope de maíz, azúcar de remolacha, mono- y diglicéridos de aceite de palma, aceite de algodón hidrogenado, lecitina de soja, sal, aroma artificial, azul brillante FCF (E133), rojo allura AC (E129)». Abre tu despensa: ¿tienes alguno de estos ingredientes, aparte de la sal?

¡Despierta!, eso no es un capricho. ¿Y si preparamos algo fácil y rico que *sí* lo sea?

CARAMELOS MASTICABLES DE CACAO

Salen unos 30 caramelos de 2,5 cm cuadrados

Me encantan las recetas con sólo cuatro ingredientes, ¿a ti no? ¡Brindo por los caprichos de verdad!

200 ml de sirope de arroz de malta
50 g de mantequilla salada
50-60 g de cacao en polvo con proceso holandés o cacao crudo sin endulzar
2 pizcas de vainilla en polvo (opcional)

Engrasa un molde o bandeja de horno de 20 x 10 cm con aceite de macadamia o de coco.

Mezcla todos los ingredientes en una cacerola de tamaño medio y calienta a fuego medio-bajo, removiendo, hasta que se derritan y se incorporen bien. Deja que burbujee durante al menos ocho minutos, removiendo de vez en cuando. Vierte en el molde o bandeja ya preparado. Se extenderá formando una capa de unos 5 mm de profundidad.

Deja que se enfríe durante 30 minutos a temperatura ambiente. Da la vuelta sobre un papel de horno sin blanquear y haz marcas de unos 2,5 cm cuadrados con un cuchillo sin llegar a cortar del todo.

Mete en el frigorífico durante otros 20 minutos para que se enfríe y luego parte por las marcas. Cómete tú los que queden irregulares, ¡no quieres que tus invitados vean esos desperfectos! Considéralos un premio para el cocinero.

Nota: para obtener una versión distinta, espolvorea cada caramelo de chocolate con una mezcla de sal marina y vainilla en polvo. Perfecto para servir en sustitución de un postre pesado después de la cena cuando tengas invitados.

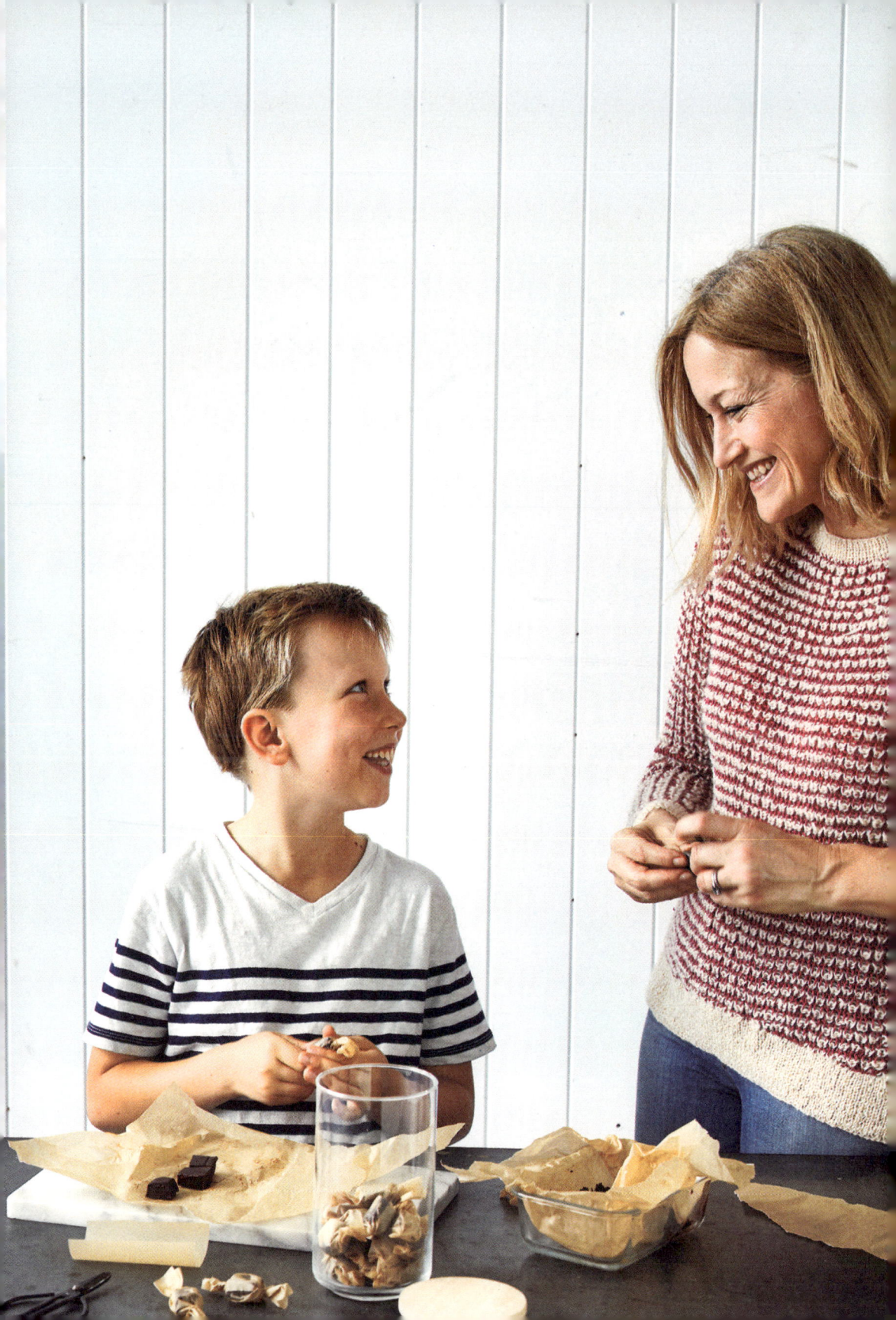

DETRÁS DE LOS «CAPRICHOS» Y OTROS ALIMENTOS PROCESADOS

Para liberarte de lo que denominamos caprichos y alimentos procesados tienes que entender lo que contienen. Así que deja que te plantee una reflexión. Hay una sala de juntas. Hay encuestas sobre las tendencias de los consumidores. Hay cálculos. Hay patentes de «crujido en boca» —no te engaño, el sonido del crujido de algunos cereales de desayuno está patentado—. Estos productos los fabrican empresas que tienen que —y deben— continuar aumentando sus ventas y el precio de sus acciones.

Hace poco una página de contratación me llamó para un puesto de «desarrollo de nuevos productos» en una gran marca de galletas. El primer indicador clave de rendimiento que aparecía en la descripción del puesto era «concentrarse en lo placentero al mismo tiempo que rentable a la hora de crear nuevos productos». ¿Importa lo que contienen? ¿Cómo llegamos al extremo de lo «placentero y rentable»? No me malinterpretes, ganar dinero no tiene nada de malo, pero ¿un dinero sucio que nos hace daño? Ya no mola tanto. Lo hacen buscando continuamente formas baratas de manufacturar productos raros que los científicos se esfuerzan mucho en hacer adictivos para que volvamos a ellos una y otra vez. *Once you pop...* ya sabes, ¿no?

A una amiga mía que fue tecnóloga de alimentos durante muchos años una vez le pidieron que hiciera «todo lo necesario» para recortar cuatro centavos del coste de un paquete de sobres de sopa con sabor a champiñones. Qué horrible que detrás de los anuncios de «ponernos las cosas fáciles con soluciones deliciosas y sencillas» se encuentre alguien recortando cuatro centavos de una sopa en polvo utilizando un estabilizador más barato o un colorante que reduzca la necesidad de champiñones de verdad.

Otro amigo tecnólogo de alimentos hizo unos cereales de desayuno «de albaricoque» con pasas para ahorrar dinero y conseguir los objetivos; luego hizo que, antes de sellarlo, rociaran el embalaje con un vapor artificial de albaricoque para que le diera «un toque».

Una vez que termina el trabajo de los tecnólogos de alimentos, un equipo de marketing se esfuerza una barbaridad para hacer que la vida parezca un asco hasta el momento en que consigas disfrutar de ese producto. Puede que ahora mismo esa realidad te resulte difícil de digerir, pero es del todo cierta. Nos han engañado por completo, pero en cuanto nos damos cuenta de lo que se esconde detrás de estos alimentos procesados y de lo innecesarios que son para nuestra felicidad, la vida es mucho más sencilla.

Aun así, es complicado, porque el marketing está por todas partes (en la televisión, los autobuses, la radio) y por eso te agotarás enseguida si te concentras sólo en lo que no puedes tener. Debemos ver estas cosas de una forma diferente, y apoyar a los demás. Preparar algo en el horno en lugar de llevar algo envasado. Dejar que el delicioso sabor de lo auténtico hable por sí mismo.

Yo me entusiasmé bastante cuando conseguí romper el círculo vicioso de culpa-recompensa-privación que provocan los caprichos procesados y cobré conciencia de que en realidad no los necesito. Esa sensación aumentó cuando concluí la labor de ver los alimentos procesados como lo que verdaderamente son. Ya no veía un anuncio y pensaba «Vaya, qué emocionante. Voy a comprarlo». Veía un anuncio y me echaba a reír. Ahora la falsedad me resulta tan obvia como la de las fragancias sintéticas.

Si tú también haces ese trabajo, no desperdiciarás ni una sola oportunidad de saltear unas verduras en un santiamén. Es un regalo para la tierra y para tu salud. Y con el tiempo —si no de inmediato— también será un regalo para tus papilas gustativas, ¡si las rocías con aceite de oliva, sal marina y queso de cabra!

Con todo esto en mente, ¿empezamos a cocinar?

BANQUETES LOW TOX

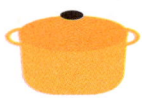

Dado que éste no es un libro de cocina como tal, he pensado que sería una idea especial compartir aquí tres banquetes que tienen mucho valor sentimental para mí, pero que además son supersencillos y maravillosos de ejecutar. Yo los he preparado para alimentar a diez personas, así que tú podrías tener que dividirlos por la mitad o doblarlos dependiendo de los comensales que vayas a recibir. Espero que los disfrutes tanto como nosotros. Para mí lo más importante es la sensación tan hermosa que provoca cocinar cuando sabes que tus personas favoritas van a unirse y a pasar un rato juntas disfrutando esos platos.

UN BANQUETE FAMILIAR MAURICIANO (página 198)

La familia de mi madre es de la pequeña isla de Mauricio (ya lo sé, ¡me tocó la lotería al nacer!), así que crecí adorando todo tipo de comidas. En Mauricio tienen influencias indias, africanas y francesas, y además mi rama de la familia aporta todas las cosas con las que nos criamos en Australia. Cuando era pequeña, nuestro vecino de al lado era chino y muy buen amigo de la familia, y del otro lado vivía una familia vietnamita. A los cinco años, ya había comido platos de diversas culturas y manejaba bien los palillos. Agradezco muchísimo que jamás me dieran un «plan b» tipo menú infantil, porque creo que hacer que los niños formen parte de la mesa familiar en cuanto comienzan a comer es fundamental para lograr que la experiencia familiar con la comida sea feliz. Espero que a tu familia le guste esta breve ojeada a cómo nos reunimos en torno a la mesa en Mauricio. ¡Los almuerzos grandes y abundantes y las cenas ligeras y sencillas son lo nuestro!

NUESTRO SENSACIONAL BANQUETE ESTÁNDAR
(página 214)

Mi marido cumplió cuarenta años el año pasado, así que por fin tenemos dos adultos en casa. (Vale, *chéri*, ¡te juro que es la última vez que hago este chiste tan malo!) Desde que estamos juntos, hace catorce años, hemos ido desarrollando un gran interés en cocinar juntos. Comimos muchos bistecs mal cocinados, buñuelos quemados, pollos secos y *frittatas* pastosas antes de que nuestra seguridad en la cocina aumentara. Este banquete es una representación perfecta de cómo cocinamos para los amigos..., para cuarenta, de hecho, para su fiesta de los cuarenta del año pasado. Hay simplicidad y a la vez generosidad en estos platos, y espero que los disfrutes tanto como nosotros gozamos compartiéndolos.

EL BANQUETE DE AYUDA HUMANITARIA **(página 226)**

Me di cuenta del poder de los paquetes de ayuda humanitaria cuando mis amigos y familiares empezaron a tener hijos. De repente, tenía todo el sentido del mundo que, en lugar de que me presentara en su casa con otro jersey que le valdría al bebé durante más o menos dos minutos, lo más importante para alguien que acaba de tener un hijo fuera disponer de comida de buena calidad. En las culturas tradicionales, por ejemplo, saben que la mujer no debería hacer nada en absoluto durante el primer mes de vida del bebé, aparte de descansar, dedicarse a conocer a la criatura, establecer un vínculo con ella y amamantarla. Hoy en día veneramos a las mujeres que recuperan la figura en tres semanas o que andan de un lado para otro días después del parto. Y aunque no tiene nada de malo que lo hagas si te sientes capaz de ello, siendo realistas, la mayoría no podemos, así que me encanta cómo mejora los niveles de moral y estrés un paquete de ayuda humanitaria. *Keep calm* y come *frittata* es mi lema...

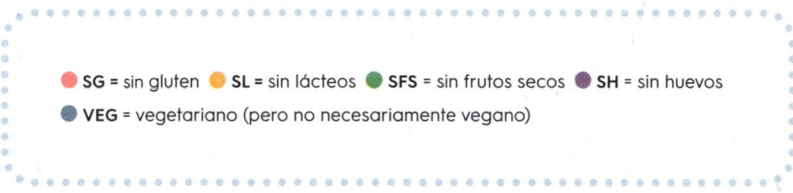

● **SG** = sin gluten ● **SL** = sin lácteos ● **SFS** = sin frutos secos ● **SH** = sin huevos
● **VEG** = vegetariano (pero no necesariamente vegano)

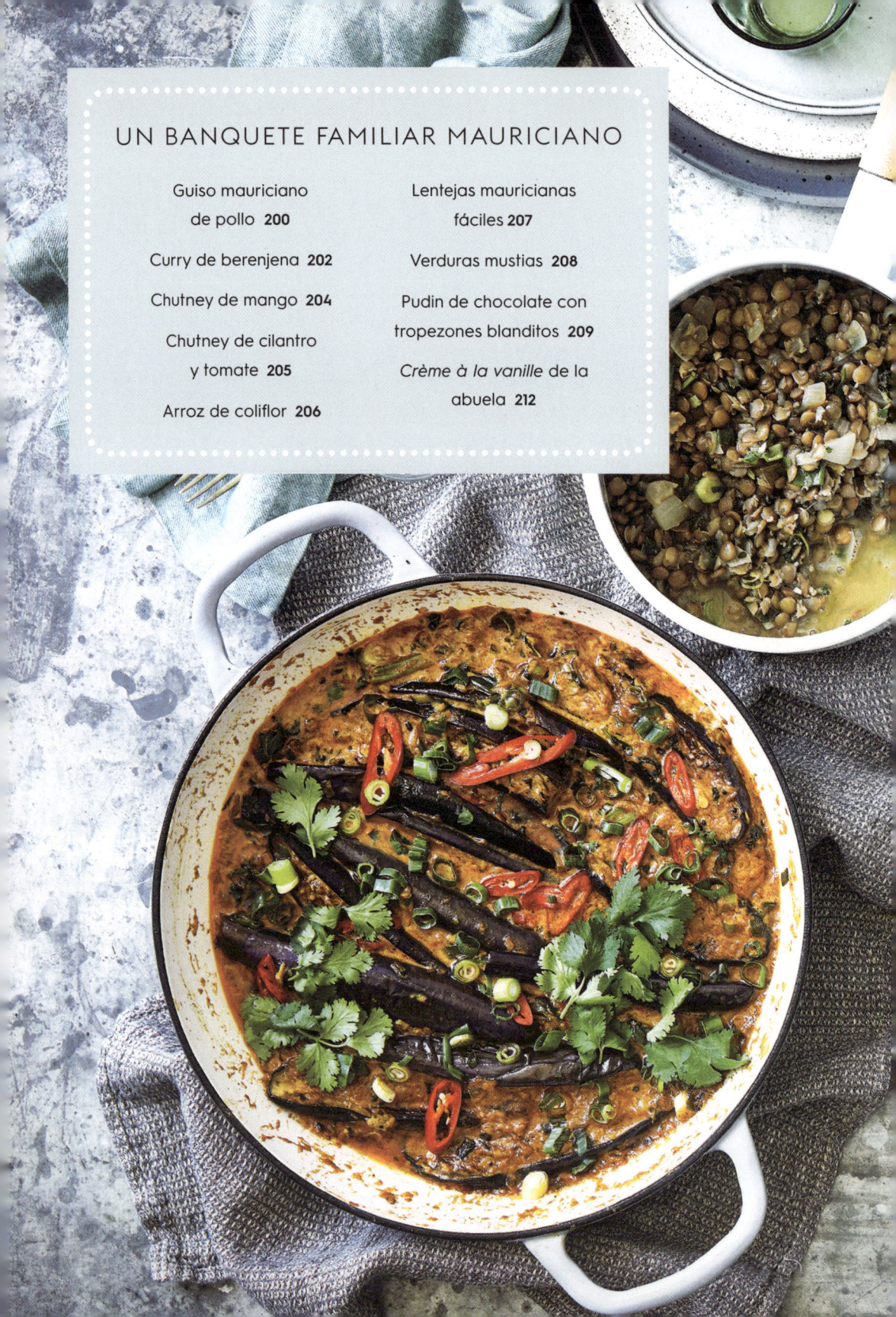

UN BANQUETE FAMILIAR MAURICIANO

Guiso mauriciano de pollo **200**

Curry de berenjena **202**

Chutney de mango **204**

Chutney de cilantro y tomate **205**

Arroz de coliflor **206**

Lentejas mauricianas fáciles **207**

Verduras mustias **208**

Pudin de chocolate con tropezones blanditos **209**

Crème à la vanille de la abuela **212**

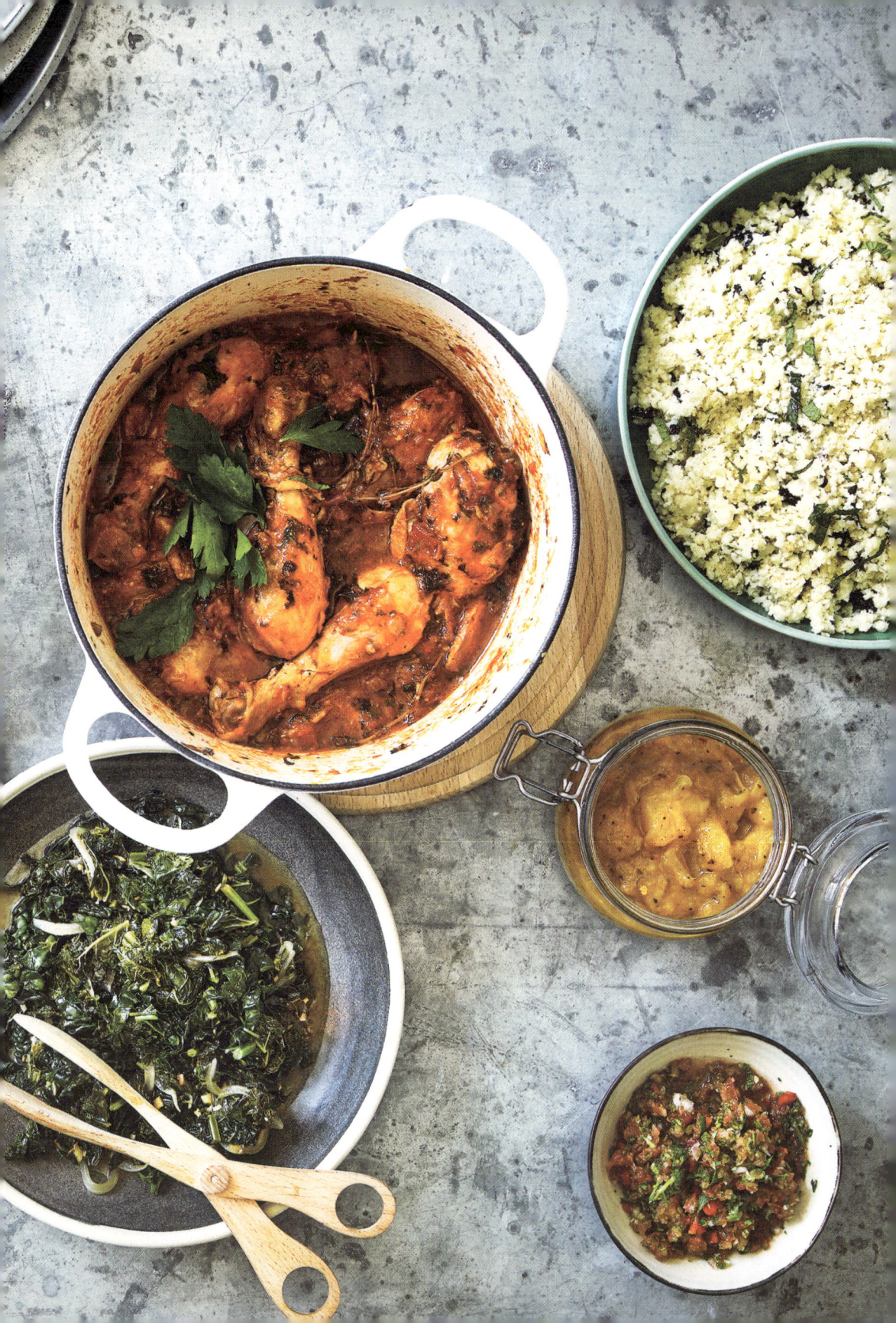

GUISO MAURICIANO DE POLLO

RACIONES 10 • **TIEMPO DE COCCIÓN** 3 horas (fuego y luego horno) • **TIEMPO DE PREPARACIÓN** 25 minutos • **SERVIR** Caliente; *siempre* está mejor al día siguiente si te apetece prepararlo con antelación

● SG ● SL ● SFS ● SH

Este guiso mauriciano es conocido como el «menú infantil» de casi todos los almuerzos concurridos. Es suave y no pica, pero sigue estando absolutamente delicioso. Como yo soy una niña grande, ésta es sin duda una de mis comidas favoritas… y un sabor de mi infancia, puesto que cada par de años tenía la suerte de pasar el verano junto al mar con la parte mauriciana de mi familia.

- 2 cucharadas de sal marina
- 10 muslos de pollo
- 5 contramuslos, con piel a ser posible, cortados por la mitad
- 1 manojo de perejil
- 60 ml (¼ de taza) de aceite de oliva
- 60 ml (¼ de taza) de aceite de coco refinado (o aceite de oliva, si no tienes)
- 400 g de cebolla roja (2 grandes) cortadas por la mitad y después hechas medios aros finos
- 6 cebolletas cortadas en rodajas finas, con las partes blancas y las verdes separadas
- 1 cucharada colmada de jengibre fresco rallado
- 1 cucharada colmada de ajo majado
- 10 ramitas de tomillo
- 6 tomates sin semillas y cortados en trozos
- 2 cucharadas de pasta de tomate (triturado concentrado)
- 125 ml (½ taza) de tomate triturado
- 160 ml de agua filtrada
- 2 guindillas secas (opcional: para los adultos a los que les gusta un toque picante)
- 1 guindilla roja fresca y grande cortada en rodajas finas para decorar (opcional)

Precalienta el horno a 180 °C.

Rocía la sal sobre todos los trozos de pollo y restriégala bien. Aparta unas cuantas hojas de perejil para decorar y pica el resto.

Calienta una cacerola de hierro fundido esmaltada y antideflagrante a fuego alto. Aparta 1-2 cucharadas del aceite y después calienta la mitad de la que quede en la cacerola. Sella la mitad de las piezas de pollo durante 4-5 minutos, hasta que la piel esté dorada por completo. Saca el pollo y reserva en un cuenco grande. Repite la operación con la otra mitad del aceite y el resto del pollo. (Si lo prefieres, puedes dorar el pollo en dos cacerolas a la vez y luego utilizar una de ellas para hacer las lentejas mauricianas fáciles o el curry de berenjena. No es mala idea, ¿eh? Es que a veces me sale la camarera eficiente que llevo dentro.)

Calienta el aceite reservado en la misma cacerola a fuego medio y fríe la cebolla y las rodajas blancas de cebolleta (deja las verdes a un lado para decorar, o añade unas cuantas ahora si te apetece). Agrega el jengibre, el ajo, el tomillo y el perejil cortado y cocina durante 1 minuto. Vuelve a meter todo el pollo en la cacerola y añade los tomates, la pasta de tomate, el tomate triturado, el agua y las guindillas secas (si vas a usarlas). Deja hervir a fuego lento.

Tapa la cacerola y llévala al horno durante 2 horas. Después quita la tapa y deja que se cocine otros 30 minutos.

Saca del horno y sirve de inmediato, decorado con las hojas de perejil y las partes verdes de la cebolleta reservadas y con la guindilla fresca (si vas a usarla), o resérvalo para el día siguiente.

CURRY DE BERENJENA

RACIONES 10 • **TIEMPO DE COCCIÓN** 1 hora • **TIEMPO DE PREPARACIÓN** 25 minutos
SERVIR caliente; *siempre* está mejor al día siguiente
🔴 SG 🟡 SL 🟢 SFS (si no usas aceite de frutos secos) 🟣 SH ⚪ VEG (con caldo de verduras)

Si preparamos una comida en la que hay algo muy suave como un guiso, también cocinamos algo picante y contundente para que contraste. Este curry de berenjena es ese plato en este banquete. Si usas caldo vegetal, también constituye una maravillosa cena vegetariana o vegana, servido con unas cuantas verduras mustias y quinoa o arroz. El procedimiento de preparación puede parecer laborioso, pero es un proceso contemplativo de ir añadiendo ingredientes poco a poco. Y los esfuerzos que se hacen por amor al final siempre merecen la pena, ¿no?

1 cucharada de sal, y un poco más para sazonar

1 kg de berenjenas japonesas cortadas a la mitad a lo largo (ver nota)

125 ml (½ taza) de aceite de coco, macadamia u oliva, o ghee

1 cucharadita de semillas de mostaza

1 cucharadita se semillas de hinojo

400 g de cebolla roja (2 grandes) cortada en rodajas finas

50 g de cebolleta cortada en rodajas

3 dientes de ajo majados

1 cucharadita de jengibre fresco cortado fino

1 cucharadita de comino molido

2 cucharadas de tu curry masala favorito (ver nota)

10 hojas de curry (frescas o secas)

1 guindilla seca

30 g (⅓ de taza) de coco deshidratado

1 cucharada de pasta de tomate (triturado concentrado)

2-3 cucharaditas de miel, o al gusto

400 ml de leche de coco

250 ml (1 taza) de caldo de verduras o de pollo

2 puñados grandes de hojas de cilantro fresco cortadas en trozos

1 guindilla roja fresca y grande cortada en rodajas finas para decorar (opcional)

Rocía la mitad de la sal sobre la berenjena y reserva en un colador para que escurra durante diez minutos. Sécala bien con un paño de cocina limpio.

Calienta la mitad del aceite en una cacerola grande de hierro fundido esmaltada o en una sartén grande a fuego medio-alto. Fríe la berenjena durante 6-7 minutos, hasta que esté dorada por completo. Pásala a un cuenco y reserva. (Este paso es importante para garantizar que no terminas con una pasta de berenjena desintegrada. Volverás a añadirlas justo al final.)

Devuelve la cazuela al fuego y calienta el resto del aceite a potencia media. Fríe la mostaza y las semillas de hinojo durante 2 minutos, luego añade la cebolla y la cebolleta y cocínalas hasta que estén doradas. Agrega el ajo, el jengibre, el comino, el masala, las hojas de curry y la guindilla seca y fríe durante 1 o 2 minutos más, hasta que los aromas se liberen por completo. Añade el coco deshidratado y cocina otro minuto más.

Agrega la pasta de tomate, la miel, la leche de coco, el caldo y la mitad del cilantro. Llévalo a ebullición y después baja el fuego al mínimo y deja hervir, tapado, durante 10 minutos. Dos minutos antes de servir, añade la berenjena y sazona al gusto con más sal.

Decora con el resto del cilantro y la guindilla en rodajas (si vas a usarla), y sirve.

Nota: puedes preparar tu propio curry masala mezclando 1 cucharadita de cilantro molido, 2 cucharaditas de cúrcuma en polvo, 1 cucharadita de comino molido, 1 cucharadita de canela molida, ¼ de cucharilla de cardamomo molido, ¼ de cucharilla de fenogreco molido y una pizca de clavo molido. Las berenjenas japonesas son largas, delgadas y oscuras. Si puedes hacerte con las más grandes y gordas, córtalas a la mitad en horizontal y luego cada mitad en tres trozos en vertical.

CHUTNEY DE MANGO

SALEN 2 tarros de 300-400 ml • **TIEMPO DE COCCIÓN** 20 minutos • **TIEMPO DE PREPARACIÓN** 40 minutos

● SG ● SL ● SFS ● SH ● VEG

Infórmame de qué te parece el resultado..., ¡yo estoy completamente enganchada! Creé esta receta una vez que estábamos en Mauricio y el mango de mi tía había dado tantos frutos que no sabíamos qué hacer con ellos. Necesitarás dos tarros esterilizados de unos 300-400 ml de capacidad.

- 2 cucharadas de aceite de coco o ghee
- 1 cebolla cortada en rodajas finas
- ½ cebolla roja cortada en rodajas finas
- 1 trozo de jengibre de 2,5 cm cortado fino
- 1 cucharadita colmada de curry masala (ver nota de la página 203)
- 250 ml de vinagre de sidra de manzana
- 1 cucharada de sirope de arce, miel o arroz de malta
- ½ guindilla verde pequeña o dos pizcas de guindilla en escamas (opcional, ¡pero el golpe de sabor es maravilloso!)
- 1 pizca de sal marina
- 1 cucharadita colmada de escamas de dulse (opcional, para obtener una buena dosis de minerales)
- 4 mangos cortados en dados de aproximadamente un centímetro

Calienta el aceite en una cazuela mediana a fuego medio-bajo y fríe las cebollas durante 5 minutos, o hasta que estén blandas y doradas. Añade el jengibre y el ajo y sigue friendo un minuto. Agrega el masala y cocina hasta que se liberen los aromas. Añade los ingredientes sobrantes excepto el mango, remueve bien y luego deja hervir a fuego lento durante 15 minutos. Incorpora el mango y deja hervir 5 minutos más. Remueve bien.

Aparta la cazuela del fuego y deja enfriar, luego vierte en los tarros. Este chutney se conservará en el frigorífico durante 1 mes o en el congelador durante 6 meses, así también tendrás mango fuera de temporada.

CHUTNEY DE CILANTRO Y TOMATE

SALEN 600 g • **TIEMPO DE PREPARACIÓN** 5 minutos

● SG ● SL ● SFS ● SH ● VEG

Es facilísimo, fresco y delicioso: ¡prácticamente un golpe de batidora o robot de cocina y listo! Siempre lo servimos en las comidas con curries y lentejas. Le he añadido guindilla porque me resulta más interesante así, pero elimínala libremente si lo prefieres.

1 ramillete de cilantro sin raíces, con las hojas y los tallos bien lavados
600 g de tomates sin semillas y cortados en cubos
50 g de cebolla roja
½ guindilla verde pequeña o 1 pizca de escamas de guindilla (opcional)

Si te apetece, reserva un poco de cilantro para decorar. Mete todos los ingredientes en una batidora o robot de cocina y tritúralo hasta formar un puré grueso. Vierte en un cuenco, añade la decoración (si vas a usarla) y colócalo en la mesa del banquete.

ARROZ DE COLIFLOR

SALEN unos 900 g • **RACIONES** 7-10 como acompañamiento en un banquete
TIEMPO DE COCCIÓN 6 minutos • **TIEMPO DE PREPARACIÓN** 12 minutos
● SG ● SL ● SFS ● SH ● VEG

1 kg de coliflor
1 cucharada de ghee o aceite de oliva
sal marina al gusto
1 puñado pequeño de menta troceada para decorar
   (opcional; a mí me gusta el toquecito de sabor)

¡Cualquier excusa es buena para añadir una ración extra de verdura en una comida! Nos encanta ir variando entre el arroz blanco normal y una mezcla de arroz de coliflor y arroz cocido, o sólo arroz de coliflor. ¡Haz lo que te apetezca!

Lava la coliflor y sécala bien con un paño de cocina limpio. Luego quita todas las hojas y resérvalas para sopas y curries tipo «vaciar el compartimento de las verduras». Corta cada cabeza en cuatro y luego ralla sirviéndote de los agujeros medianos de un rallador de caja o pulsando varias veces el botón de la batidora, hasta que quede reducida a trocitos del tamaño aproximado de un grano de arroz (ver nota). Para evitar que el arroz quede pastoso, me gusta escurrir la coliflor en un paño de cocina limpio para eliminar el posible exceso de agua.

Para cocinar, calienta el aceite en una sartén mediana de hierro fundido o en una cazuela de hierro fundido esmaltada, añade el arroz de coliflor y luego remueve durante 4-5 minutos para que no quede pastoso. Sala y decora con la menta (si vas a usarla).

Nota: si alguno de los tallos está demasiado duro para rallarlo o triturarlo, apártalo y guárdalo en el frigorífico para la siguiente sopa o curry.

LENTEJAS MAURICIANAS FÁCILES

RACIONES 10 • **TIEMPO EN REMOJO** 12-24 horas • **TIEMPO DE COCCIÓN** alrededor de 1 hora
TIEMPO DE PREPARACIÓN 10 minutos

● SG ● SL ● SFS ● SH ● VEG

Puedes seguir esta receta para hacer una magnífica sopa: añade un poquito de curry y algo de crema de coco y mezcla una vez cocinado. Pero en un buen banquete mauriciano nunca faltará este acompañamiento de lentejas. Si los curries que se preparan ese día están muy picantes, el almuerzo de los niños suele sustituirse por estas lentejas con un huevo frito y arroz. Sencillo y siempre agradecido.

- 500 g de lentejas negras o marrones
- 1 cucharada de zumo de limón
- 1 cucharada de aceite de coco o ghee
- 400 g de cebolla roja (2 grandes) cortada en rodajas finas
- 1 cucharada de ajo majado
- 1 cucharada de jengibre fresco cortado fino
- 8 hojas de curry
- 1 puñado de hojas de perejil
- 3 ramitos de tomillo
- unos 2 litros (8 tazas) de agua filtrada
- sal marina al gusto

Cubre las lentejas con el agua filtrada, vierte el zumo de limón y remueve. Tapa el cuenco y deja en remojo toda la noche. (Pueden estar en remojo hasta 24 horas si tienes cosas que hacer por la mañana, así que no te estreses.)

Al día siguiente, escurre y seca las lentejas. Calienta el aceite en una cacerola de hierro fundido esmaltada a fuego medio y fríe la cebolla, el ajo y el jengibre durante 4-5 minutos, hasta que la cebolla esté transparente. Agrega las lentejas, las hojas de curry, el perejil, el tomillo y agua suficiente para cubrirlo todo. Lleva a hervor y después baja el fuego y deja cocer suavemente, tapado, durante 1 hora o algo más (dependiendo del tiempo que hayas tenido las lentejas en remojo). Échales un vistazo de vez en cuando hasta que estén tiernas.

Sala y sirve con arroz basmati o de coliflor.

VERDURAS MUSTIAS

RACIONES 10 • **TIEMPO DE COCCIÓN** 15 minutos • **TIEMPO DE PREPARACIÓN** 15 minutos
● SG ● SL ● SFS ● SH ● VEG

En Mauricio utilizamos las hojas de la calabaza típica de la zona (la calabaza de invierno) para preparar acompañamientos verdes para los platos de curry. Están deliciosas, y me encanta que no se desperdicie nada de la planta. Una cena ligera muy popular es la calabaza gratinada con un poco de pan y ensalada. Utiliza cualquier verdura de la que dispongas en tu rincón del mundo para esta receta. Yo por lo general utilizo una mezcla de *cavolo nero* (col rizada negra) y verduras verdes chinas, pero podrías emplear col rizada normal, espinacas, acelgas, berzas o incluso rúcula.

60 ml (¼ de taza) de aceite de oliva o ghee
1 cebolla roja (cómo no)
1 cucharadita de jengibre fresco cortado fino
1 cucharadita de ajo cortado fino
2 ramitas de tomillo

unos 500 g (2 manojos) de *cavolo nero* (col rizada verde) u otras verduras cortados en trozos
½ cucharadita de sal marina
250 ml (1 taza) de agua filtrada

Calienta el aceite en una sartén o una cacerola a fuego medio y fríe las cebollas hasta que se ablanden. Añade el jengibre, el ajo y el tomillo y saltea durante otro minuto. Añade las verduras, la sal y el agua y lleva a hervor. Baja el fuego al mínimo y deja cocer, tapado, durante unos diez minutos, hasta que las verduras se ablanden. Sirve de inmediato.

PUDIN DE CHOCOLATE CON TROPEZONES BLANDITOS

RACIONES 10 • **TIEMPO DE COCCIÓN** 20-30 minutos • **TIEMPO DE PREPARACIÓN** 5 minutos
● SG ● SFS (si no usas aceite de frutos secos) ● VEG

¡Es un pudin imperdible! Yo lo preparo en una batidora eléctrica, pero puede mezclarse con una manual.

4 huevos (o 3 si son muy grandes)
130-180 ml de sirope de arroz de malta, sirope de arce o miel, al gusto
125 ml (½ taza) de mantequilla salada derretida, aceite de macadamia o aceite de coco
90 g de tapioca o harina de arrurruz (ver nota)
40 g (⅓ de taza) de cacao en polvo con proceso holandés o cacao crudo sin endulzar
40 g (⅓ de taza) de harina de coco
2 cucharaditas colmadas de levadura en polvo
1 cucharadita colmada de vainilla en polvo, o 1 vaina de vainilla partida por la mitad a lo largo y con las semillas abiertas, o 2 cucharaditas de extracto de vainilla

SALSA DE TROPEZONES BLANDITOS

125 ml (½ taza) de mantequilla salada derretida
80 ml (⅓ de taza) de sirope de arroz de malta, sirope de arce o miel
40 g (⅓ de taza) de cacao en polvo con proceso holandés o cacao crudo sin endulzar

Precalienta el horno a 180 °C.

Para preparar la salsa, combina todos los ingredientes de los tropezones blanditos en una cazuela de tamaño medio a fuego medio y remueve hasta que se mezclen bien. Vierte la salsa en un molde refractario para bizcochos.

En una batidora, bate los huevos durante 5 segundos. Añade el resto de los ingredientes del pudin y bate para mezclar. Vierte la masa sobre la salsa. Que no cunda el pánico: la salsa pegajosa se filtrará a través de la mezcla del pudin, pero es completamente normal y hasta alucinante, ¡ya verás!

Hornea durante 20-30 minutos, hasta que el pudin recupere la forma cuando lo aprietes por los bordes pero siga estando bastante blando en el medio. Cuando pinches el centro con un palillo, todavía debería salir algo manchado de masa. En el peor de los casos, si te pasas un poco de tiempo se parecerá más a un bizcocho que a un pudin. Aun así el resultado seguiría siendo algo viscoso por los lados y al fondo gracias a la salsa.

Sirve con la *crème à la vanille* de la abuela.

Nota: La harina de arrurruz a menudo se conserva con E220, así que comprueba la etiqueta antes de comprarla. Si quieres un pudin más denso, cambia la harina de tapioca 90 g (⅖ de taza) por harina de alforfón o 70 g (⅖ de taza) de harina de almendra (sólo si la receta no necesita estar libre de frutos secos). Si usas un robot de cocina, mezcla los ingredientes de la salsa durante 2 minutos a velocidad 3, 100 °C. No es necesario limpiar el recipiente antes de batir los huevos durante 5 segundos a velocidad 6, para acabar mezclando con los ingredientes restantes durante 6 segundos a velocidad 5.

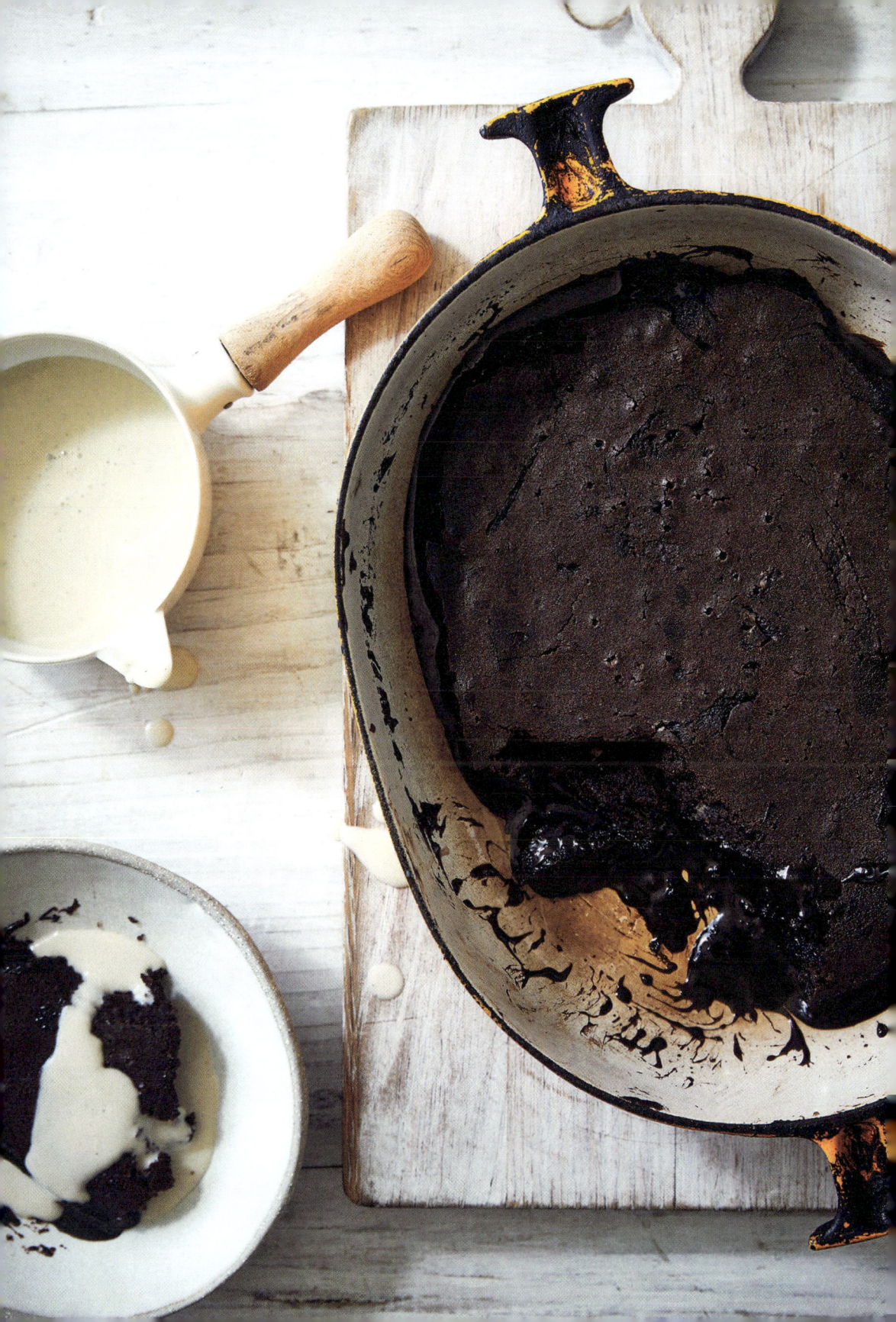

CRÈME À LA VANILLE DE LA ABUELA

RACIONES 10 como acompañamiento de un pudin • **TIEMPO DE COCCIÓN** 15 minutos
TIEMPO DE PREPARACIÓN 15 minutos

● SG ● SL (con leche de coco) ● SFS ● VEG

La vainilla mauriciana tiene mucho gusto. Es el típico producto del que hacemos acopio cada vez que vamos, y después lo racionamos con cariño hasta que volvemos. Esta *crème à la vanille* me retrotrae a los tiempos de mi abuela, que era la reina de los postres de la isla. Nadie podía resistirse a un postre hecho por Thérèse, y cuando íbamos a la playa en verano, la gente se pasaba a saludar —por pura casualidad, desde luego— alrededor de las cuatro de la tarde, porque se sabía que ésa sería aproximadamente la hora a la que mi abuela sacaría del horno un pastel para la merienda... Y entonces: «¡Uy! ¿Ése es el *gâteau au chocolat* de Thérèse? Sería de mala educación rechazarlo». ¡Ja! Os tengo a todos calados, queridos primos.

Cuando la demencia de mi abuela empezó a hacer que se le quemaran cosas que había horneado mil veces, sentí una enorme necesidad de continuar con su legado repostero en nuestra familia, así que me pasé un verano viviendo con ella en la cocina y absorbiendo sus conocimientos. Fueron unos momentos muy especiales, y ahora que voy a compartir esta receta contigo, tienes que prometerme una cosa: que no volverás a comprar esas extrañas natillas de bote falsas y llenas de colorante nunca más. Hacerlas en casa es pura magia. Es muy divertido, y una vez que le cojas el truco, te encantará preparárselas a tu familia, ¡las de verdad! Es cierto que yo hago las recetas de mi abuela con ingredientes low tox, puesto que elimino las harinas y los azúcares refinados, pero estoy segura de que ella habría entendido el porqué si hubiera tenido la oportunidad de aprender al respecto. ¡Y lo que está claro es que nadie se queja cuando ahora soy yo la que las prepara!

800 ml de la leche que elijas (ver nota)
1 vaina de vainilla partida a lo largo y con las semillas raspadas o ½ cucharadita de vainilla en polvo
6 yemas de huevo
100 ml de sirope de arce puro u 80 ml (⅓ de taza) de azúcar de caña integral o panela
1-1 ½ cucharadas de tapioca o harina de arrurruz (véase la nota de la página 210; cuanta más uses, más espeso será el resultado)

Vierte la leche en una cazuela de tamaño medio y añade la vaina de vainilla y las semillas. Calienta a fuego medio y vigila con atención.

Mientras tanto, bate las yemas de huevo con el ingrediente dulce que hayas elegido y la harina en un cuenco grande en el que también puedas verter la leche.

Cuando la leche esté a punto de romper a hervir (es decir, cuando comience a formarse espuma en los bordes), apártala del fuego y añade un poco a la mezcla de los huevos sin dejar de remover en ningún momento. Luego ve agregando el resto de la leche de forma lenta y constante hasta que las dos mezclas se integren (cocinar con un amigo o un niño facilita mucho este paso). Justo después, vuelve a volcar toda la mezcla en la cazuela y calienta a fuego medio-bajo mientras remueves con una cuchara de madera. Continúa hasta que las natillas se espesen lo suficiente para cubrir bien la cuchara y después pasa a un cuenco, con la vaina de vainilla y todo, para dejar que los sabores se intensifiquen. (No dejes que la mezcla hierva: habrá adquirido demasiado calor y se cuajará. Si tienes dudas, aparta la cazuela del fuego enseguida y vuelca en el cuenco. Unas natillas aguadas son mejores que unas natillas grumosas y cuajadas, ¡créeme! La próxima vez, prueba a poner más harina.)

Se acabó. Mételas en el frigorífico a enfriar.

Nota: la leche de coco es una maravillosa opción sin lácteos. La leche de vaca también es estupenda, pero tienes que vigilarla con más cuidado hacia el final y apartarla del fuego antes de que se cuaje, mientras que la leche de coco es muy estable y segura para un novato. Últimamente, si tengo poco tiempo utilizo el robot de cocina (se meten todos los ingredientes a la vez durante 7 minutos a velocidad 4, 80 °C), pero el método tradicional me resulta muy terapéutico, así que sigo haciéndolas así si puedo permitirme esos 15 minutos.

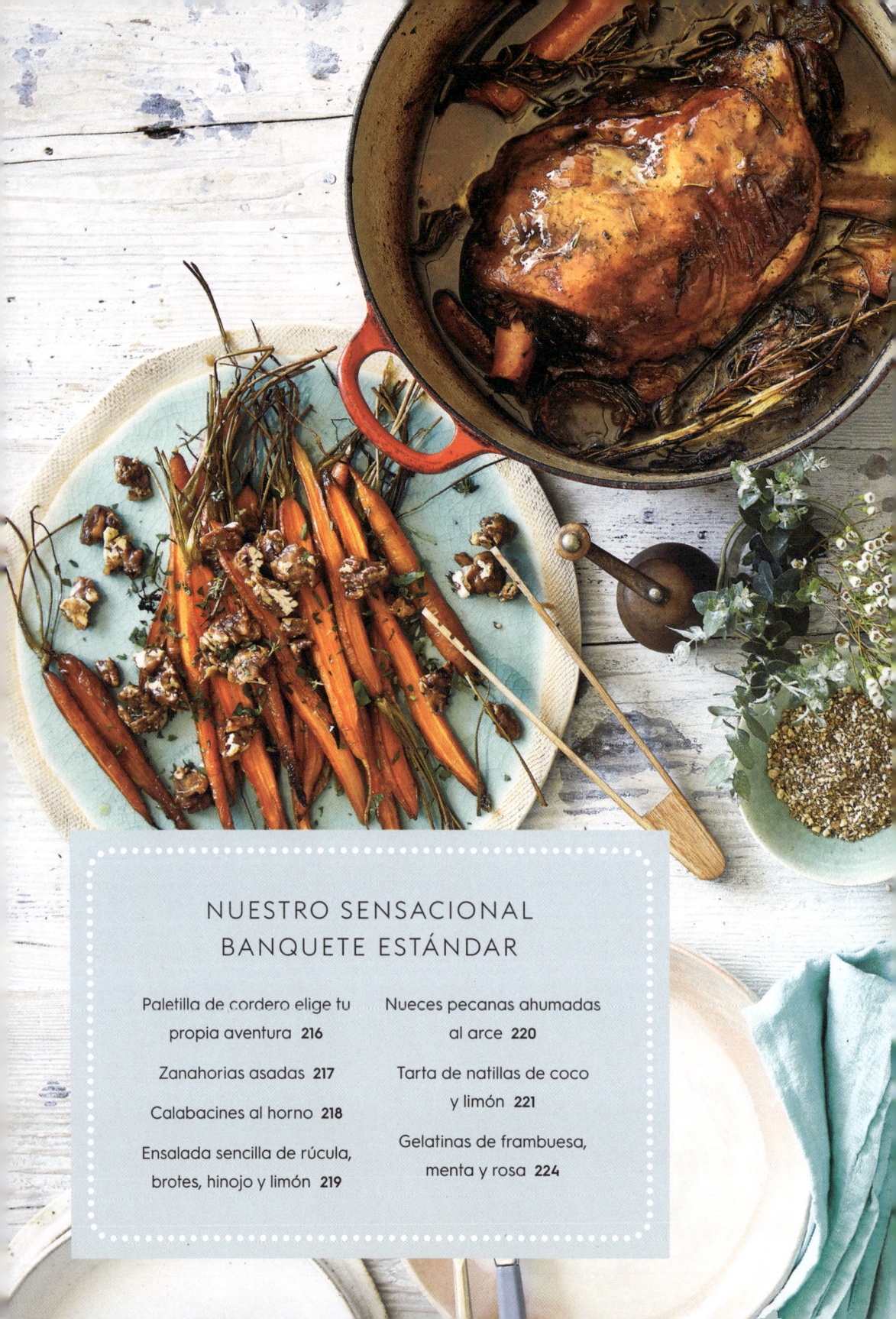

NUESTRO SENSACIONAL BANQUETE ESTÁNDAR

Paletilla de cordero elige tu propia aventura **216**

Zanahorias asadas **217**

Calabacines al horno **218**

Ensalada sencilla de rúcula, brotes, hinojo y limón **219**

Nueces pecanas ahumadas al arce **220**

Tarta de natillas de coco y limón **221**

Gelatinas de frambuesa, menta y rosa **224**

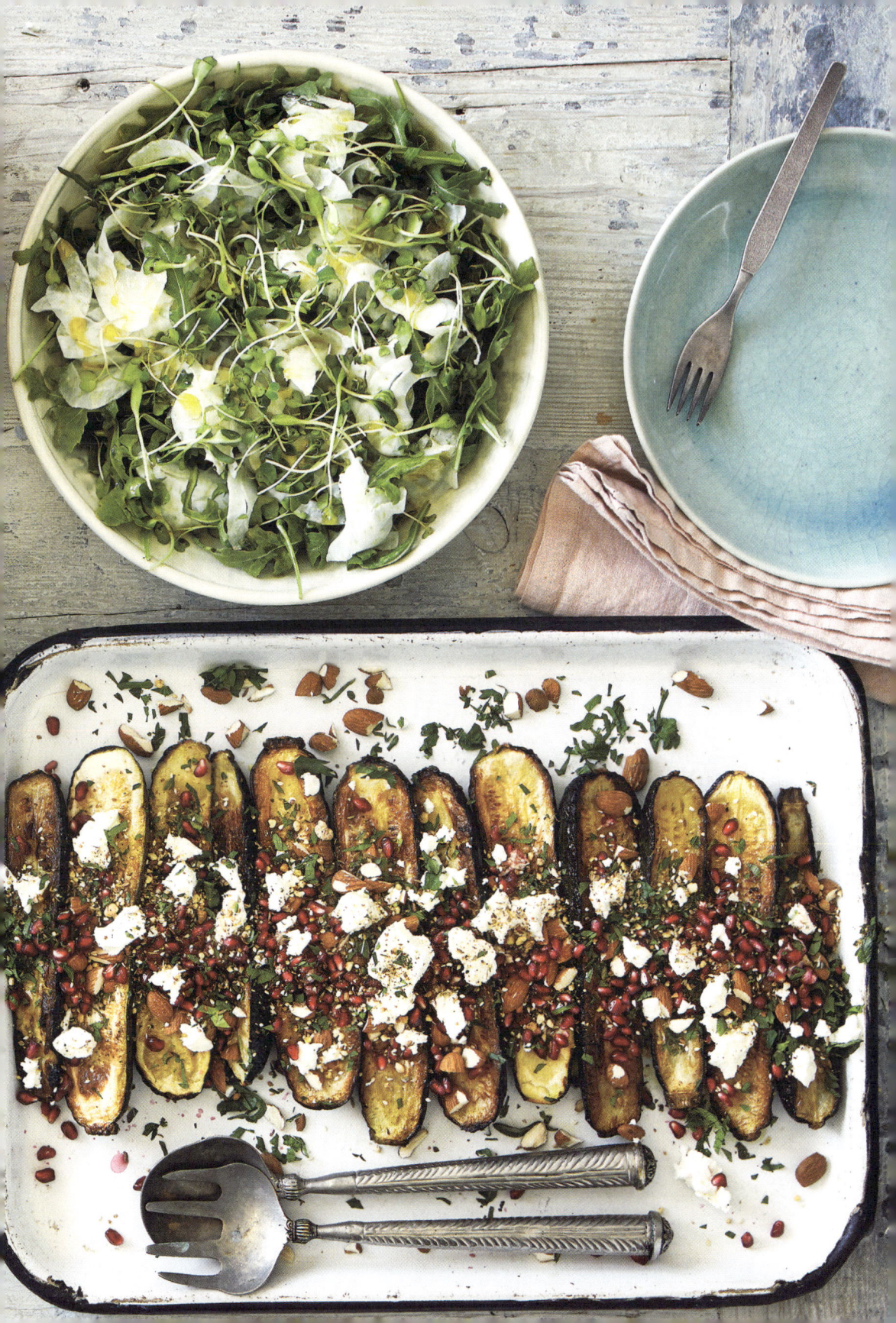

PALETILLA DE CORDERO ELIGE TU PROPIA AVENTURA

RACIONES 6-8 con acompañamientos • **TIEMPO DE COCCIÓN** 6-12 horas
TIEMPO DE PREPARACIÓN 15 minutos

● SG ● SFS ● SH

Éste es el tipo de receta que preparas cuando quieres agasajar a tus seres queridos y no tienes nada de tiempo para hacerlo, pero aun así quieres que te lluevan los cumplidos por tu genialidad. Son sólo 15 minutos de trabajo activo, pero por su sabor cualquiera pensaría que has estado trabajando todo el día.

1 cucharadita colmada de sal marina

1 paletilla de cordero grande (o 2 pequeñas)

2 cucharadas de mantequilla, ghee o aceite de oliva

400 ml de agua filtrada

2 zanahorias sin pelar cortadas en un par de trozos grandes

2 tallos de apio partidos por la mitad en horizontal

200 g de cebolla partida en cuartos

4-6 dientes de ajo

1 puñado grande de hojas de perejil

COMBINACIÓN DE SABORES 1

4 ramitas de tomillo

2 hojas de laurel

4 ramitas de romero

la cáscara rallada de ½ limón

COMBINACIÓN DE SABORES 2

1 cucharada de comino molido

1 cucharadita de canela molida

1 cucharadita de pimentón

1 cucharadita de cúrcuma molida

¼ de cucharadita de pimienta negra molida

COMBINACIÓN DE SABORES 3

200 ml de vino tinto

80 ml (⅓ de taza) de tomate triturado

6 ramitas de tomillo

1 cucharadita de tapioca o harina de arrurruz (ver nota página 210)

1 cucharadita colmada de hierbas provenzales

Precalienta el horno a 140 °C, si vas a cocinarlo desde el mediodía para cenar, o a 120 °C si vas a empezar a cocinarlo a primera hora de la mañana para la cena.

Échale sal a los dos lados de la paletilla de cordero y restriega bien.

Busca una cacerola de hierro fundido esmaltada de tamaño suficiente para que entre la paletilla, ponla a fuego medio-alto y calienta la mantequilla o el aceite. En cuanto coja temperatura, mete la paletilla en la cacerola y dora durante un par de minutos por cada lado. Vierte el agua y luego añade las zanahorias, el apio, la cebolla, el ajo, el perejil y la mezcla de sabores que hayas elegido. Coloca la tapa o cubre con papel de aluminio y cocina durante 6-12 horas en el horno, según la temperatura que hayas elegido.

Con un tenedor, sirve el cordero en los platos (sí, queda así de tierno) y rocía con un par de cucharadas de los jugos de cocción.

ZANAHORIAS ASADAS

RACIONES 8-10 personas como acompañamiento • **TIEMPO DE COCCIÓN** 35 minutos
TIEMPO DE PREPARACIÓN 5 minutos

● SG ● SL ● SFS ● SH ● VEG

3 manojos de zanahorias *baby* enteras con piel, lavadas y secadas, sin cortar el tallo del todo para darles un toque rústico
60 ml (¼ de taza) de aceite de oliva

1 cucharada de tomillo cortado fino
1 puñado de hojas de perejil cortadas finas
sal marina y pimienta negra molida al gusto

Precalienta el horno a 225 °C.

Coloca las zanahorias en la bandeja del horno formando una sola capa. Vierte encima el aceite de oliva y esparce el tomillo y una cucharada del perejil. Salpimienta y mueve las zanahorias para que se impregnen bien. Hornea 30-35 minutos, hasta que estén doradas y ligeramente tostadas.

Sirve adornadas con el resto del perejil y las pecanas ahumadas al arce (página 220).

CALABACINES AL HORNO

RACIONES 6-8 como acompañamiento • **TIEMPO DE COCCIÓN** 20-30 minutos
TIEMPO DE PREPARACIÓN 5 minutos
● SG ● SL (sin el labneh) ● SH ● VEG

¡Es un plato muy sencillo y sin embargo tiene un aspecto impresionante! No te inquietes demasiado si no tienes todos y cada uno de los aderezos de la receta: utiliza lo que tengas contando con que deberías añadir algo tipo queso, algo crujiente, hierbas y algo picante. Puedes servirlo directamente desde la bandeja, así que coloca bien las mitades de calabacín si quieres que quede bonito.

8 calabacines
60 ml (¼ de taza) de aceite de oliva, más un extra según se necesite
3 cucharadas de dukkah
1 puñado de hojas de menta cortadas
1 puñado de hojas de perejil cortadas
½-¾ de labneh o requesón de leche de cabra o de oveja
80 g (½ taza) de almendras u otros frutos secos tostados a 180 °C durante 15 minutos
los granos de 1 granada cortada por la mitad (ver nota)
½ limón
sal marina y pimienta negra molida al gusto

Precalienta el horno a 180 °C.

Corta todos los calabacines a lo largo, sin quitarles los extremos. Disponlos en dos bandejas de horno, con la parte cortada hacia arriba, y rocía con el aceite de oliva. Hornea durante 20-30 minutos, hasta que cedan un poco si los aprietas con cuidado.

Espolvorea la dukkah por encima, luego las hierbas, a continuación el labneh, después las almendras y por fin los granos de granada. Exprime el limón para darle un poco de chispa y agrega un último chorrito de aceite de oliva. Limpia los bordes con un paño de cocina limpio si lo consideras necesario.

Nota: para extraer los granos de la granada, golpea ambas mitades con un rodillo (con la parte cortada hacia abajo) en un cuenco vacío. Si no es temporada de granadas, las grosellas frescas son una gran alternativa, al igual que los arándanos secos.

ENSALADA SENCILLA DE RÚCULA, BROTES, HINOJO Y LIMÓN

RACIONES 8 como acompañamiento • **TIEMPO DE COCCIÓN** 0 • **TIEMPO DE PREPARACIÓN** 5 minutos
● SG ● SL ● SFS (sin las pecanas ahumadas al arce) ● SH ● VEG

Estoy bastante convencida de que la rúcula es la savia de mi cuerpo. La como dos veces al día sin falta, y me pongo triste si viajo a un lugar donde no la hay. Es lo primero que compro cuando regreso. No hay muchas comidas en las que no incluya una ensalada de rúcula, así que, si vienes a mi casa a disfrutar de un banquete, espera encontrártela en alguna parte. Utiliza espinacas *baby* si es lo que tienes en la nevera. La rúcula y los brotes son alimentos bastante antiinflamatorios, así que incluirlas en tus comidas tendrá un efecto potente si sueles tener reacciones a la histamina, sobre todo en el caso de los brotes, que te ayudan a reducir las reservas de histamina y, por lo tanto, te hacen menos reactivo. ¡Son pequeños milagros!

150 g (3 ⅓ tazas) de hojas de rúcula
1 bulbo de hinojo de 150 g cortado muy fino con una mandolina
1 taza de brotes de tu elección (a mí me encantan los de tirabeque, lentejas o judía mungo)
sobras de pecanas ahumadas al arce (página 220) ¡porque están riquísimas! (opcional)

VINAGRETA

120 ml de aceite de oliva virgen extra
2 cucharadas de vinagre balsámico o de sidra de manzana
2 cucharaditas de sirope de arce
2 cucharaditas de agua filtrada
1 cucharadita de mostaza francesa suave
3 pizcas de sal marina
2 pizcas de pimienta negra molida

Para preparar la vinagreta, vierte todos los ingredientes en un tarro, pon la tapa y agita con energía durante 30 segundos. Lista.

Pon todos los ingredientes de la ensalada en un cuenco. Ve bañando toda la ensalada con la vinagreta, empezando más o menos con la mitad. Siempre puedes añadir más, pero una ensalada con demasiado aliño queda ensopada, ¡y no es muy agradable!

NUECES PECANAS AHUMADAS AL ARCE

SALEN 100 g (1 taza) • **TIEMPO DE COCCIÓN** 15 minutos • **TIEMPO DE PREPARACIÓN** 10 minutos
🔴 **SG**   🟡 **SL** (con el aceite de coco)   🟣 **SH S**   🔵 **VEG**

Están para morirse. ¡Puede que hasta quede alguna para servirla con las zanahorias! Entenderás a qué me refiero cuando las hagas. Dobla las cantidades para que sobre alguna para futuras ensaladas.

130 g de pecanas partidas por la mitad

40 g de mantequilla salada (ver nota), aceite de coco o ghee

125 ml (½ taza) de sirope de arroz de malta (ver nota)

ESPECIAS AHUMADAS

½ cucharadita de pimentón ahumado

¼ de cucharadita de chipotle en polvo

¼ de cucharadita de comino molido

¼ de cucharadita de sal marina

¼ de cucharadita de cebolla en polvo

Precalienta el horno a 200 °C.

Coloca las pecanas en una bandeja de horno y asa durante 10-12 minutos. Cuando haya transcurrido la mitad de ese tiempo, comienza el resto de la preparación.

Extiende una hoja de papel de hornear sin blanquear (ver nota) sobre la encimera.

Derrite la mantequilla o el aceite en un cazo pequeño y hondo a fuego medio. Añade el sirope de arroz de malta y remueve hasta que ambos ingredientes se mezclen y burbujeen. Deja que continúen hirviendo lentamente durante 7-8 minutos, o hasta que detectes que el color dorado pasa a ser más oscuro. Agrega las especias ahumadas y luego saca de inmediato las pecanas del horno y échalas en el caramelo. Remueve para que se cubran y luego viértelo todo enseguida sobre el papel de horno.

Deja que se enfríen y endurezcan. Corta en trozos más pequeños. Sirve de inmediato o guárdalas en un recipiente hermético.

Nota: las nueces y la mantequilla o el aceite reducen el índice glucémico del sirope de arroz de malta de forma significativa. Si no tienes mantequilla salada, añade dos pizcas de sal. ¡No tires el papel de horno! Pásale una esponja, dóblalo bien y guárdalo para reutilizarlo.

TARTA DE NATILLAS DE COCO Y LIMÓN

RACIONES 8 • **TIEMPO DE COCCIÓN** 25 minutos para el hojaldre; 7-15 minutos para las natillas; 2 horas de reposo • **TIEMPO DE PREPARACIÓN** 50 minutos

🔴 **SG** 🔵 **VEG** (con el agar-agar)

Esta tarta es todo un placer, ¡merece la pena el esfuerzo! Échale un vistazo a la foto de la página 225.

RELLENO DE NATILLAS DE LIMÓN

60-100 ml de sirope de arroz de malta o sirope de arce

2 cucharadas de tapioca o harina de arrurruz (ver la nota de la página 210)

2 huevos

2 yemas de huevo

400 ml de crema de coco

100 ml de agua filtrada

1 vaina de vainilla partida a lo largo y con las semillas abiertas o 1 cucharadita de vainilla en polvo

2 cucharadas de cáscara de limón rallada

el zumo de 2 limones

2 cucharadas rasas de gelatina en polvo o 1 ½ cucharas de agar-agar

HOJALDRE

160 g (1 ¼ tazas) de tapioca o harina de arrurruz

65 g (½ taza) de harina de trigo sarraceno o harina de sorgo, y un poco más para espolvorear

35 g (⅓ de taza) de almendra molida

2 cucharadas colmadas de harina de coco

140 g de mantequilla salada o ghee (congelado durante 20 minutos)

2 cucharadas de panela

1 huevo

1 vaina de vainilla partida a lo largo y con las semillas raspadas o 2 cucharaditas de extracto de vainilla

1 cucharadita de canela molida

Para preparar el hojaldre, mezcla todas las harinas en una buena batidora de vaso durante 5 segundos (ver nota). Añade la mantequilla y el azúcar y pulsa durante otros 5 segundos, hasta que la mezcla parezca arena mojada. Bate el huevo, la vainilla y la canela en un cuenco. Con la batidora en funcionamiento, añade poco a poco dos tercios de esta mezcla durante 3-4 segundos. Si se forma una masa, ya está listo; si no, añade un poco más.

COMIDA

Extiende una hoja de papel de hornear sin blanquear (ver nota de la página 220) sobre la encimera y vuelca la masa en ella. Forma una bola, envuélvela con el papel de hornear y métela en el frigorífico durante 30 minutos para que se estabilice.

Precalienta el horno a 200 °C. Engrasa con aceite de coco o mantequilla un molde de 20 cm con la base desmontable y luego espolvorea con la harina de trigo sarraceno o de sargo y agita para eliminar el posible exceso. Esto te ayudará a desmoldar el pastel después.

Coloca la masa del hojaldre encima de una hoja de papel de hornear y ponle otra hoja encima, ambas un poco más largas que el diámetro del molde. Estira la masa con un rodillo hasta que tenga 5 cm más que el diámetro del molde. Quita la capa superior de papel de hornear y dale la vuelta a la de abajo, junto con la masa, sobre el molde. Quita el papel y ve acomodando la masa en el interior del molde para que llegue a todos los rincones. Corta cualquier posible exceso. Si tienes tiempo, vuelve a meterla en el frigorífico otros veinte minutos (el hojaldre alcanza su punto máximo cuando se enfría mucho). Con los recortes sobrantes, haz un par de galletas mientras horneas la base. ¡Premio para el cocinero!

Cubre de nuevo con papel de hornear y ponle peso encima, ya sean bolas de cerámica o arroz o alubias crudas, y hornea durante diez minutos. Después quita los pesos y el papel y hornea otros 15 minutos. Así la base no quedará pastosa en el producto final. Una vez que el hojaldre adquiera un tono marrón dorado medio, está listo. Resérvalo.

Empieza a preparar las natillas de limón cuando le quites los pesos de hornear a la base de la tarta. En un cuenco mediano, bate el sirope y la tapioca con el huevo y las yemas. En una cazuela de tamaño medio, calienta la crema de coco, el agua, la vainilla y la cáscara y el zumo de limón hasta que aparezca la primera burbuja. Vierte muy muy despacio la mezcla de coco sobre la mezcla de huevo sin dejar de remover en ningún momento. Si la viertes demasiado rápido, el huevo se cuajará, ¡y no es lo que queremos! Vuelve a volcarlo todo en la cazuela y ponla a fuego medio-bajo, removiendo, hasta que las natillas se espesen. Cuando lo hagan, añade la gelatina o el agar-agar y continúa removiendo durante unos cuantos segundos hasta que se incorpore.

Si ya hace un rato que has horneado la base y se ha enfriado, deja enfriar también un poco las natillas antes de rellenar el hojaldre. Si cuando las viertas te quedan restos, sírvelos en cuencos pequeños de cerámica y resérvalos como postre para otro día. Deja reposar en el frigorífico y no desmoldes hasta que la tarta esté completamente asentada; hazlo con mucho cuidado y firmeza. Yo nunca la quito de la base del molde, sino que lo pongo sobre una bandeja, corto y sirvo.

Sirve solo o con un aderezo de tu elección.

Nota: Puedes hacer la masa en un robot de cocina: mezcla las harinas durante 3 segundos a velocidad 5. Agrega la mantequilla y el azúcar, y mezcla durante 3 segundos a velocidad 6. Para hacer el relleno, agrega todos los ingredientes excepto la gelatina y cocina durante 7 minutos a velocidad 4, 80 °C. Después añade la gelatina o el agar-agar y mezcla 5 segundos a velocidad 6. Ya has terminado.

IDEAS DE ADEREZOS

* Corta 4 rodajas finas de limón y hornéalas durante 20 minutos con el horno a 180 °C (echa un vistazo cuando lleven 15 minutos dentro). Cuando estén secas y se parezcan lo suficiente a algo sacado de Pinterest, colócalas sobre la superficie de la tarta donde mejor te parezca.
* Coloca unos cuantos arándanos alrededor de la tarta o a un lado, como yo he hecho aquí, y unas cuantas flores comestibles esparcidas aquí y allá para dejar a todo el mundo con la boca abierta.
* Si te sobra mucho tiempo, deja que la tarta se asiente casi por completo y luego cúbrela con una capa de merengue y remátala con un soplete.

GELATINAS DE FRAMBUESA, MENTA Y ROSA

RACIONES 8 • TIEMPO DE COCCIÓN 15 minutos • TIEMPO DE PREPARACIÓN 20 minutos
● SG ● SFS ● SH

Estas gelatinas son maravillosas para servir a modo de postre veraniego más ligero o en vasos pequeñitos como toque final. Libre de colorantes con base de petróleo, de azúcares sintéticos y de sustancias de origen desconocido, la gelatina de verdad es terapéutica y deliciosa. Si quieres añadirles un capricho extra, puedes aderezarlas con nata de coco o nata montada.

300 g de frambuesas frescas, y unas cuantas más para adornar (opcional)
375 ml (1 ½ taza) de kombucha o kéfir de fruta de tu elección
60 ml (¼ de taza) de sirope de arce

90 ml de agua filtrada hirviendo
1 cucharada colmada de gelatina en polvo
3 cucharadas de agua de rosas

Mete las frambuesas, la kombucha o el kéfir y el sirope de arce en una batidora de vaso y tritura a máxima potencia durante 10 segundos. Luego pasa por un colador o muselina para evitar la sensación gomosa de las semillas de frambuesa (ver nota).

Calienta la mitad del líquido extraído en una cazuela pequeña a fuego medio hasta que empiece a formarse un poco de espuma y reserva la otra mitad para añadirla más tarde (así te aseguras de que tus gelatinas siguen llevando unas cuantas bacterias buenas aún con vida). Vierte el agua en un tarro resistente al calor, espolvorea la gelatina y remueve hasta que esta última se disuelva. Echa el agua con gelatina en la mezcla caliente de las frambuesas y aparta del fuego. Añade el agua de rosas y la mezcla de frambuesas reservada.

Sirve en moldes o en vasos bonitos. Adorna con más frambuesas (si te gusta). También podrías utilizar flores comestibles de temporada o ramitas de menta, ¡o una mezcla de las tres cosas!

Nota: la pulpa de frambuesa sobrante puedes guardarla para usarla cuando hagas magdalenas o un bizcocho. Congélala para cuando llegue el momento y evitarás malgastarla.

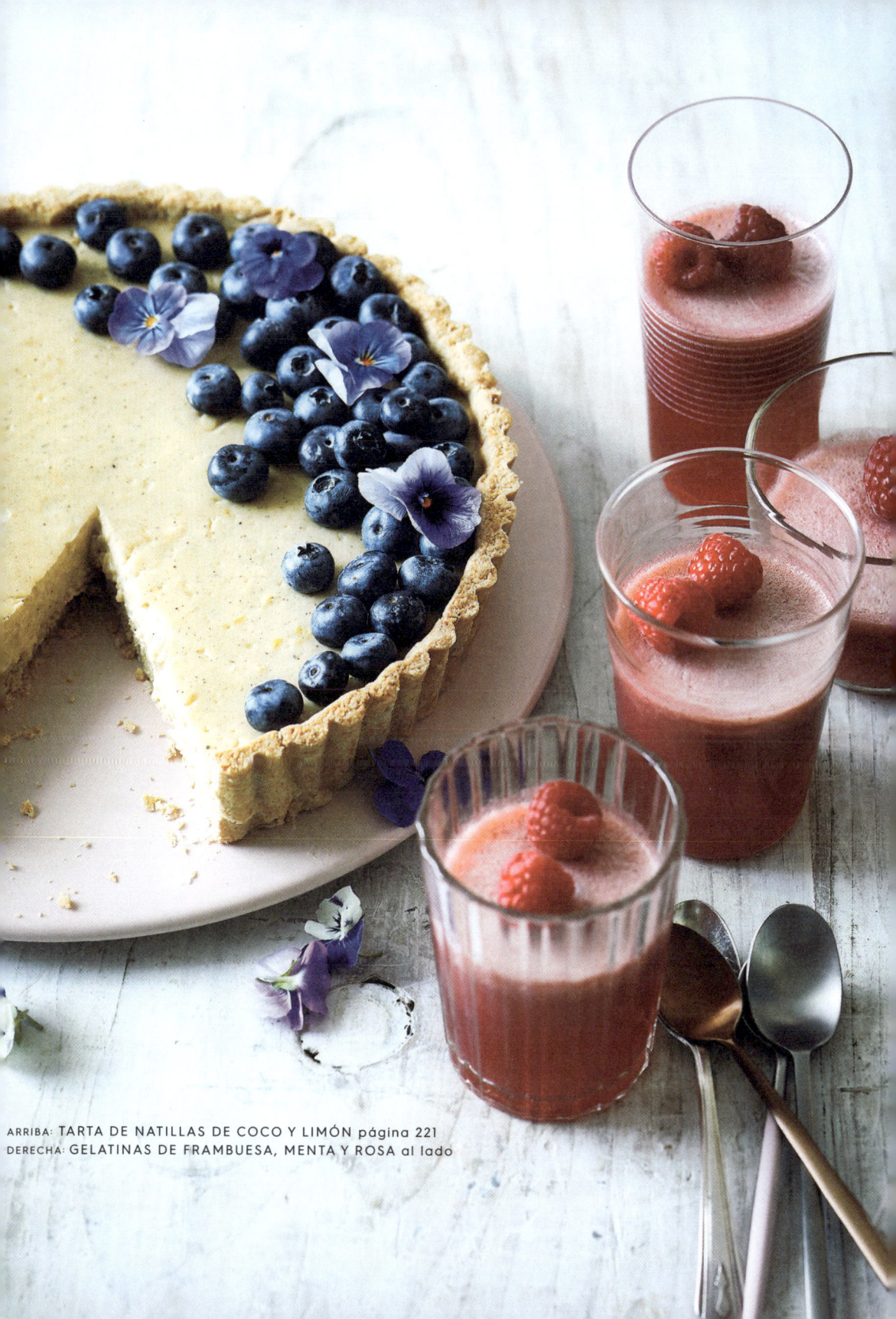

ARRIBA: TARTA DE NATILLAS DE COCO Y LIMÓN página 221
DERECHA: GELATINAS DE FRAMBUESA, MENTA Y ROSA al lado

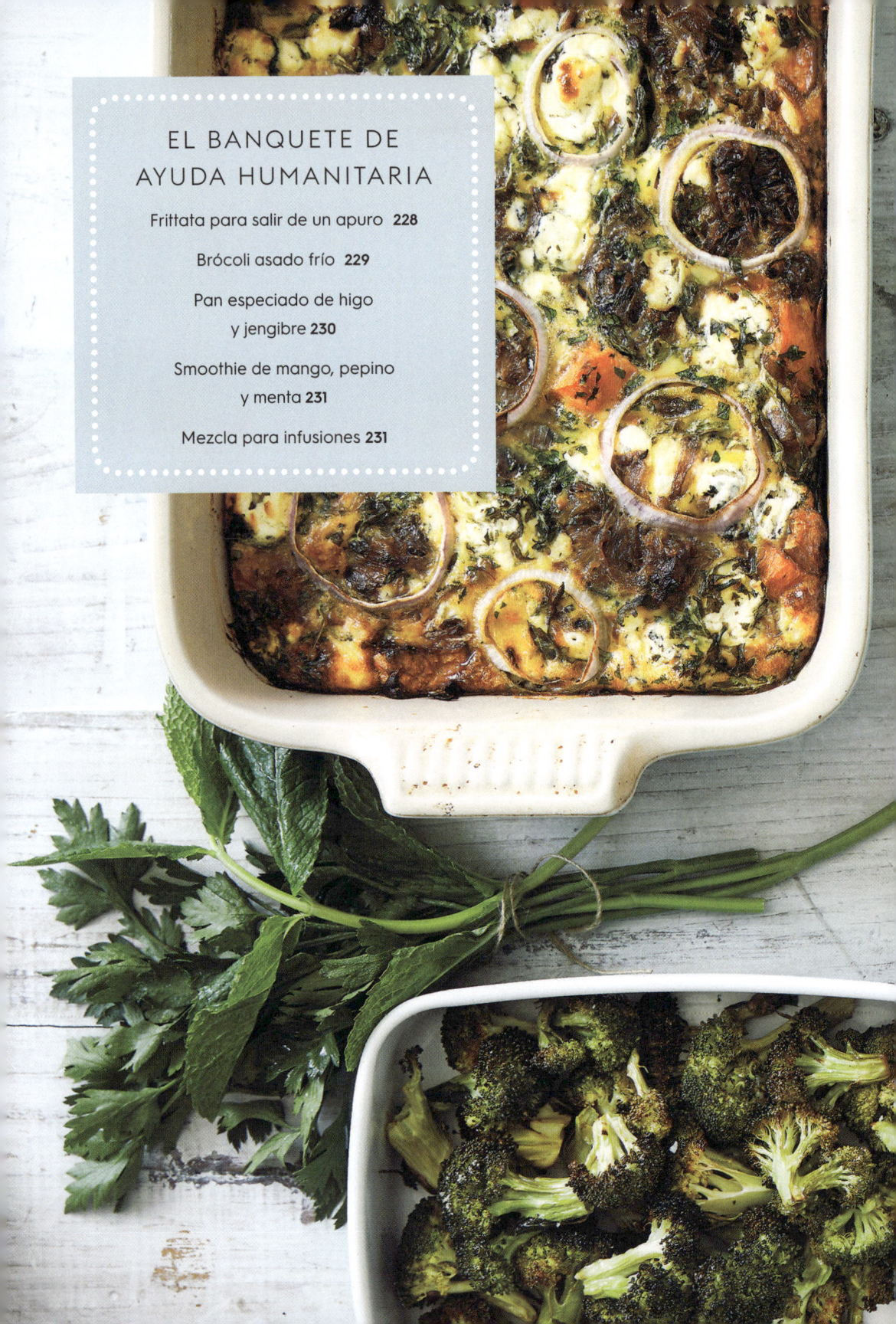

EL BANQUETE DE AYUDA HUMANITARIA

Frittata para salir de un apuro **228**

Brócoli asado frío **229**

Pan especiado de higo y jengibre **230**

Smoothie de mango, pepino y menta **231**

Mezcla para infusiones **231**

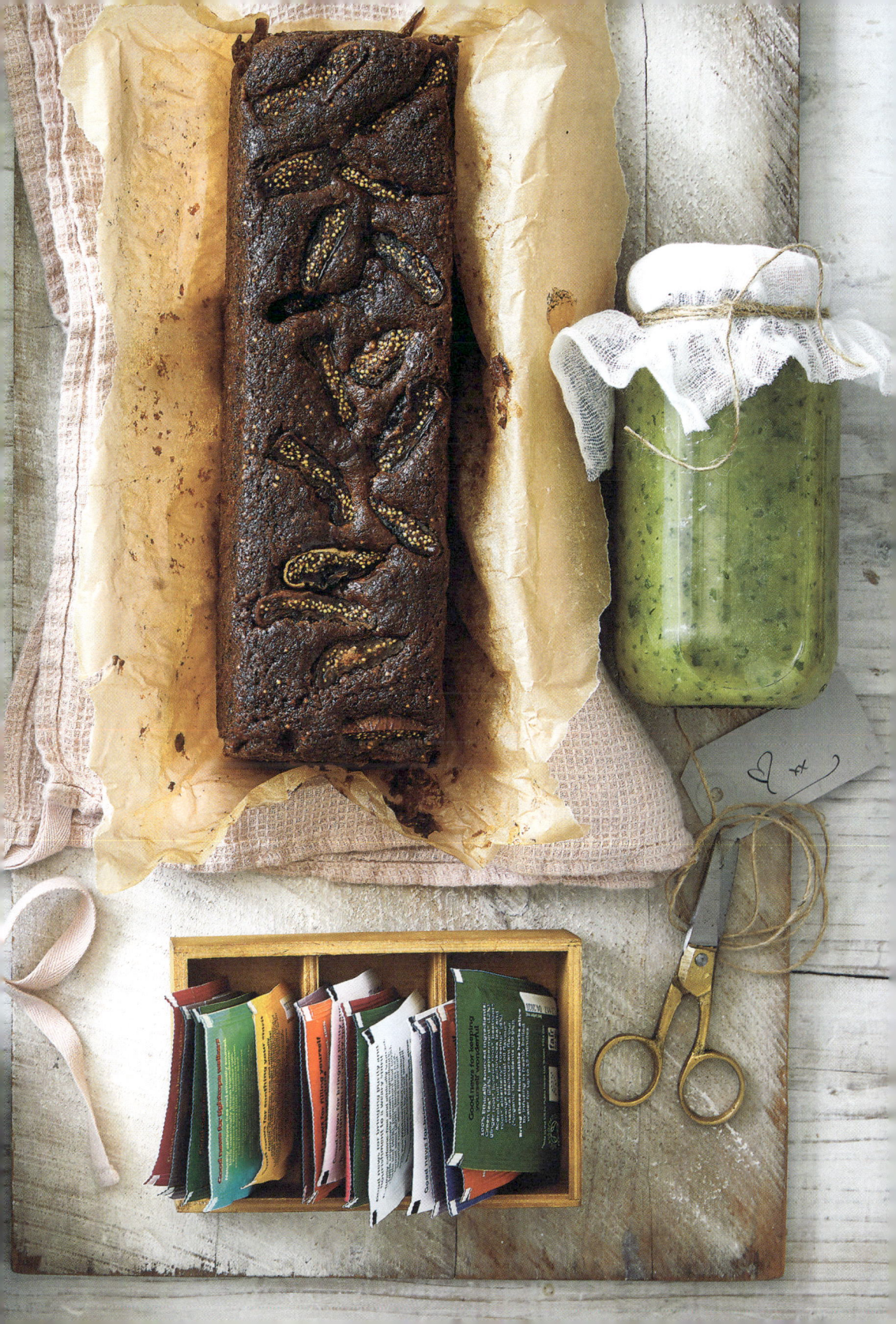

FRITTATA PARA SALIR DE UN APURO

RACIONES 10 • **TIEMPO DE COCCIÓN** 1 hora 40 minutos • **TIEMPO DE PREPARACIÓN** 20 minutos
● SG ● SFS ● VEG

La comida es una forma muy poderosa de conectar y cuidar. La *frittata* puede convertirse en el plato principal perfecto en cualquier momento.

- 140 ml de aceite de oliva
- 300 g de cebolla cortada en aros finos
- 700 g de boniato cortado en dados de unos 2 cm
- 600 g de huevos (alrededor de 10)
- 60 g (1 ⅓ tazas) de hojas de rúcula o de espinacas *baby*
- 120-150 g de queso de cabra desmigado
- ½ puñado de hojas de perejil cortadas
- 1 cucharadita de sal marina, o al gusto

Precalienta el horno a 180 °C.

Calienta 2 cucharadas de aceite de oliva en una sartén grande a fuego medio-alto y carameliza la cebolla. No llenes demasiado la sartén o, en lugar de caramelizarse, las cebollas se reblandecerán; si la sartén es pequeña, divídela en dos tandas. Vierte en un cuenco y reserva.

Coloca el boniato sobre una bandeja de horno, rocíalo con 60 ml (¼ de taza) de aceite de oliva y asa durante más o menos una hora, hasta que esté blando. Échale un vistazo cuando lleve 45 minutos dentro. Saca la bandeja del horno (no lo apagues) y déjala fuera para que se enfríe.

Calienta las 2 cucharadas de aceite de oliva que quedan en una sartén para tortillas. Bate bien los dos huevos en un cuenco grande y luego vuelca en la sartén caliente. Hunde la cebolla y el boniato fríos en el huevo y coloca unos cuantos aros de cebolla en la superficie. Haz lo mismo con la rúcula y el queso de cabra. Esparce el perejil por toda la *frittata*. No añadas la sal hasta el final, porque puede oscurecer un poco los huevos mientras se cocinan.

Mete en el horno durante 30-40 minutos, hasta que el centro no tiemble.

Sala y sirve recién sacada del horno o cortada en cuadritos cada vez que se necesite comida. Como lleva verduras es una maravillosa comida de plato único, pero si quieres aún más potencia, sírvela con una ensalada.

BRÓCOLI ASADO FRÍO

SALEN unos 100 g • **TIEMPO DE COCCIÓN** 25-30 minutos • **TIEMPO DE PREPARACIÓN** 5 minutos
● SG ● SL ● SFS ● SH ● VEG

Me encantan las verduras asadas frías, y son perfectas para cuidar a alguien. Es una comida rápida y de digestión fácil para una mujer que acaba de ser madre o una persona enferma, y puede ser mejor que consumir muchos alimentos crudos.

1 brócoli cortado en cabezuelas (ver nota)
60 ml (¼ de taza) de aceite de oliva
sal marina al gusto
½ puñado de menta cortada, o al gusto

Precalienta el horno a 200 °C.

Coloca las cabezuelas de brócoli en una bandeja de horno con cuidado de no amontonarlas, porque entonces quedarán cocidas y pastosas en lugar de asadas. Si no te entran bien, usa dos bandejas. Vierte el aceite de oliva por encima y mezcla bien con las manos. Rocía con sal.

Asa durante 25-30 minutos, hasta que el brócoli esté crujiente y un poco dorado por los bordes.

Espolvorea la menta por encima y sirve en un cuenco o directamente desde la bandeja. Si no vas a utilizarlo en el momento, deja enfriar y luego guarda en un recipiente hermético.

Nota: reserva los tallos en el congelador para futuras sopas y caldos, o ásalos también... ¡deliciosos!

PAN ESPECIADO DE HIGO Y JENGIBRE

SALE 1 hogaza • **TIEMPO DE COCCIÓN** 45-55 minutos • **TIEMPO DE PREPARACIÓN** 10 minutos
● SG ● SFS ● VEG

Creé esta receta para un almuerzo con amigos y ahora se ha convertido en todo un éxito de culto.

- 10 higos secos sin conservantes, y otros 4-6 para adornar
- 250 ml (1 taza) de agua filtrada hirviendo
- 2 cucharaditas colmadas de bicarbonato sódico
- 100 g de mantequilla o aceite de coco derretidos
- 80-170 ml (⅓-⅔ de taza) de sirope de arroz de malta o sirope de malta, según el gusto
- 80 ml (⅓ de taza) de crema de coco
- 3 huevos
- 40 g (⅓ de taza) de harina de coco
- 90 g (⅔ de taza) de harina de trigo sarraceno (prueba la recién molida), tapioca o harina de arrurruz (ver nota de la página 210)
- 3 cucharaditas de jengibre molido (o más si te gusta mucho el jengibre)
- 1 cucharadita de mezcla de especias (comprada o hecha en casa con tus favoritas)

Precalienta el horno a 180 °C. Engrasa con mantequilla o aceite de coco un molde de unos 8 x 25 x 8 cm/1,6 l y forra con papel de horno sin blanquear (ver nota de la página 220).

Mete los higos en una batidora de vaso junto con el agua hirviendo y la mitad del bicarbonato sódico. Deja en remojo durante cinco minutos. Saca 170 ml de agua (⅔ de taza). Añade la mantequilla, el sirope, la crema de coco y los huevos al vaso y bate hasta que esté uniforme. Añade las harinas de coco y trigo sarraceno, las especias y el resto del bicarbonato sódico. Mezcla durante 5-6 segundos a potencia media.

Vierte en el molde ya preparado. Corta los higos extra en tiras finas y colócalos encima. Hornea durante 45-55 minutos, hasta que claves un palillo en el centro y salga limpio.

Puede comerse recién sacado del horno o disfrutarse a lo largo de un par de días tostado y aderezado con mantequilla derretida o mantequilla de coco, o meter una rebanada como acompañamiento en las fiambreras de la comida (¡sin frutos secos!).

SMOOTHIE DE MANGO, PEPINO Y MENTA

RACIONES 2-3 • **TIEMPO DE COCCIÓN** 0 • **TIEMPO DE PREPARACIÓN** 10 minutos
● SG   ● SFS   ● VEG

Esta refrescante combinación es el reconstituyente perfecto para alguien que está cansado y débil. Llévaselo en una bonita botella o jarra con cierre reutilizables.

3 mangos pelados
1 pepino
1 puñado de menta, sólo las hojas y los tallos finos (ver nota)

500 ml (2 tazas) de agua filtrada
el zumo de 1 lima o ½ limón (opcional)
hielo para servir (opcional)

Mete el mango, el pepino y la menta en una batidora de vaso y tritura a máxima potencia. Añade el agua y el zumo cítrico (si vas a usarlo) y bate a máxima potencia otro minuto, hasta quede bien mezclado y uniforme.

Sirve con hielo o tal cual. Se conservará durante 2 días en el frigorífico.

Nota: composta los tallos de menta más gruesos o utilízalos en una sopa.

MEZCLA PARA INFUSIONES

Las infusiones son un regalo no sólo material, sino también para la salud y el alma. Prueba las siguientes:

* infusiones antiinflamatorias: tulsi (albahaca sagrada), ortiga o toronjil
* infusiones digestivas: hinojo, anís, jengibre, menta u ortiga
* infusión para la lactancia: fenogreco, ortiga, raíz de malvavisco, hoja de frambuesa e hinojo

Estoy impaciente por ver cómo nos unimos en internet para compartir regalos de amor en forma de alimentos que rebajen la carga de los amigos que pasan por un momento difícil.

COMIDA

CAPÍTULO CINCO

MENTE
LOW TOX

PERMANECER FELICES MIENTRAS HACEMOS CAMBIOS LOW TOX

Dado que nuestro estado mental no es algo que podamos «ver» o marcar como «hecho» en una lista, es posible que lo descuidemos a lo largo de nuestro viaje low tox. Pero te diré que he visto a un montón de amigos devoradores de batidos verdes y amantes de la cosmética natural en un estado de estrés constante. He conocido a personas que consumen alimentos orgánicos, o comen de alguna otra manera «sana», y que se cuidan la piel con productos naturales, pero que tienen tendencias ansiosas, obsesivas.

Estas palabras son de Brené Brown, y creo que son la reflexión perfecta para alguien que está probando suerte en el juego de «Como a la perfección/No uso plástico jamás»: «El perfeccionismo no tiene nada que ver con nuestros logros y crecimiento saludables. El perfeccionismo es... la creencia de que si hacemos las cosas a la perfección y tenemos una apariencia perfecta, podemos minimizar o evitar el dolor de la culpa, los juicios y la vergüenza». Opta más bien por una actitud de «esfuerzo saludable» y de «¿Cómo puedo mejorar?». Gracias, Brené. Has dado en el clavo.

Así que, si comemos alimentos orgánicos y utilizamos productos naturales sin encargarnos de esta parte fundamental de la vida low tox, si nos sentimos estresados, abrumados, incapaces de relajarnos u obsesionados con la vida sana, en realidad no estamos desbloqueando la magia que nos espera cuando encajan *todas* y cada una de las piezas del rompecabezas. Esta última sección se centra en diversas maneras de desarrollar una mente low tox cuando estamos trabajando tanto en reducir nuestros niveles de toxinas como en ser, sencillamente, un ser humano satisfecho.

La gran cantidad de cosas que nuestro cerebro tiene que gestionar todos los días supone un gran distanciamiento de nuestro estado natural, salvaje. Hoy en día estamos tan ocupados procesando información que pensamos y sentimos menos nuestro camino. Leemos anuncios, eslóganes y titulares de noticias, y nos formamos opiniones basándonos en eso. Tenemos veinte pestañas abiertas (¡culpable!) a la vez. Estamos haciendo tres cosas distintas mientras se supone que estamos jugando con nuestros hijos o ayudándolos. «Ajá, sí, cariño, un segundo.» ¿Te suena de algo? Según un estudio de la Universidad de California en San Diego, nos bombardean con unos 34 GB de información al día o 105.000 palabras con imágenes: suficiente para quemar un portátil medio en una semana. Eso de estar quemado me suena, y no estoy hablando de ordenadores, *sino de todas las personas que conozco en algún momento de su vida,* yo entre ellas.

Tener una mente low tox no se basa en negarnos los beneficios de nuestro mundo conectado y de la tecnología (de hecho, yo no sé qué haría para criar a un niño tan curioso como mi hijo sin la ayuda de un motor de búsqueda). Tener una mente baja en tóxicos consiste en desarrollar ciertos mecanismos que se conviertan en un método y en parte de nuestra vida, varias cosas clave en las que podamos concentrarnos para encontrar y sentir la paz todos los días.

> *«Tener una mente low tox no se basa en negarnos los beneficios de nuestro mundo conectado y de la tecnología...»*

Podemos ser más listos a la hora de elegir qué información consumimos, qué tonos de voz y qué palabras escuchamos y leemos, y qué permitimos que entre en nuestra casa. La próxima vez que te pongas a mirar las redes sociales, conecta contigo mismo y pregúntate: «¿esto está agotándome o recargándome las pilas?». La próxima vez que leas un artículo, fíjate en cómo te afecta. Piensa en la energía que estás aportando a un espacio concreto: ¿has irrumpido en él estresado y malhumorado? ¿O has respirado hondo antes de llegar y has entrado con una sonrisa?

GANAR TIEMPO

Todos podemos actuar con mayor inteligencia respecto a cómo aprovechar las nada menos que 24 horas diarias en nuestro beneficio, y para ayudar y disfrutar de aquellos que nos rodean.

TIEMPO PARA NOSOTROS

Podemos empezar por «exigir» y sentirnos cómodos con tener un rato tranquilo para nosotros. Una vez envié a nuestra comunidad un correo electrónico con un boletín informativo en el que incluí el sorteo de un maravilloso café orgánico y de comercio justo. Lo único que había que hacer era darle a responder y compartir qué te gustaba hacer durante el rato del café. Tal vez pienses «Caray, vaya un concurso más aburrido», y en efecto, podría haber sido más creativa, pero las respuestas fueron fascinantes. Contestaron varios centenares de personas, todas mujeres. Todas excepto cuatro emplearon frases como «robar un poco de» o «escaquearme» en referencia a dedicarse un rato a sí mismas. ¿No es alucinante? Piénsalo un segundo. Nuestro tiempo es *nuestro*, de nadie más. Decidimos dedicarle parte de él a la familia, a los amigos, a diferentes causas, al trabajo, al ejercicio físico, a la televisión, al correo electrónico... y a nosotros mismos. Sin embargo, cuando se trataba de ganar algo de tiempo para relajarse a solas, casi la totalidad de mis involuntarios cuatrocientos sujetos de estudio veía el tiempo como algo que no les pertenecía, algo que tenían que robar o buscar a hurtadillas y que, por lo tanto, implicaba culpa o maldad. No hay nada de malo en reservar parte de tu tiempo para ti. ¡Es *tuyo*! Así es como conseguimos tener energía para dedicarles a otras personas y a otros esfuerzos durante el día.

«¡No hay nada de malo en reservar parte de tu tiempo para ti!»

Ha llegado el momento de que nos replanteemos las cosas, de que nos apropiemos de nuestro tiempo. Es hora de celebrar, de conectar, de encontrar la paz, de sentirnos anclados al mundo y de desechar la idea anticuada y dañina de que hacerlo es algo que debe provocarnos culpabilidad. Aquí tienes unas cuantas propuestas que quizá te ayuden a encontrar ese tiempo.

- Date un baño y escucha un buen *podcast* o música bonita.
- Tómate una taza de té entera antes de que se enfríe.
- Pídele a tu pareja que salga con los niños y disfruta de la tranquilidad de la casa. ¡Y no emplees ese precioso tiempo en ordenar los Lego!
- Lee un libro.
- Cancela algo que tengas en la agenda y que en realidad no quieras hacer y dedícate ese tiempo a ti.
- Ponte una buena película y acompáñala con palomitas caseras. (*Cuando Harry encontró a Sally*. ¡Otra vez!)
- Túmbate en la hierba y contempla los árboles.
- Saca tu álbum favorito y mira fotos viejas. (¡Ésta es de mis favoritas!)
- Medita (luego hablaremos más sobre esto).

Haz cualquier cosa que te llene de energía, el caso es que es tu derecho y tu obligación hacerlo para poder sentirte bien durante el tiempo que dedicas a otras personas y deberes. ¿Y si hacemos que recargar nuestra batería sea tan importante como recargar la del móvil? Se acabó lo de hablar de «robar tiempo». Es tuyo... ¡y me muero de ganas de ver qué maravillosas inversiones haces con él!

SATISFACCIÓN

Si, como dice el Dalái Lama, la felicidad no puede alcanzarse cuando estamos presionados y confundidos, entonces no es de extrañar, en este ajetreado mundo moderno, que nos sintamos como si se encontrara a la vuelta de la siguiente esquina de la calle del optimismo, en lugar de en nuestro interior. Una mente en calma es la única capaz de permitir que se manifieste la felicidad, dice él, así que busquemos la tranquilidad que libere la satisfacción.

¿Cómo puedes encontrar la satisfacción? Más que intentar «encontrarla», opta por sentirla. ¿Qué puedes hacer? ¡Escribir un diario, por supuesto! Advertencia: yo no soy muy de escribir diarios, pero en determinados momentos es justo lo que se necesita.

* Escríbele una nota de agradecimiento a tu pasado en la que menciones adversidades concretas que consideres que te han minado, y dales las gracias, porque superarlas es lo que te ha llevado hasta donde estás hoy. Mi amiga Pauline me enseñó este método, y es poderosísimo dedicar un tiempo a decirle adiós al rencor.
* Escribe una lista de cosas que te hacen sentir felicidad.
* Escribe una lista de tus cosas favoritas sobre ti, tanto físicas como de carácter.

¿Y después? No malgastes tus preciosos pensamientos y energía en lo que no estaba bien en el pasado, lo que no es perfecto ahora y lo que sería mejor «si...». Siéntete satisfecho. Cuando estamos contentos y agradecidos, tenemos todo lo que necesitamos, y en eso reside la felicidad. Cuando somos felices, atraemos una vibración más alta, a personas más felices a nuestro alrededor. Satisfacción. Es algo hermoso, igual que tú.

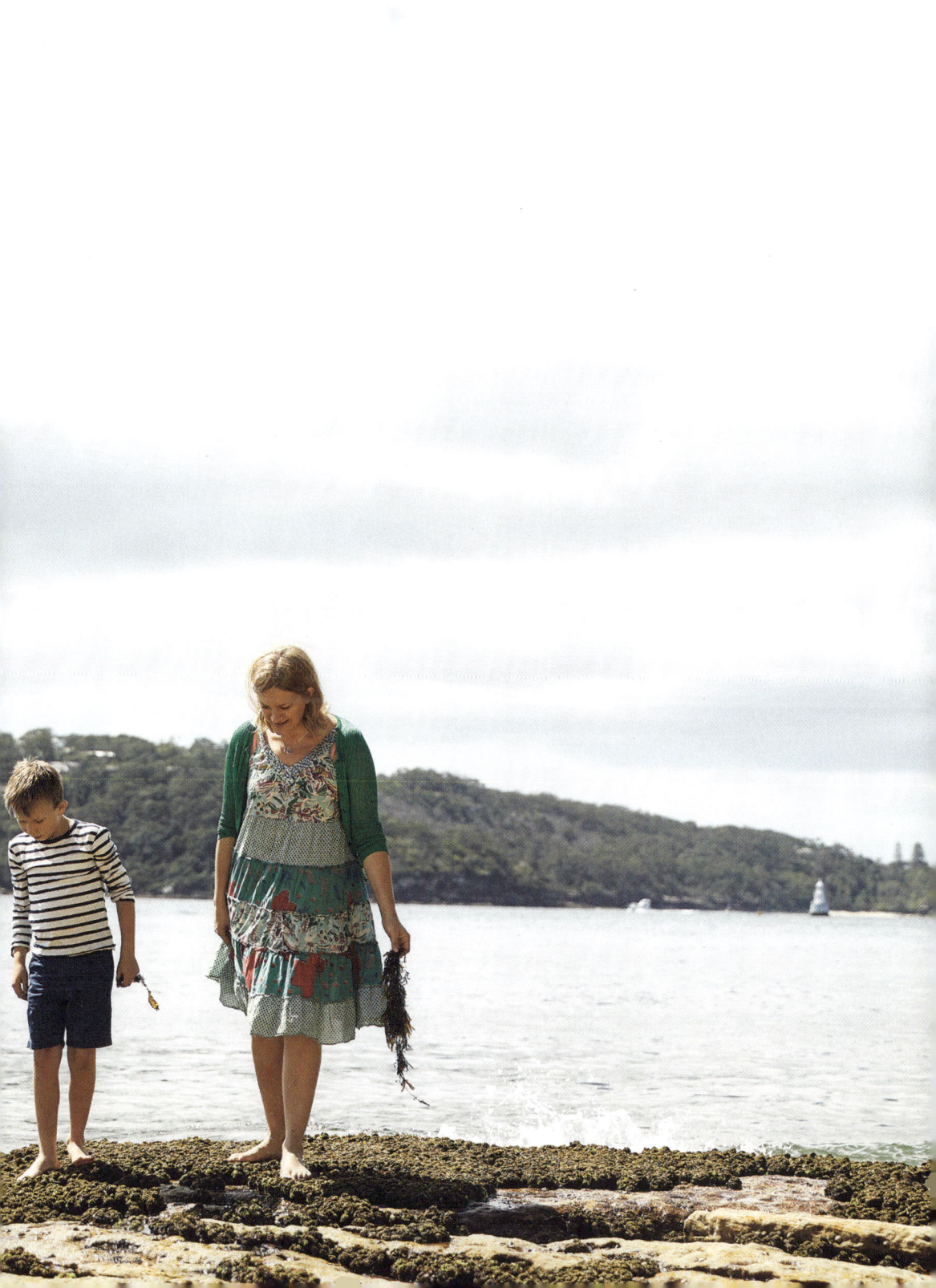

CONEXIÓN

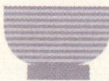

Cuando entrevisté para el *podcast* de Low Tox Life a Meik Wiking, director del Happiness Research Institute (Instituto de Investigación sobre la Felicidad) de Copenhague y autor superventas de *The New York Times* con *Hygge: La felicidad en las pequeñas cosas*, hablamos mucho sobre la conexión, la alegría y la intimidad, como era de imaginar. Una de las cosas que compartimos me llamó mucho la atención, y fue que, cuando invitamos a gente a comer o a cenar, trabajamos mucho y estamos exhaustos, así que apenas hablamos con nuestros amigos mientras todos ellos nos dedican alabanzas por la comida deliciosa y el postre alucinante. La reunión se acaba, los invitados se marchan a casa y nosotros nos quedamos poco satisfechos y con una escasa sensación de conexión, cuando tener invitados debería basarse precisamente en esas emociones.

Nos ofreció un consejo que aplican los daneses: las cenas colectivas, a las que cada persona aporta una cosa que se comparte. No hay ni una «estrella» ni una bestia de carga ni una persona que no ha movido ni un dedo. Todo el mundo forma parte de la preparación y de la limpieza. Eso quiere decir que todo el mundo puede sentarse, relajarse, conectar y estar tranquilo, en lugar de haber alguien que se pasa el rato corriendo de un lado a otro como un loco mientras los cumplidos le mantienen la sonrisa en la cara colorada de tanto cocinar.

Yo he decidido retomar las cenas colectivas que mi marido y yo celebrábamos antes de tener al niño, y la verdad es que he sentido una alegría mucho mayor durante el tiempo que paso con mis amigos. Sin héroes. Sin esclavos. Todos juntos y creando una noche especial. Unidos.

¿QUÉ PODEMOS HACER PARA SENTIRNOS MÁS CONECTADOS?

* **Llamar a un amigo con quien haga demasiado tiempo que no hablas:** reserva un rato para poneros al día. ¿Un paseo por el campo con buenos amigos que jamás te hayan hecho sentir que tienes que disculparte por ser quien eres? ¡La gloria!
* **Llévale comida a un amigo que esté pasando por un mal momento:** dedica tiempo a estar ahí para esa persona. Siente cómo se desborda tu corazón, incluso si las lágrimas también lo hacen. Escucha. Abraza. No tienes que solucionar sus problemas ni saber qué decir, sólo acompañarlo. (A lo mejor también te interesa echarle un vistazo a mi Banquete de ayuda humanitaria en la página 226.)
* **Olvídate del móvil:** aquí no es necesario dar más explicaciones..., hagámoslo más.
* **Abraza:** la oxitocina, la hormona del amooor, puede generarse tras un abrazo de tan sólo veinte segundos de duración. La oxitocina produce optimismo y calma, potencia la autoestima, baja la presión de la sangre y los niveles de cortisol, crea una sensación de confianza e incluso reduce la inflamación digestiva. Mi hijo y yo nos pasamos más de quince minutos abrazados todas las mañanas. ¿Un lujo? Sí. ¿Prioritario para mí? Sí. ¿El mejor comienzo del día? Sin duda.
* **Come con tus seres queridos:** enciende velas, asegúrate de que no hay ni un solo aparato tecnológico a la vista. En una época en la que las manías y los comportamientos extraños de los niños respecto a la comida alcanzan cotas de locura, comer juntos no sólo nos une, sino que permite que los hijos vean a sus padres disfrutar de todos los alimentos que quieren que ellos también coman. Plantarte delante de tu hijo y decirle «¡Cómete el brócoli!» no hará que ninguno de los dos os sintáis bien. Las velas encendidas sobre una mesa común con una gran fuente en el centro para que todo el mundo se sirva proporcionarán el telón de fondo para unos maravillosos hábitos alimentarios en familia, tanto desde la perspectiva de los alimentos sanos como desde la de la conexión. ¡Me encantan las dobles victorias!!

SENTIRSE ANCLADO Y UNIDO A LA TIERRA

Estábamos en un retiro, al amanecer, sentados en el suelo de un pequeño claro, respirando, haciendo yoga y meditando. Mi sabia amiga Pauline compartió este pasaje del monje vietnamita Thich Nhat Hanh. Cuando termines de leerlo, descálzate en la naturaleza. Toca la tierra. Siente su divinidad.

> *En [la tradición budista de la que formo parte], todos los días practicamos algo que se llama «Tocar la Tierra». Nos ayuda en muchos sentidos. A ti también podría ayudarte realizar este ejercicio. Cuando te sientas inquieto o te falte confianza en ti mismo, cuando te notes enfadado o infeliz, arrodíllate y toca el suelo profundamente con la mano. Toca la tierra como si fuera tu cosa favorita o tu mejor amigo.*
>
> *La tierra lleva ahí mucho tiempo. Es la madre de todos nosotros. Lo sabe todo. Buda le pedía a la tierra que fuera su testigo tocándola con la mano cuando tenía dudas o miedo antes de su despertar. La tierra se le aparecía como una madre hermosa. Llevaba flores y fruta, pájaros y mariposas, y muchos animales distintos y se los ofrecía a Buda. Las dudas y miedos de Buda desaparecían al instante.*
>
> *Cuando te sientas infeliz, recurre a la tierra y pide ayuda. Tócala con profundidad, tal como hacía Buda. De repente, tú también verás la tierra con todas sus flores y frutos, árboles y pájaros, animales y todos los seres vivos que ella ha generado. Todas esas cosas te las ofrece a ti.*

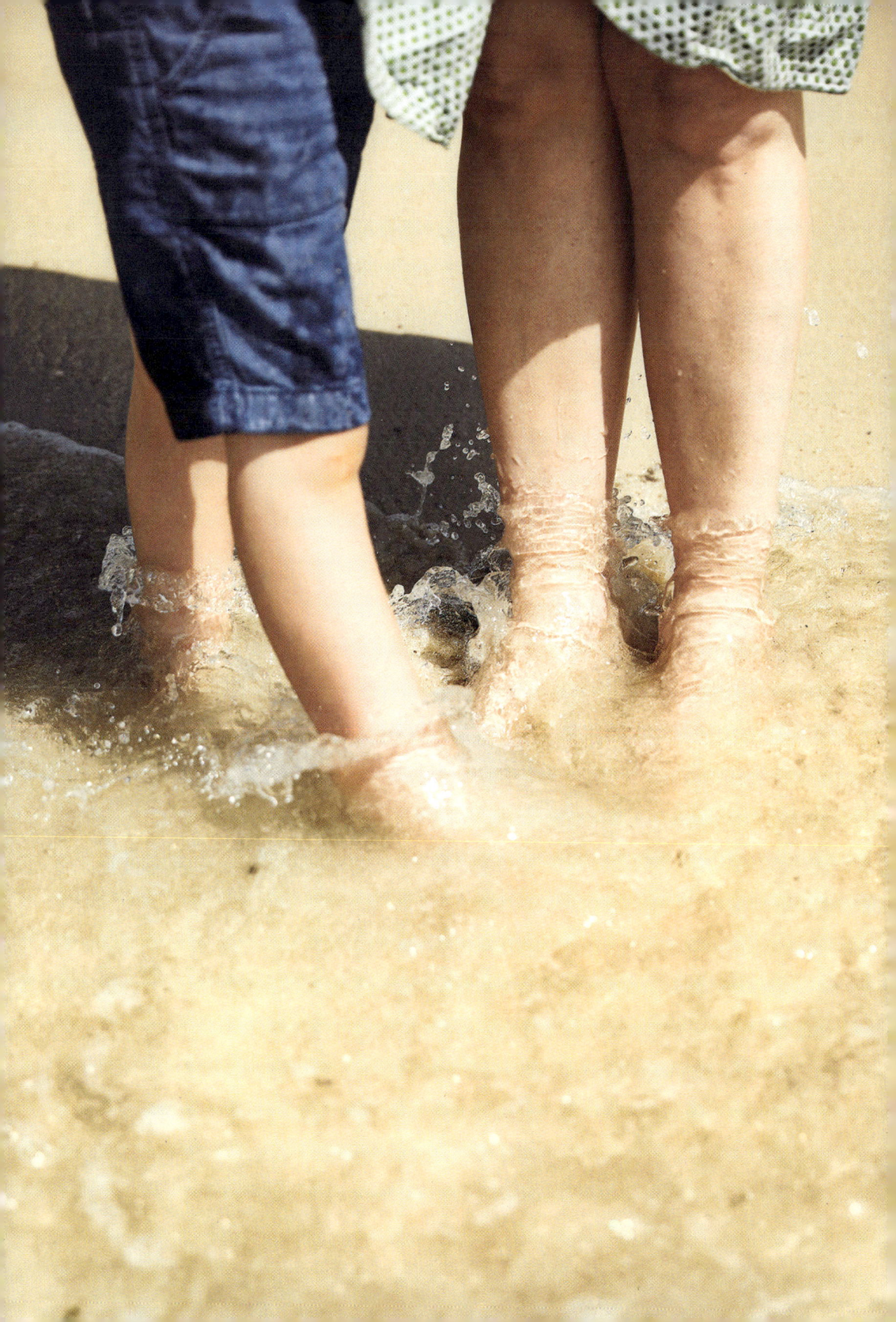

MEDITACIÓN

¿Estás en el grupo de «Ya lo he probado y no funciona»? Sigo estando decidida a ayudarte a encontrar una forma de meditar, porque hay muchísimas, no tienes que sentarte en una esquina a «vaciar tu mente». (Dicho sea de paso, tampoco es eso lo que tienes que hacer en una meditación sentada. Los pensamientos llegarán y tú los dejarás pasar flotando.)

«No tienes que sentarte en una esquina a "vaciar tu mente".»

MIS FORMAS FAVORITAS DE MEDITAR

1. De pie en la orilla de una playa y respirando de forma lenta y regular para crear música con el ruido de las olas que rompen en la orilla y me acarician los pies. No hay nada mejor para mí.
2. Colorear un mandala como meditación: *Mandala* significa «círculo sagrado» en sánscrito. A menudo se utilizan para ayudar a la meditación, y en los lugares sagrados se emplean como herramienta transformativa, sanadora.
3. Contar hacia atrás desde cincuenta en un lugar tranquilo, inspirando durante dos números y espirando durante otros dos, es decir, dedicando cuatro números a cada respiración. Para no desconcentrarme, me imagino a mi hijo sentado en su escritorio escribiendo los números mientras yo cuento hacia atrás y respiro.
4. Hacer una meditación de yoga nidra: se trata de una meditación guiada que haces tumbado, pasando de una parte del cuerpo a otra y concentrándote en ellas.

Es una meditación estupenda si estás agotado o no has dormido bien, puesto que es muy vigorizante.

OTRAS TÉCNICAS DE MEDITACIÓN PARA EXPLORAR

* **Meditación védica:** se hace dos veces al día sentándose en silencio durante veinte minutos por sesión. Te concentras en un mantra que te da tu maestro, y rediriges tus pensamientos hacia ese mantra cada vez que te desvías. Hay investigaciones que sugieren que una sesión equivale a tres horas de sueño en lo que se refiere al reequilibrio del sistema nervioso y el cerebro.
* **Meditación de mindfulness en la naturaleza 1:** despacio, pon un pie delante del otro, tocando con el talón del segundo la punta de los dedos del primero, inspirando durante cuatro pasos y espirando durante cinco, a lo largo de unos cincuenta pasos.
* **Meditación de mindfulness en la naturaleza 2:** siéntate en silencio y concéntrate en las cosas que ves y oyes a tu alrededor en la naturaleza, de una en una. Una abejita haciendo sus tareas (en serio, ¿a que las abejas son absolutamente asombrosas?), una hoja agitada por la brisa, una nube que pasa despacio. Es divino.
* **Prepara un risotto:** métete en la cocina y remueve, remueve, añade caldo, remueve, remueve, añade caldo, remueve, remueve, añade caldo...
* **Escucha una pieza de música serena:** dedica un rato a moverte por la orquesta, escuchando cada instrumento de forma individual.
* **Haz una clase de yin yoga:** es fantástico para meditar y estirar, y a veces algo difícil. Puedes hacerlo en casa siguiendo una clase *online* o buscar un estudio cercano.

Y por tu bien, no sigas una meditación guiada por alguien cuya voz te moleste. Mucha gente aduce esta razón para dejar la meditación, ¡por supuesto que no te gustará meditar si la voz no te resulta tranquilizadora!

DESCANSO Y RELAJACIÓN

Convierte el sueño en un ejercicio. Debemos hacerlo, porque es mientras dormimos cuando el cerebro lleva a cabo los procesos de retención, simplificación y organización, nuestros músculos se regeneran y nuestras hormonas obran su magia. Si no dormimos, enseguida perdemos el control y aparecen los antojos, la falta de creatividad, la susceptibilidad a los virus, la incapacidad para concentrarnos, la falta de coordinación..., y la lista no acaba aquí.

Tu sueño es precioso.

Plantéate poner en marcha una pequeña rutina del sueño para bajar las revoluciones todos los días:

* Suspende la exposición a la luz azul al menos un par de horas antes de acostarte. Busca una aplicación para el ordenador si tienes que trabajar por las noches, y haz lo mismo con el móvil si no lleva una incorporada, pero intenta reducir cada vez más el tiempo de uso de tecnología en las dos horas anteriores a acostarte.
* Considera ponerte unas gafas de sol que bloqueen la luz azul para asegurarte de que no la recibes de las luces de ambiente de la casa. Son de un tono naranja sexy. Eh, si tienes pareja y las usáis los dos, todo el mundo está sexy, ¿no?
* Otra opción es iluminarte con velas por las noches. Resulta muy relajante y tranquilizador... que es justo lo que necesitamos antes de irnos a la cama.
* Llévate un libro o una revista a la cama. Me encanta porque te ayuda a dejar a un lado tus problemas antes de dormir. Para mí, canalizar mis pensamientos hacia una buena revista es la mejor forma de despejar la cabeza de los acontecimientos del día y conciliar el sueño con facilidad. Puede que para ti sea una buena novela.
* No hagas ejercicio demasiado tarde, ya que puede provocar que tus niveles de cortisol estén demasiado altos para que te relajes.

* En el dormitorio, ten la menor cantidad posible de aparatos electrónicos (como ya comentamos en la sección sobre dormitorios). Los más importantes que debes quitar son el despertador digital y el teléfono inalámbrico. Opta por un despertador analógico antiguo y prueba a dejar el teléfono en otra parte de la casa.
* La sensibilidad a la luz de algunas personas es tan grande que su sueño es demasiado ligero si hay luz ambiental en la habitación. Si te ocurre, plantéate usar antifaz y tapones en los oídos para dormir bien y profundamente... sobre todo si tu pareja duerme con, bueno, «abandono desinhibido y ruidoso».
* Si te despiertas por la noche, ten un par de meditaciones guiadas tipo yoga nidra descargadas en el teléfono (si está en la habitación), puesto que así podrás ponerte los auriculares y hacerlas en silencio.
* Si tienes la sensación de que necesitas ayuda extra para conciliar el sueño, puede que un poco de magnesio te ayude. Habla con un profesional médico respecto a la mejor forma de tomarlo y la dosis. No todos los suplementos son iguales.
* Cuanto más te fuerces durante el día, más le costará a tu cuerpo relajarse con el tiempo. La ventaja de bajar un pelín el ritmo aquí y allá durante el día es que te resultará más fácil dormir por la noche.

Si tienes problemas de sueño, tal vez te interese visitar a un naturópata o profesional de la medicina china para que te ayude a buscar las posibles causas raíces y te facilite un apoyo herbal o nutricional. Pueden encontrarse pistas respecto a qué te está afectando al sueño en la hora a la que te despiertas y en lo que experimentas cuando intentas conciliar el sueño (la mente acelerada, sensación de tensión, el corazón desbocado, pitidos en los oídos) o cuando te despiertas (corazón acelerado, sudores, ansiedad). ¡No lo dejes pasar! Tu sueño es precioso, y opino que es muy importante que tu médico de cabecera descarte cualquier causa importante.

BAJA EL RITMO

1 **Deja de comer rápido o sobre la marcha:** estresarte y comer al mismo tiempo es como darle una paliza a tu digestión. Esto también es válido si te atiborras de palomitas mientras ves una película de suspense... ¡van a pasarse días allí! Convierte el acto de comer en un ejercicio intencional y, por favor, por favor, por favor, enseña a tus hijos a hacer lo mismo. No comemos medio subidos en los columpios del parque, no comemos mientras vamos corriendo a una reunión. Nos paramos, comemos y masticamos al menos veinticinco veces cada bocado para activar las enzimas de la saliva y mandarle a nuestro estómago el mensaje de que segregue jugos gástricos y bilis. Saca tiempo para parar y masticar bien cada bocado.

2 **Deja de ser tan multitarea:** en realidad es un mito lo de que la multitarea es buena para nosotros, ¡es terrible! Si no tienes claro si estás padeciendo los efectos psíquicos a largo plazo de demasiados años de multitarea, pregúntate lo siguiente: «¿Me cuesta concentrarme en una sola tarea, estar presente, no coger el móvil mientras estoy en el ordenador con diez ventanas abiertas y dándole de comer a un niño?». Uf. *Minitarea:* deja el móvil en casa cuando vayas a la compra. Cierra ahora mismo todas las ventanas de tu ordenador excepto una. Siéntate a leer un libro y apaga el teléfono mientras tanto. Cobra conciencia de que estás haciendo varias cosas al mismo tiempo y redúcelas cada vez con mayor frecuencia a una sola, sólo para probar.

3 **Busca pequeñas pausas para respirar durante el día:** mientras te lavas los dientes o preparas una fiambrera, por ejemplo. Es curioso, pero una vez que incorporas estas «obligaciones» como algo que se te da tan bien que podrías hacerlo con los ojos cerrados, se convierten en una oportunidad para relajarte. Son momentos maravillosos para bajar un poco el ritmo del día y aderezarlos con unas cuantas respiraciones profundas.

4. **Deja de decirte que no eres suficiente:** sí lo eres. *Minitarea:* cada vez que te sirvas una ración de monólogo interior negativo, oblígate a añadir el doble de comentarios positivos. Sustituye «Odio mi peso» por «Me encantan estar encontrando tiempo para hacer yoga y pasear últimamente». ¡La energía fluye allá donde va la mente!

5. **Recuerda que somos seres humanos, no hacedores humanos:** es una de mis citas favoritas, y procede tanto de Kobe Yamada como de Kurt Vonnegut. Dedica tiempo a ser todos los días. Piensa en el simple acto de anclarte a la tierra (página 242) y en lo bien que te hace sentir. Aumentemos el impacto entrando en contacto con nuestra mente y respirando varias veces de forma lenta y profunda.

6. **Haz una lista de «dejar de hacer»:** mi amiga y excelente profesora de yoga Kate Kendall me explicó este maravilloso ejercicio. Reflexiona sobre tu agenda o sobre tus tendencias a «embutir más cosas en el mismo día». ¿Qué puede desaparecer? Una «lista de dejar de hacer» puede cambiarte la vida. Tus preguntas de filtro son: ¿esto es útil para mí o para otra persona? ¿Lo disfruto? ¿Supone la gota que colma el vaso para este día?

7. **Convierte *no* en una palabra feliz:** a menudo decimos que sí sólo para darnos cuenta justo después de que deberíamos haber contestado que no. Mi sabia amiga Kelly Exeter aconseja: «Responde diciendo "Me lo pienso y te digo algo", porque así podrás negarte con educación al día siguiente».

IRRADIAR EL CAMBIO DE MANERA PACÍFICA

Puede que hayas aprendido mucho leyendo este libro. Es posible que, con tus recién descubiertos conocimientos, te entren ganas de meterle el turbo a tu vida y a la de todos los demás. Tal vez quieras empezar a gritar cosas desde las azoteas. ¡Calma! Baja el ritmo.

Opino que cualquiera que experimente este tipo de despertar poderoso estaría mintiendo si dijera que no ha sentido la necesidad de transmitirlo en menor o mayor medida, pero es muy importante que ni tu familia, ni tu pareja, ni tus amigos íntimos se sientan juzgados o «equivocados», sino que más bien lo entiendan como una invitación a descubrir qué contienen los productos y a comentar la locura que supone que hasta ahora ni siquiera lo supiéramos. Juntos. No vas contra ellos, vas con ellos, y quieres que tus hijos, si los tienes, crezcan sanos y fuertes, y que tu pareja se encuentre genial, y que la tía Cynthia comprenda que los manteles, platos y vasos de plástico desechable para la comida de Navidad no están nada bien.

La manera de involucrar a la gente es llevando a cabo un cambio feliz. ¿Que no quieren saber nada del asunto? Sigue haciéndolo tú…, tu vida es tuya y la de ellos, de ellos. Presume de piel reluciente y de energía rebosante y pronto empezarán a sentir curiosidad por saber qué estás haciendo y a formularte preguntas. Las preguntas son una invitación a que hables, y en ese momento no parece prejuicioso que compartas algunos conocimientos.

«La manera de involucrar a la gente es llevando a cabo un cambio feliz.»

LOS SERMONES: UNA FORMA INFALIBLE DE PERDER AMIGOS Y FASTIDIAR A TUS FAMILIARES

• • • • • • • • • •

Para ayudarte con ese deseo de que todo el mundo vea de inmediato lo mismo que tú ves, aquí van cinco maneras de no perder a tus amigos ni a tus familiares mientras te afanas en cambiar tu mundo:

❶ Plantéate de verdad por qué lo estás haciendo: comparte esos motivos desde lo más profundo de tu corazón. Si eres capaz de conectar con tus razones emocionales para llevar a cabo estos cambios, respaldadas por datos, habrá muchas más probabilidades de que la gente que te rodea vea que es algo que te sale del alma y que no se trata de que seas «un pesado» o de que te haya dado «una ventolera hippie».

❷ Piensa antes de hablar: puede que empieces a tener la sensación de que todo y todos los que te rodean son tóxicos en algún sentido. Es del todo normal. Por supuesto, no te convierte en mejor persona que ellos, así que es importante que te asegures de crear una sensación de unidad con ellos, no contra ellos. Por ejemplo, podrías decir: «¿Te acuerdas de ese libro que me estaba leyendo?». (Potencial cara de hastío o «¿Sí?» ansioso.) «Pues resulta que a ninguna de estas empresas se les exige por ley que sometan los compuestos químicos a prueba de manera independiente antes de lanzar los productos al mercado. ¿No te entran ganas de saber lo que contienen y de decidir por ti mismo?» Hacer que la otra persona se abra es tu mejor baza para trabajar con su entusiasmo y continuar hacia delante. «¿Sabías, por ejemplo, que muchas de las marcas de productos de cuidado personal contienen compuestos químicos disruptores de las hormonas? Los que se mimetizan con nuestras hormonas pueden hacer que desarrollemos enfermedades relacionadas con el sistema endocrino y contribuir a la infertilidad. Es muy preocupante, ¿no te parece?» Y un chiste siempre ayuda: «Ya es bastante complicado equilibrar nuestras tremendas hormonas al natural, sin meternos dentro otras falsas para liarlo todo aún más».

3 **Ved documentales juntos:** no te conviene aprenderlo todo mientras estás escondido en una esquina, con cincuenta pestañas abiertas en el navegador (¡que te estoy viendo!), y luego empezar a soltar datos de forma apasionada y emocional. Las personas que te rodean y que no tenían ni idea de lo que estabas haciendo pensarán que has perdido un poco la cabeza. Yo lo comparo con una ruptura: la persona que lleva meses pensando que la relación no funciona, planeando su futuro sin la otra persona y planeando adónde se mudará justo después de la ruptura es quien termina la relación. Pero para el otro es un impacto tremendo, y se supone que tiene que seguir adelante como si nada tras ese nuevo y enorme cambio. A los humanos no les gusta que les obliguen a cambiar, como todos sabemos, así que enfoca el aprendizaje low tox como una oportunidad de cambiar juntos. Deja que sean los científicos de los documentales quienes os den la noticia a los dos.

4 **Pónselo fácil a la persona que se resiste:** puede que tenga miedo de que todo vaya a ser demasiado complicado o de que las cosas no vayan a ser tan buenas como antes. Pregúntale qué productos «favoritos» tiene miedo de perder, hazle toda la investigación y prepárale una lista de alternativas o incluso cómprale una. Prepara un paquete de ayuda humanitaria. Organiza unas «Olimpiadas del rendimiento del desodorante», convierte a esa persona en un severo juez ruso y pídele que puntúe los desodorantes alternativos que le has buscado para que elija cuál es la mejor opción a utilizar en el futuro... Recurre a la diversión y la creatividad para intentar que se suba a bordo.

5 **Que sea delicioso:** quitarle a alguien sus galletas favoritas porque tienen diecinueve ingredientes sigue siendo quitarle a alguien sus galletas favoritas. Eres el malo. Mejor llévatelos a tu nuevo y delicioso terreno. Hornea una versión mejor y casera. Maravillaos ante el delicioso sabor de lo auténtico. Descubrid juntos que la fábrica compra el cacao en granjas que emplean mano de obra esclava, o que para ahorrar costes en las galletas emplean más colorante marrón que chocolate, y que ese colorante es un derivado del petróleo. Unos cuantos datos que den que pensar, acompañados de un nuevo capricho casero y delicioso, tienen muchas más probabilidades de conseguir un cambio duradero que el mero hecho de decir «¡Se te acabó el comer esto!».

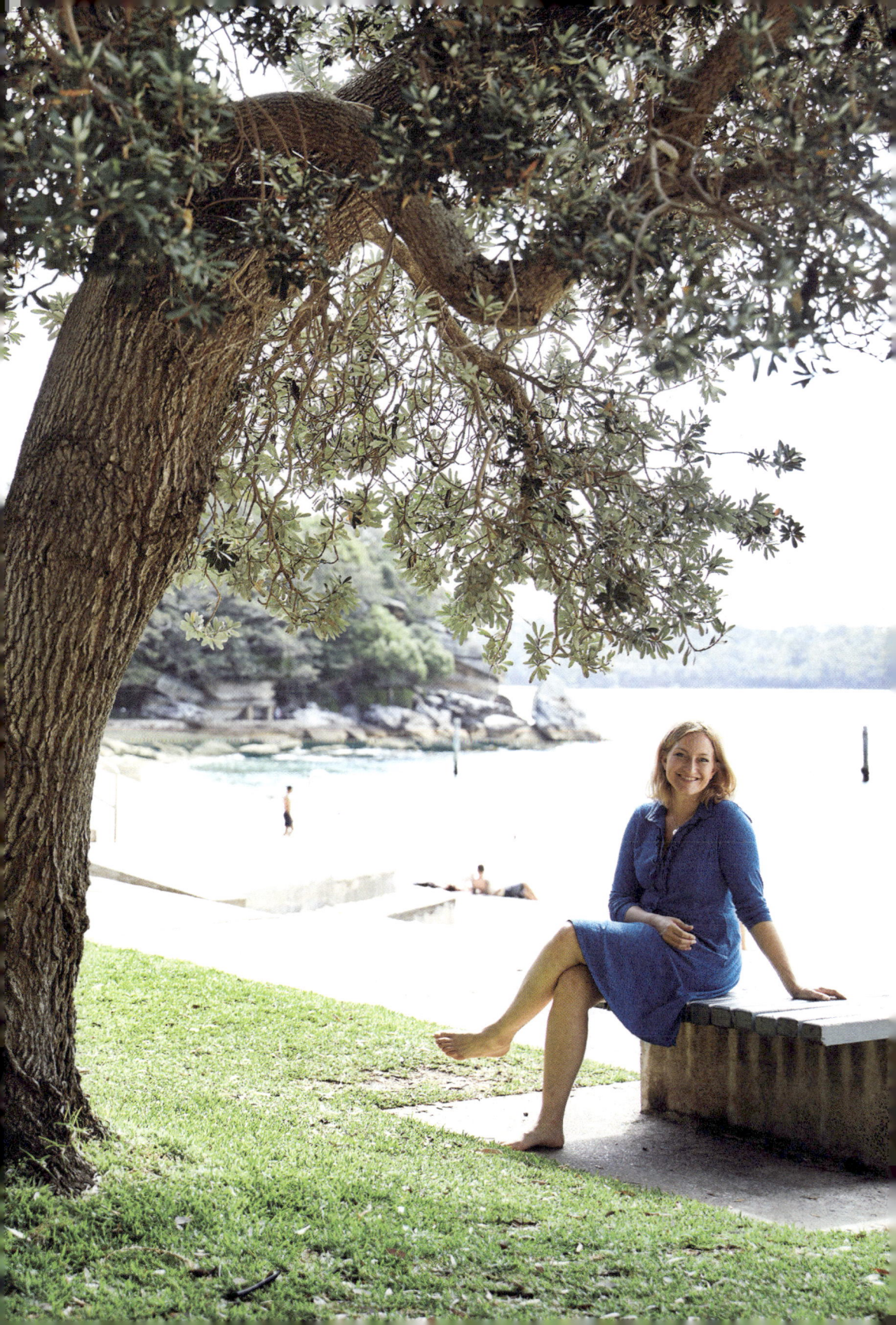

GUIONES SENCILLOS PARA AYUDARTE A DIFUNDIR TU MENSAJE

La próxima vez que te surja la oportunidad de explicar tu punto de vista, intenta adaptar estos guiones. Parafraséalos con tus propias palabras cuando empieces a dar esos pequeños pasos hacia el cambio de tu despensa y tu frigorífico, o de tus productos de cuidado personal y de limpieza. Que la gente se suba al mismo barco que tú y planear el cambio juntos será mucho más emocionante que ser el llanero solitario de tu casa.

DE COMPRAS CON UN AMIGO

No digas: «¡Uf, esa crema que usas contiene parabenos! Muy mal». (Nótese el tono acusatorio.)

Prueba con: «He estado investigando sobre los cosméticos porque a veces me salía un sarpullido extraño —no es necesario mentir, pero a veces una mentirijilla piadosa hace que te resulte menos intimidante sacar el tema de los productos naturales— y he descubierto que las grandes empresas les ponen cosas como X, Y y Z. ¿No te parece una locura? ¿Habías oído hablar de alguna de esas cosas? Bueno, si quieres, te paso una página web genial que he encontrado donde pueden comprarse cosas que tienen muy buena pinta/buen olor». (Es un enfoque tentador y que une. ¿Notas la diferencia?)

¿OBJECIÓN DE LA PAREJA?

Prueba con: «He estado estudiando qué impacto tienen algunos ingredientes sobre el medio ambiente e investigando los aditivos que son nocivos para nosotros, y es un horror. Voy a hacer un esfuerzo por ir sustituyendo por versiones mejores algunas de las cosas que solemos comprar. ¡Te gustará saber que eso implica que haré más cosas caseras! Me preocupan todos los problemas de salud de los que oímos hablar, y veo todos los vínculos entre la mala salud y las comidas procesadas, la cría intensiva de animales y algunos de los compuestos químicos que llevan los productos de cuidado personal, así que merece la pena intentar evitar ciertas cosas si podemos, ¿no te parece? Sobre todo si son igual de deliciosas y fáciles, ¿verdad?».

EMPODERA A LOS NIÑOS

Prueba con: «Chicos, necesito vuestra ayuda. Me he enterado de que existen varios ingredientes dañinos y quiero comprobar si algo de lo que tenemos en casa los lleva. ¿Me ayudáis a ir marcando los números en esta aplicación para descubrir si esto es un alimento de verdad o no? Después intentaremos encontrar una receta nueva para lo que obtenga una mala puntuación. No vamos a quedarnos sin cosas ricas, sólo vamos a descubrir otras juntos». Después crea un tablero de Pinterest familiar y votad el nuevo capricho semanal que vais a preparar juntos.

Y recuerda, mientras llevas a cabo el cambio, se trata más de concentrarte en ti mismo que de empeñarte en cambiar a los demás. Tu brillo y felicidad atraerán la curiosidad, y así te corresponderá desempeñar el papel de quien apoya y ofrece consejo en lugar del de un «predicador hippie pesado».

NO ES UN ADIÓS, ES UN *AU REVOIR*

Pues hemos llegado al final de nuestro tiempo unidos en este pequeño (vale, ¡no tan pequeño!) libro. Espero que me sigas acompañando y explores las sugerencias en lowtoxlife.com/book-resources, si lo que has aprendido te ha abierto el apetito de más.

Sin embargo, antes de marcharme me hace ilusión compartir unas cuantas reflexiones sobre la idea de comunidad. Es frecuente que, cuando cobras conciencia, te mueras de ganas no sólo de aplicar los cambios en ti, sino también de ver qué puedes hacer por ayudar a quienes te rodean a llevar una vida low tox, por las personas y por el planeta.

Cuanto más crecen las cosas buenas, menos espacio queda para las malas, y crear un cambio positivo conlleva que nos mantengamos felices y animados durante el proceso, en lugar de estar enfadados por todo lo que está mal. Forja un hermoso sistema nuevo y el antiguo se derrumbará. Parece que oponernos al sistema y quejarnos por todo le está haciendo un flaco favor a nuestra energía colectiva. Tenemos que dejar el rencor en la puerta. Estar enfadados y amargados por todo lo que vemos a nuestro alrededor será contraproducente para nuestro deseo de difundir el concepto de una vida baja en tóxicos.

> *«Forja un hermoso sistema nuevo y el antiguo se derrumbará.»*

He aquí qué podrías hacer para dar un paso adelante en diferentes situaciones:

* **Un grupo de padres de recién nacidos:** sé la persona que conoce las mejores toallitas bajas en tóxicos, la marca de chupetes más conveniente, los biberones de acero inoxidable más seguros, los pañales de tela más eficientes y menos en-

gorrosos. Conviértete en la persona de referencia y conseguirás ayudar a todos esos padres que te rodean.

* **En la guardería:** comenta con el director del centro las mejores opciones de desinfectante de manos y protector solar. Enséñales la lista de ingredientes de los productos que usan en este momento, muéstrales la investigación que has llevado a cabo sobre los aspectos tóxicos de esos componentes y propón alternativas. No hay nada peor que una queja sin una propuesta de solución.
* **En el colegio de tu hijo:** empieza a trabajar para que el colegio ponga en marcha un día de «la comida sin plásticos» o de la comida «sin desperdicios» todas las semanas, como hemos hecho nosotros. Sé el padre que presenta una lista de opciones de fiambreras reutilizables en el boletín informativo del colegio (envoltorios de cáñamo, portabocadillos, etc.) para contribuir a que la transición resulte más sencilla para los padres. Sugiere que se aprovechen las sobras en el almuerzo, que se consuman palomitas caseras en un recipiente en lugar de comprarlas en paquete (en serio, ¡las de paquete salen muchísimo más caras!). Comparte recetas de magdalenas sencillas, ideas para *crudités* y salsas, etc. Una vez más, proponer cambios sin mostrar el camino no es liderazgo, sólo una proclama. Tenemos que ayudar a los demás a reciclarse.
* **En el instituto de tu hijo:** propón un proyecto de sostenibilidad o una charla de un científico medioambiental, seguida de un taller. Take3 o Greenpeace son recursos maravilloso, por ejemplo.
* **En la clase del instituto de tu hijo:** sugiere que les pongan un documental y que lleven a cabo proyectos de investigación sobre varios compuestos químicos, sus usos y riesgos potenciales. O que diseñen un plan para reducir el uso de plástico y papel en el centro escolar. Que los alumnos tomen conciencia de lo que contienen algunos productos y de cómo puede afectarnos, para bien y para mal. Así cambias el mundo de forma literal, porque crecen haciendo las cosas de manera distinta y sabiendo exactamente por qué.
* **En un club deportivo o piscina:** haz una campaña en contra del uso de ambientadores programables en los baños. Propón alternativas tales como diseminar aceites esenciales o no utilizar nada: hemos sobrevivido durante décadas sin utilizarlos en los espacios públicos. En realidad no los necesitamos para nada. Haz una campaña a favor de la utilización de productos low tox en el baño y en la colada, hoy en día hay varias opciones buenas y baratas. De nuevo, si tienes a mano la lista de los ingredientes sospechosos así como los precios de los productos con que pueden reemplazarse, te resultará mucho más fácil convencerlos.

* **En tu cafetería habitual:** anímalos a ofrecer un descuento a todo el que lleve su propia taza. Sugiéreles que no sirvan los smoothies en vasos de plástico cuando la gente los pide para llevar. Proponles que guarden los posos del café para que la gente los utilice como exfoliantes corporales o en el jardín. Disuádelos del uso de pajitas y haz un cartelito para el bote de las pajitas: «Todas las pajitas que se han fabricado hasta ahora siguen existiendo. Por favor, usa una sólo si la necesitas de verdad. Gracias por ayudarnos a reducir el empleo de pajitas».
* **En tu restaurante habitual:** puedes hacer muchas cosas. Pídeles que les pregunten a los clientes antes de ponerles pajitas para sorber y que se pasen a las de papel. Cada vez que un cliente conteste: «No, gracias» se ahorrarán un dinero que podrán gastarse en comprar las de papel. Pídeles las sobras para llevar. Si utilizan recipientes de plástico para preparártelas, coméntales que existen opciones de cartón reciclado que son completamente compostables. Pregúntales si tienen un contenedor de compost. Concienciar con una simple pregunta puede convertirse en el catalizador que el equipo del restaurante necesita.
* **En tu lugar de trabajo:** haz una campaña en contra de los ambientadores programables y perfumes sintéticos en los baños. Solicita que la empresa compre espráis limpiadores, detergente líquido y en polvo y jabones low tox para la cocina de la oficina. Hazles una lista de opciones. Proporciónales los vínculos de las páginas donde comprarlos. Pónselo tan fácil que no hacerlo les parezca una locura. También puedes fomentar el reciclaje de cartuchos de tinta, las empresas de limpieza bajas en tóxicos e iniciativas no obligatorias como una mañana de taichí, una clase de yoga semanal o un «día de comer descalzos». Podríais regalar una botella y una taza reutilizables como paquete de comienzo de año o de bienvenida a los nuevos empleados.

Brindo por el inicio de nuestras pequeñas ondas de transformación, pequeñas y grandes, desde dondequiera que estemos. ¿Quién iba a saber que cambiar nuestra pasta de dientes y el protector solar podía animarnos a cambiar el mundo? Es genial. Empieza por ti mismo, a tu ritmo, a tu manera, y el resto irá llegando.

Por último, espero que, si he hecho bien mi trabajo en este libro, ya hayas experimentado unos cuantos cambios mientras leías. ¿Experimentas una mayor sensación de pertenencia al mundo y una determinación que nace de tu recién descubierta responsabilidad hacia tu salud y la de nuestro maravilloso planeta tierra?

¿Emoción por los nuevos descubrimientos en lugar de miedo a lo desconocido?

¿Entusiasmo por sentir en lo más profundo, hasta la médula, que estás haciendo algo realmente bueno?

¿Ilusión porque estás reconectando con cómo se cultivan y fabrican las cosas, con cómo te sientes y con lo que te ayuda a crecer?

¿Alegría por la naturaleza? Nosotros somos ella y ella es nosotros, así que el respeto por la naturaleza implica que continuemos prosperando durante muchas generaciones por venir.

Así que brindo por que utilicemos este libro como trampolín hacia una vida de excelente pensamiento crítico y elecciones que sean mejores para nosotros y para nuestro hermoso planeta. Actúa con la séptima generación en mente, y quién sabe la rapidez con que tal vez seamos capaces de darle la vuelta a este mundo.

Bienvenido a la nueva cara del activismo: ¡tu yo pacífico y poderoso!

LOW TOX. PERSONAS FELICES. PLANETA FELIZ.

BIBLIOGRAFÍA

CAPÍTULO 1: VIDA LOW TOX

Hay más de ciento cuarenta mil...: «Making our chemical future Green and clean», ONU Medio Ambiente, drustage. unep.org/environmentalgovernance/making-our-chemical-future-green-and-clean.

Según el equipo de investigación Ocean Cleanup...: Ocean Cleanup, www.theoceancleanup.com.

Hoy, los Centros para el Control y Prevención de Enfermedades...: «Autism spectrum disorder», CDC, EE.UU., www.cdc.gov/ncbddd/autism/data.html.

En noviembre de 2015...: B. Zablotsky et al., «Estimated prevalence of autism and other developmental disabilities following questionnaire changes in the 2014 National Health Interview Survey», *National Health Statistics Reports*, 13 de noviembre de 2015, n. 87, www.cdc.gov/nchs/data/nhsr/nhsr087.pdf.

Ocho billones de esas minúsculas esferas de plástico...: C.M. Rochman et al., «Scientific evidence supports a ban on microbeads», *Environmental Science and Technology*, 2015, vol. 49, pp. 10759-10761.

Una de cada cinco personas...: ABS, Australia, «Summary of findings: prevalence of mental disorders», 4326.0: National Survey of Mental Health and Wellbeing: Summary of Results, 2007; NIH, EE.UU., «Any mental illness (AMI) among U.S. adults», www.nimh.nih.gov/health/statistics/prevalence/any-mental-illness-ami-among-us-adults.shtml; NHS, Reino Unido, «Adult psychiatric morbidity in England», digital.nhs.uk/catalogue/PUB02931.

Los informes de varios países señalan...: Ming-Ho Yu et al., *Environmental Toxicology: Biological and Health Effects of Pollutants*, 3.ª ed, CRC Press, Boca Raton, Florida, p. 69.

nada menos que una de cada seis parejas...: M.E. Thoma, et al., «Prevalence of infertility in the United States as estimated by the current duration approach and a traditional constructed approach», *Fertility and Sterility*, 2013, vol. 99, n. 5, pp. 1324-1331.

aumento del 56, 3 por ciento respecto a la cifra de 1995...: ABS, «Overweight and obesity», 4364.0.55.001: National Health Survey: First Results, 2014-2015.

Las versiones actuales de los pesticidas más habituales...: Asamblea General de la ONU, «Report of the Special Rapporteur on the right to food», Consejo de Derechos Humanos, 34.ª sesión, 27 de febrero-24 de marzo de 2017, documents-dds-ny.un.org/doc/UNDOC/GEN/G17/017/85/pdf/G1701785.pdf?OpenElement.

A lo largo de la última década, Australia...: S. Berterame, «Use of and barriers to access to opioid analgesics: a worldwide, regional, and national study», *Lancet*, 2016, vol. 387, n. 10028, pp. 1644-1656.

En la actualidad, la causa subyacente de una de cada diez muertes en Australia...: *Australia's Health 2014*, AIHW, Canberra, 2014, www.aihw.gov.au/getmedia/8f7bd3d6-9e69-40c1-b7a8-40dca09a13bf/4_2-chronic-disease.pdf.aspx.

De acuerdo con la Agencia de Protección Ambiental (EPA) de Estados Unidos...: Zhai Yun Tan, «What happens when fashion becomes fast, disposable and cheap?», NPR, 10 de abril de 2016, www.npr.org/2016/04/08/473513620/what-happens-when-fashion-becomes-fast-disposable-and-cheap.

Cada uno de nosotros tira de media...: Council for Textile Recycling, www.weardonaterecycle.org.

CAPÍTULO 2: CUERPO LOW TOX

Y pueden bloquear o interferir en...: «Endocrine disruptors», NIEHS, NIH, US, www.niehs.nih.gov/health/topics/agents/endocrine/index.cfm.

Los disruptores endocrinos afectan a múltiples sistemas...: «Children's environmental health: endocrine disrupting chemicals (EDCs)», WHO, www.who.int/ceh/risks/cehemerging2/en.

Hace menos tiempo, se ha...: F. Grün & B. Blumberg, «Environmental obesogens: organotins and endocrine disruption via nuclear receptor signaling», *Endocrinology*, 2006, vol. 147, n. 6 supl., pp. 50-55.

En 2009, la Endocrine Society...: E. Diamanti-Kandarakis et al., «Endocrine disrupting chemicals: An Endocrine Society scientific statement», Endocrine Society, 2009, www.endocrine.org/-/media/endosociety/files/publications/scientific-statements/edc_scientific_statement.pdf.

Lo bueno que tienen los ftalatos...: W.J. Crinnion, «Toxic effects of the easily avoidable phthalates and parabens», *Alternative Medicine Review*, 2010, vol. 15, n. 3, pp. 190-196.

Las investigaciones disponibles muestran...: J. D. Meeker, «Exposure to environmental endocrine disruptors and child development», *Archives of Pediatric and Adolescent Medicine*, 2012, vol. 166, n. 6, pp. E1-E7.

Se han detectado en tejidos cancerígenos del seno humano...: P. D. Darbre et al., «Concentrations of parabens in human breast tumours», *Journal of Applied Toxicology*, 2004, vol. 24. n. 1, pp. 5-13.

Los parabenos también pueden interferir...: S. Oishi, «Effects of propyl paraben on the male reproductive system», *Food and Chemical Toxicology*, 2002, vol. 40, n. 12, pp. 1807-1813.

Algunas investigaciones dicen que es seguro...: Scientific Committee on Consumer Safety (SCCS), «Opinion of the Scientific Committee on Consumer Safety (SCCS): final version of the opinion on phenoxyethanol in cosmetic products», *Regulatory Toxicology and Pharmacology*, 2016, vol. 82, n. 156.

La ficha de datos de seguridad de Dow Chemical...: Dow, «Ethylene glycol phenyl ether», rev. 8 de noviembre de 2016, msdssearch.dow.com/PublishedLiteratureDOWCOM/dh_0977/0901b80380977062.pdf?filepath=productsafety/pdfs/noreg/233-00323.pdf&fromPage=GetDoc.

Resorcinol: Es un disruptor endocrino que se encuentra en...: BKH Consulting Engineers & TNO Nutrition and Food Research, «Annex 13: List of 146 substances with endocrine disruption classifications prepared in the Expert meeting», en «Towards the establishment of a priority list of substances for further evaluation of their role in endocrine disruption», Dirección General de Medio Ambiente de la Comisión Europea, ec.europa.eu/environment/archives/docum/pdf/bkh_annex_13.pdf.

Benzofenona: un posible disruptor hormonal...: S. Kim et al., «Effects of benzophenone-3 exposure on endocrine disruption and reproduction of Japanese medaka (*Oryzias latipes*): a two generation exposure study», *Aquatoxicology*, 2014, vol. 155, pp. 244-252.

Fosfato de trifenilo: un disruptor endocrino empleado sobre todo...: J. Congleton, «Nailed: endocrine disruptor in nail polishes gets into women's bodies», EWG, 19 de octubre de 2015, www.ewg.org/research/nailed.

Las investigaciones demuestran que la exposición constante...: E. Mendelsohn et al. (entre ellos, J. Congleton), «Nail polish as a source of exposure to triphenyl phosphate», *Environment International*, 2016, vol. 86, pp. 45-51.

Ambos irritan la piel, y se sospecha que el segundo...: C. A. M. Bondi et al., «Human and environmental toxicity of sodium lauryl sulfate (SLS): evidence for safe use in household cleaning products», *Environmental Health Insights*, 2015, vol. 9, pp. 27-32.

los daños que provoca en la glándula tiroides...: R. J. Witorsch, «Critical analysis of endocrine disruptive activity of triclosan and its relevance to human exposure through the use of personal care products», *Critical Reviews in Toxicology*, 2014, vol. 44, n. 6, pp. 535-555.

Son una causa común del eccema...: A. Wibbertmann et al., *Benzoic Acid and Sodium Benzoate*, WHO, Ginebra, 2000, www.who.int/ipcs/publications/cicad/cicad26_rev_1.pdf

un conocido irritante ocular...: G. H. Y. Lin & M. Hemming, «Ocular and dermal irritation studies of some quaternary ammonium compounds», *Food Chemical Toxicology*, 1996, vol. 34, n. 2, pp. 177-182.

Ha causado un aumento significativo en...: J. L. Cahill et al., «Methylisothiazolinone in baby wipes: a rising star among causes of contact dermatitis», *Medical Journal of Australia*, 2014, vol. 200, n. 4, p. 208.

estos compuestos químicos similares...: B. Nair, «Final report on the safety assessment of benzyl alcohol, benzoic acid, and sodium benzoate», *International Journal of Toxicology*, 2010, vol. 20, supl. n. 3, pp. 23-50.

El EWG ha descubierto que...: «1,4-dioxane», EWG, www.ewg.org/skindeep/ingredient/726331/1,4-DIOXANE.

Según algunas fuentes, las tres...: J. Sarkissian, «Mouth breathing», DDS Sarkissian Biological and Homeopathic Dentistry, www.sarkissiandds.com/articles/1009.html.

se ha demostrado que contribuye al tono de la piel...: Hsin-Yi Peng et al., «Effect of *Vetiveria zizanioides* essential oil on melanogenesis in melanoma cells: downregulation of tyrosinase expression and suppression of oxidative stress», *Scientific World Journal*, 2014, vol. 2014, artículo n. 213013.

Este mineral se ha vinculado de forma inconcluyente pero sólida...: J. E. Muscat et al., «Perineal talc use and ovarian cancer: a critical review», *European Journal of Cancer Prevention*, 2008, vol. 17, n. 2, pp. 139-146.

El cadmio es un carcinógeno que se ha detectado...: J. G. Ionescu et al., «Increased levels of transition metals in breast cancer tissue», *Neuroendocrinology Letters*, 2006, vol. 27, supl. n. 1, pp. 36-39.

Pueden acumularse en...: S. De Coster y N. van Larebeke, «Endocrine-disrupting chemicals: associated disorders and mechanisms of action», *Journal of Environmental and Public Health*, vol. 2012, n. 713696.

La exposición crónica está vinculada con la anemia...: J. M. Donald et al., «Reproductive and developmental toxicity of toluene: a review», *Environmental Health Perspectives*, 1991, vol. 94, pp. 237-244.

es posible que se acumulen en nuestros tejidos...: N. Concin et al., «Evidence for Cosmetics as a Source of Mineral Oil Contamination in Women», *Journal of Women's Health*, 2011, vol. 20, n. 11, pp. 1713-1719.

alteran nuestros niveles de estrógeno...: P. Tarnow et al., «Estrogenic activity of mineral oil aromatic hydrocarbons used in printing inks», *PLOS ONE*, 2016, vol. 11, n. 1, artículo n. e0147239.

Se cree que el butilhidroxianisol y el...: A. Pop et al., «Endocrine disrupting effects of butylated hydroxyanisole (BHA – E320)», *Clujul Medical*, 2013, vol. 86, n. 1, pp. 16-20.

Además, son dañinos para los peces...: «The dirty dozen: siloxanes», David Suzuki Foundation, https://davidsuzuki.org/queen-of-green/dirty-dozen-siloxanes/.

A menudo se encuentran en los polvos faciales con factor de protección solar...: Comité científico de los riesgos sanitarios emergentes o recientemente identificados de la Comisión Europea (SCENIHR), «Nanotechnologies», 2006, ec.europa.eu/health/scientific_committees/opinions_layman/en/nanotechnologies/l-2/6-health-effects-nanoparticles.htm; M. Cimitile, «Nanoparticles in sunscreen damage microbes», *Scientific American*, 24 de marzo de 2009, www.scientificamerican.com/article/nanoparticles-in-sunscreen.

Todos estos aceites son buenísimos...: B. Ali et al., «Essential oils used in aromatherapy: a systemic review», *Asian Pacific Journal of Tropical Biomedicine*, 2015, vol. 5, n. 8, pp. 601-611.

Cloruro de benzalconio: es...: «Benzalkonium chloride compounds», Toxnet, NIH, US National Library of Medicine, 13 de mayo de 2010, toxnet.nlm.nih.gov/cgi-bin/sis/search/a?dbs+hsdb:@term+@DOCNO+234.

Triclosán: ya sabemos...: S. E. Anderson y B.J. Meade, «Potential health effects associated with dermal exposure to occupational chemicals», *Environmental Health Insights*, 2014, vol. 8, supl. n. 1, pp. 51-62; «Not effective and not safe: the FDA must regulate dangerous antimicrobials in everyday products», Natural Resources Defense Council, www.nrdc.org/sites/default/files/antimicrobials.pdf.

Penetra con facilidad en la epidermis...: N. Duale et al., «Octyl methoxycinnamate modulates gene expression and prevents cyclobutane pyrimidine dimer formation but not oxidative DNA damage in UV-exposed human cell lines», *Toxicological Sciences*, 2010, vol. 114, n. 2, pp. 272-284.

las ratas macho nacidas de madres expuestas...: M. Schlumpf et al., «Developmental toxicity of UV filters and environmental exposure: a review», *International Journal of Andrology*, 2008, vol. 31. n. 2, pp. 144-151.

Las pruebas con humanos demostraron que tanto el metoxicinamato de octilo como el enzacameno...: J. A. Ruszkiewicz et al., «Neurotoxic effect of active ingredients in sunscreen products: a contemporary review», *Toxicology Reports*, 2017, vol. 4, pp. 245-259.

cuando se expone a la luz solar, generan...: «Padimate O», EWG, www.ewg.org/skindeep/ingredient/704392/PADIMATE_O/ - .WhOxDxJ96b8.

se supone que debemos sudar...: S.J. Genuis, «Blood, urine, and sweat (BUS) study: monitoring and elimination of bioaccumulated toxic elements», *Archives of Environmental Contamination and Toxicology*, 2011, vol. 61, n. 2, pp. 344-357.

Ambos podrían resultar tóxicos si el cuerpo los absorbe...: «Diethanolamine», Toxnet, 15 de mayo de 2014, toxnet.nlm.nih.gov/cgi-bin/sis/search/a?dbs+hsdb:@term+@DOCNO+924; «Triethanolamine», Toxnet, 22 de septiembre de 2016, toxnet.nlm.nih.gov/cgi-bin/sis/search/a?dbs+hsdb:@term+@DOCNO+893.

ya están restringidos...: «Ethanolamine compounds», Campaign for Safe Cosmetics, www.safecosmetics.org/get-the-facts/chemicals-of-concern/ethanolamine-compounds.

Algunos de estos colorantes sintéticos...: S. Kobylewski y M. F. Jacobson, «Toxicology of food dyes», *International Journal of Occupational and Environmental Health*, 2012, vol. 18, n. 3, pp. 220-246.

también provocan...: «Food dye can cause severe allergic reactions», 25 de enero de 2007, University of Michigan, ns.umich.edu/new/releases/1760-food-dye-can-cause-severe-allergic-reactions.

Se considera que, en promedio, empleamos unos doce mil tampones...: F. Edraki, «Tampons, pads, menstrual cups, period underwear: what's best for the environment?», actualizado 4 de noviembre de 2017, ABC News, www.abc.net.au/news/2017-10-27/which-period-product-is-best-for-the-environment/9090658.

Como llevan algodón...: A. Donsky, «Is there pesticide residue on your tampons? Our independent testing gets specific», Naturally Savvy, naturallysavvy.com/care/is-there-pesticide-residue-on-your-tampons-our-independent-testing-gets-specific; *Robin Danielson Act 2008*, H.R.5181, 110.º Congreso de EE.UU., www.congress.gov/bill/110th-congress/house-bill/5181/text.

Se ha descrito como...: R.T. Zoeller et al., «Endocrine-disrupting chemicals and public health protection: a statement of principles from the Endocrine Society», *Endocrinology*, 2012, vol. 153, n. 9, pp. 4097-4110.

Se sospecha que [...] es tóxico para la reproducción...: M. D. Reuber, «Carcinogenicity of saccharin», *Environmental Health Perspectives*, 1978, vol. 25, pp. 173-200.

Dado que los estadounidenses utilizan alrededor de 4,3 millones de kilómetros...: K. S. Kruszelnicki, «Dental Floss 1», 30 de marzo de 2001, ABC Science, www.abc.net.au/science/articles/2001/03/30/268342.htm.

Hay muchas investigaciones sobre el cilantro...: M. Aga et al., «Preventive effect of *Coriandrum sativum* (Chinese parsley) on localized lead deposition in ICR mice», *Journal of Ethnopharmacology*, 2001, vol. 77, n. 2-3, pp. 203-208.

CAPÍTULO 3: HOGAR LOW TOX

son disruptores endocrinos en...: R. Morgenstern et al., «Phthalates and thyroid function in preschool age children: sex specific associations», *Environment International*, 2017, vol. 106, pp. 11-18; J. D. Meeker et al., «Di(2-ethylhexyl) phthalate metabolites may alter thyroid hormone levels in men», *Environmental Health Perspectives*, 2007, vol. 115, n. 7, pp. 1029-1034; S. Sedha et al., «Role of oxidative stress in male reproductive dysfunctions with reference to phthalate compounds», *Urology Journal*, 2015, vol. 12, n. 5, pp. 2304-2316; A. Karwacka et al., «Exposure to modern, widespread environmental endocrine disrupting chemicals and their effect on the reproductive potential of women: an overview of current epidemiological evidence, *Human Fertility*, 2017, vol. 31, pp. 1-24.

el triclosán puede alterar...: E. M. Rees Clayton et al., «The impact of bisphenol A and triclosan on immune parameters in the U.S. population», *Environmental Health Perspectives*, 2011, vol. 119, pp. 390-396.

Algunos estudios han recomendado que continúen investigándose con urgencia...: N. Tatarazako et al., «Effects of triclosan on various aquatic organisms», *Environmental Sciences*, 2004, vol. 11, n. 2, pp. 133-140.

además de provocar irritación pulmonar cuando se inhalan...: «2-butoxyehtanol», 12 de agosto de 1996, hazard.com/msds/mf/baker/baker/files/b6100.htm.

La doctora Rebecca Sutton...: J. Sholl, «8 hidden toxins: what's lurking in your cleaning products?», Experience Life, octubre de 2011, experiencelife.com/article/8-hidden-toxins-whats-lurking-in-your-cleaning-products.

Aunque la EPA establezca un umbral...: «Glycol ethers», ficha de seguridad de la EPA, www.epa.gov/sites/production/files/2016-09/documents/glycol-ethers.pdf.

El amoniaco es un potente irritante...: V. R. Thrane et al., «Ammonia triggers neuronal disinhibition and seizures by impairing astrocyte potassium buffering», *Nature Medicine*, 2013, vol. 19, pp. 1643-1648.

pueden ser agudos...: Jiang-Hua Li, «Health effects from swimming training in chlorinated pools and the corresponding metabolic stress pathways», *PLOS ONE*, 2015, vol. 10, n. 3, artículo n. e0119241.

un verdadero problema del lauril éter sulfato sódico...: C. A. M. Bondi, «Human and environmental toxicity of sodium lauryl sulfate (SLS): evidence for safe use in household cleaning products», *Environmental Health Insights*, 2015, vol. 9, pp. 27-32.

Riesgo sanitario: dependiendo de la regularidad...: «Hazardous substance fact sheet: naphtha», New Jersey Department of Health and Senior Services, nj.gov/health/eoh/rtkweb/documents/fs/0518.pdf.

También pueden estar contaminadas...: «Naphtha», www.collectioncare.org/MSDS/naphthamsds.pdf.

Las fichas de datos de seguridad...: «Safety data sheet ... optical brightening agent TF-351», Orica, 12 de agosto de 2009, msds.orica.com/pdf/shess-en-cds-010-000000018959.pdf.

y que pueden causar [...] reacciones alérgicas...: J. L. Marks, «Quantifying the transfer of optical brighteners from fabric to skin», MSc thesis, University of Washington, 2015.

funcionan de forma similar al triclosán...: A. Bello et al., «Characterization of occupational exposures to cleaning products used for common cleaning tasks-a pilot study of hospital cleaners», *Environmental Health*, 2009, vol. 8, artículo n. 11.

acetato de bencilo (que es posible que...)...: D. S. Longnecker et al., «Evaluation of promotion of pancreatic carcinogenesis in rats by benzyl acetate», *Food and Chemical Toxicology*, 1990, vol. 28, n. 10, pp. 665-668.

alcohol bencílico (puede irritar...)...: «Benzyl alcohol: sc-326216», ficha de datos de seguridad química, 20 de agosto de 2009, en Santa Cruz Biotechnology, datasheets.scbt.com/sc-326216.pdf.

cloroformo (una neurotoxina...)...: «Chloroform», ficha de datos de seguridad de la EPA, www.epa.gov/sites/production/files/2016-09/documents/chloroform.pdf.

¿Sabías que...: «Please don't use bleach», Mycologia, www.mycologia.com.au/don't-use-bleach.

está incluido en la lista de carcinógenos...: «Tetrachloroethylene (Perchloroethylene)», ficha de datos de seguridad de la EPA, www.epa.gov/sites/production/files/2016-09/documents/tetrachloroethylene.pdf.

Cazuelas de acero inoxidable que contengan níquel...: «Nickel allergy», Healthline, https://www.healthline.com/health/allergies/nickel#Symptoms2

Cazuelas de cobre (que pueden elevar...)...: «Council of Europe's policy statements concerning materials and articles intended to come into contact with foodstuffs», 13 de febrero de 2002, en Mast: Icelandic Food and Veterinary Authority, www.mast.is/Uploads/document/guidelines_metals_alloys_used_as_food_contact_materials.pdf.

hay investigaciones que demuestran que con el tiempo los componentes del plástico...: «Bottled waters contaminated with antimony from PET», comunicado de prensa, 24 de enero de 2006, University of Heidelberg, www.uni-heidelberg.de/press/news/news06/2601antime.html.

Y eso sin contar el combustible...: Pacific Institute, «Fact sheet: bottled water and energy: getting to 17 million barrels», diciembre de 2007, ya no está disponible en línea.

Eso equivale a más de mil millones...: C. Fishman, «Message in a bottle», Fast Company magazine, 1 de julio de 2007, p. 110, www.fastcompany.com/59971/message-bottle.

Las botellas de plástico PET pueden...: W. Shotyk et al., «Contamination of Canadian and European bottled waters with antimony from PET containers», *Journal of Environmental Monitoring*, 2006, vol. 8, n. 2, pp. 288-292.

Sólo en 2002, se produjeron 5 billones de bolsas de plástico...: «Plastic bags used per year», The World Counts, www.theworldcounts.com/counters/waste_pollution_facts/plastic_bags_used_per_year.

alternativas como el BPF...: C.Z. Yang et al., «Most plastic products release estrogenic chemicals: a potential health problem that can be solved», *Environmental Health Perspectives*, 2011, vol. 119, pp. 989-996.

Todos los días salen a la luz más pruebas...: «Exposure to BPA substitute, BPS, multiplies breast cancer cells», Science News, Science Daily, 3 de abril de 2017, www.sciencedaily.com/releases/2017/04/170403140605.htm.

Alrededor del cincuenta por ciento...: «The facts are overwhelming», Plastic Oceans, www.plasticoceans.org/the-facts.

La cantidad de plástico...: N. D'Alessandro, «22 facts about plastic pollution», 7 de abril de 2014, EcoWatch, www.ecowatch.com/22-facts-about-plastic-pollution-and-10-things-we-can-do-about-it-1881885971.html.

en todo el mundo a aproximadamente un millón...: «Marine debris», Australian Marine Conservation Society, www.marineconservation.org.au/pages/marine-debris.html.

En Australia se llevan al vertedero 3,28 millones de toneladas...: «Environmental impact: food waste in Australia», Foodbank, www.foodbanknsw.org.au/about-us/environmental-impact.

En el Reino Unido...: A. Cowburn, «UK households wasted 7.3 million tonnes of food in 2015, new figures reveal», 10 de enero de 2017, *Independent*, www.independent.co.uk/news/uk/part-mp-a7517931.html.

En Estados Unidos...: S. Goldenberg, «Half of all US food produce is thrown away, new research suggests», 13 de julio de 2016, *Guardian*, theguardian.com/environment/2016/jul/13/us-food-waste-ugly-fruit-vegetables-perfect?CMP=share_btn_tw.

Aunque a nivel técnico no es un metal pesado...: R.A. Yokel, «The toxicology of aluminum in the brain: a review», *Neurotoxicology*, 2000, vol. 21, n. 5, pp. 813-828; Stephen C. Bondy, «The neurotoxicity of environmental aluminum is still an issue», *Neurotoxicology*, 2010, vol. 31, n. 5, pp. 575-581.

en especial para ese veinticuatro...: «HLA DR», SurvivingMold, https://www.survivingmold.com/diagnosis/lab-tests.

La lista de síntomas potenciales es larga...: «Common mold sickness misdiagnoses», SurvivingMold, www.survivingmold.com/mold-symptoms/common-mold-sickness-misdiagnoses-is-this-really-my-illness-1.

entre ellos uno publicado por la Organización Mundial de la Salud...: «Electromagnetic fields and public health: mobile phones», ficha de datos n. 193, revisado en octubre de 2014, WHO, www.who.int/mediacentre/factsheets/fs193/en.

Ten en cuenta que los australianos compramos...: J. Milburn, «Aussies send 85% of textiles to landfill», Textile Beat, 18 de agosto de 2016, textilebeat.com/aussies-send-85-of-textiles-to-landfill.

Y que el total de los estadounidenses se deshacen...: G. Frazee, «How to stop 13 million tons of clothing from getting trashed every year», PBS News Hour, 7 de junio de 2016, www.pbs.org/newshour/nation/how-to-stop-13-million-tons-of-clothing-from-getting-trashed-every-year.

Entre 1980 y 2014...: E. Cline, «Where does discarded clothing go?», *The Atlantic*, 18 de junio de 2014, www.theatlantic.com/business/archive/2014/07/where-does-discarded-clothing-go/374613.

En 2014, se utilizaron 55,2...: A. Carmichael, «Man-made fibers continue to grow», Textile World, enero/febrero de 2015, www.textileworld.com/textile-world/fiber-world/2015/02/man-made-fibers-continue-to-grow.

ahora están presentes en todas partes...: S. Howard, «Environmental awareness», 5 de junio de 2017, School of Public Health, University of Minnesota, www.sph.umn.edu/news/environmental-awareness.

En lo que se refiere a los zapatos, un estudio [...] del Reino Unido...: G. Allen, «Women own 21 pairs of shoes on average», *Mirror* (Londres), 8 de octubre de 2014, www.mirror.co.uk/news/uk-news/women-21-pairs-shoes-average-4400118.

CAPÍTULO 4: COMIDA LOW TOX

Hay estudios que han demostrado que los colorantes...: L. E. Arnold et al., «Artificial food colors and attention-deficit/hyperactivity symptoms: conclusions to dye for», *Neurotherapeutics*, 2012, vol. 9, n. 3, pp. 599-609.

está probado que los residuos de esos herbicidas...: R. Mesnage et al., «Multiomics reveal non-alcoholic fatty liver disease in rats following chronic exposure to an ultra-low dose of Roundup herbicide», *Scientific Reports*, vol. 7, artículo n. 39328.

Se cree que hasta el sesenta por ciento...: J. Higdon et al., «Folate», Micronutrient Information Center, Linus Pauling Institute, Oregon State University, 2000 con actualizaciones, lpi.oregonstate.edu/mic/vitamins/folate.

Se sabe que afectan a las personas sensibles...: véase, por ejemplo, H. Vally et al., «Clinical effects of sulphite additives», *Clinical and Experimental Allergy*, 2009, vol. 39, n. 1, pp. 1643-1651.

Se ha demostrado que suprimen la función reproductiva de las hembras...: M. Mondal et al., «Monosodium glutamate suppresses the female reproductive function by impairing the functions of ovary and uterus in rat», *Environmental Toxicology*, 2017, prepublicación en línea, doi: 10.1002/tox.22508.

los estudios muestran que los consumidores [de edulcorantes artificiales]...: M. R. Ardalan et al., «Nephrotoxic effect of aspartame as an artificial sweetener», *Iranian Journal of Kidney Diseases*, 2017, vol. 11, n. 5.

almacenar la comida en plástico durante mucho tiempo...: M. Wagner & J. Oehlmann, «Endocrine disruptors in bottled mineral water: total estrogenic burden and migration from plastic bottles», *Environmental Science and Pollution Research*, 2009, vol. 16, n. 3, pp. 278-286.

CAPÍTULO 5: MENTE LOW TOX

«El perfeccionismo no tiene nada que ver con...»...: B. Brown, *Daring Greatly*, Penguin, Londres, 2015, pp. 130-131.

Según un estudio de la Universidad de California...: D. Ramsey, «UC San Diego experts calculate how much information Americans consume: computer games and TV account for bulk of information consumed in 2008», 9 de diciembre de 2009, UC San Diego News Center, ucsdnews.ucsd.edu/archive/newsrel/general/12-09Information.asp.

La oxitocina produce optimismo...: vínculos a artículos científicos relevantes en Alejandra «Alex» Ruani, «Hugs, the ultimate vaccine», Health Sciences Academy, thehealthsciencesacademy.org/health-tips/hugs.

«En [la tradición budista...]»...: Thich Nhat Hanh, «Touching the Earth», *A Pebble for Your Pocket: Mindful Stories for Children and Grown-ups*, Plum Blossom Books, Berkeley, California, 2001, pp. 93-94 [trad. *Un guijarro en el bolsillo. El budismo explicado a los niños*, Oniro, Barcelona, 2009].

AGRADECIMIENTOS

Se necesita a un equipo de personas para traer un bebé al mundo, ¡y resulta que en el caso de un libro no es distinto!

Gracias a Ollie: siempre que lo necesitaba estabas ahí para abrazarme y para cuando me quedaba atascada en los talleres, y te llevabas a nuestro precioso hijo de campamento cuando necesitaba tiempo para escribir. Te valoro y te amo tanto, *chéri*.

Mamá, Nat y papá: los mejores animadores de la familia.

Gracias a mi editora, Jane Morrow, por enviarme mi correo electrónico favorito de 2017. Mi comunidad lleva años preguntándome «¿Cuándo vas a sacar un libro?», así que me siento muy afortunada de poder decir: «¡Ya está aquí!». Gracias también a Katie Bosher y Madeleine Kane por hacerme sentir que este libro estaba en las mejores manos desde el primer momento.

Gracias a Nicola Youg por ser una correctora ninja: me sentí muy afortunada de contar como correctora con una gran científica y experta «dotadora de sentido» para mis frases en ocasiones capaces de dejarte sin aliento.

Gracias a Vanessa Austin, Rob Palmer y Jacqui Porter, de Northwood Green, por el estilismo, la fotografía y el diseño del libro respectivamente, por unirlo todo para crear algo tan bonito y accesible... ¡que es justo como deseo que la gente perciba estos hermosos cambios!

Gracias a mis amigos: no establecemos barreras entre los unos y los otros y apoyamos en igual medida las acciones, ideas y vulnerabilidades de los demás.

Hay muchas personas cuyo trabajo agradezco, que me inspiran en todos los pilares de la vida low tox. Algunos de los más importantes son: Michael Pollan, Joel Salatin, Annie Leonard, Alice Waters, Stephen Sinatra, Ron Ehrlich, Jude Blereau, Mark Hyman, Tim Flannery, Michael Antoniou, Nicole Bijlsma, Marc Cohen, Costa Georgiadis, Brené Brown, Clare Press, Brooke McAlary, Bruce Lourie, Rick Smith, Tim Silverwood, Dan Buettner, Sally Fallon, Dave Asprey, Kirsty Wirth, Joost Bakker, Gary Taubes, Nick Ritar y Elisa Song. Todas estas personas increíbles son ejemplos prácticos, tanto en su vida laboral como en la personal, de lo que es bueno y verdadero, sin juicios, y siempre fomentando la curiosidad y la exploración.

Gracias a todos vosotros, los activistas y defensores de la vida sostenible del mundo, por luchar por nuestro planeta de las muchas formas que lo hacéis. Sois valientes, sois necesarios y siento un respeto infinito por vuestro trabajo. Espero que todos lleguemos a ver el día en que lo mejor para nuestro planeta se priorice sobre los intereses políticos y empresariales egoístas.

Por último, gracias a la comunidad Low Tox Life. Somos una muchedumbre feliz de muchos miles de personas conscientes, solícitas y libres de prejuicios que valoran que «para gustos, los colores», pero que saben que la comida de verdad y las opciones de cuidado personal y del hogar más sencillas funcionan para todos. Es del todo imposible que este libro hubiera existido sin vosotros. Gracias por estar ahí.

Oigo que aumenta el volumen de la música y que el telón comienza a bajar (¡siempre he querido dar un discurso en los Premios Grammy!), así que lo dejaré aquí.

ÍNDICE

2-butoxietanol 44, 98-99
3-(4'-Metilbencilideno)-D,L-1-
    alcanfor (enzacameno) 66

abrazar 241
abrillantador de muebles 107
abuela, crème à la vanille de
    la 212-213
accesorios 161
aceite de palma 101
aceite de vetiver 86
aceite mineral 57
aceites naturales 86
aceites vegetales 174
acetato de bencilo 101
ácido benzoico 43
acné 49
acondicionadores 70
activismo 26-27, 250-252,
    254-259
aditivos derivados del
    petróleo 172
Administración de Alimentos y
    Medicamentos
    de EE. UU. 43
agua 123-125
agua embotellada 125
alcanfor 79
alcohol bencílico 44, 101
algodón 155, 162
alimentación sana, consejos
    para una 175
alimentos genéticamente
    modificados 172-173,
    181-182
alimentos precocinados 33-35
almacenamiento de comida
    133-135
almacenamiento de alimentos
    133-135
almizcles 57
almohadas 155
aluminio 67, 145
ambientadores 120, 122

amoniaco 99
anclarse a la tierra 242
Antoniou, Michael 181
aromatizantes artificiales 173
arroz de coliflor 206
arrugas 47
autobronceadores 67
azúcar 173

bajar el ritmo 247, 248-249
bambú 162
banquete de ayuda
    humanitaria 197, 225-231
banquete familiar mauriciano
    196, 198-213
basura, formas de reducir
    136-137, 140-143
batidos 91, 231
benzaldehído 44
benzoato de 4-(dimetilamino)
    -2-etilhexilo
    (padimato O) 66
benzoato de sodio 43
benzocaína 44
benzofenona 43
BHA 58
BHT 58
bienestar mental 234-249
Bijlsma, Nicole 151
biodinámica 180
blanqueadores ópticos 101
blanqueamiento dental 84
Blumberg, Bruce 41
bolsas con autocierre 130
bolsas de basura 140
BPA 126
BPF 126
brócoli 229
brócoli asado frío 229
bronceado 67
brotes 219
Brown, Brené 234
bruma facial/tónico 54
butilhidroxianisol (BHA) 58

butilhidroxitolueno (BHT) 58

cadmio 57, 144-145
cal en la cafetera o tetera 112
calabacines 218
calabacines al horno 218
caldo 174, 187
camas y ropa de cama
    153-157
cambio, cómo hacer un 10-18,
    28, 142, 250-252, 254-255
caprichos 191-192, 194-195
caramelos masticables de
    cacao 192
carbopol 44
carne, almacenamiento de 135
carne, presupuesto para
    189-190
cenas colectivas 240
cepillos de dientes 84
cereales de desayuno 173
cilantro 91
cloraminas 123
cloro 99, 123
cloroformo 101
cloruro de benzalconio 64
cocina atestada 116-117
cocinar, consejos para 186-188
colchas 155
colchones 153-154
colegios 257
colorantes artificiales 173
colorantes sintéticos 68
comer lento 248
comida de verdad 170-177
comida insana 172-174
comida orgánica 180-181,
    183-185, 184
comida, de verdad vs. falsa
    170-174
compostadores 137
compras 161
compuestos de amonio
    cuaternario 101

compuestos orgánicos volátiles (COV) 145
compuestos químicos
  en los productos de limpieza 94, 97-101
  en los alimentos 166
  en las fragancias del hogar 119
  en el maquillaje 56-58
  en la vida moderna 22-24
  en los productos para el cuidado de la piel 38-44, 46
comunidad 256-258
conexión 240-241, 257
conservantes artificiales 173
contaminantes, en el hogar 144-149
cordero 216-217
cortinas de ducha 130
cosméticos ver compuestos químicos; productos para el cuidado de la piel
crème à la vanille 212-213
crueldad animal 155
cubrecolchones 154
cuidado corporal 61-69
cuidado de las uñas 78-80
cuidado del cabello 70-77
cuidado dental 82-84
cuidado facial 46-55
cuidado menstrual 69
curries 138, 202-203
curry de berenjena 202-203
curry de no compres nada 138
curry de verduras 138
champú casero sencillo 71
champú en seco 73
champús 70-73
ChemConscious, Inc. 99
chutney de cilantro y tomate 205
chutney de mango 204

Dalái Lama 238
DEA 68
dental, cuidado 82-84
descanso 247-248
desodorante 67-68

desodorante de lima y coco de Amanda 68
desperdicio de comida 136-137, 184
desperdicio de ropa 158
destilados del petróleo 100
detergente en polvo 113
detergente para prendas delicadas 114
detergente/blanqueador para prendas en remojo 113
deterioro dental 83
detoxificación 88, 90-91
disruptores endocrinos 40-44
dormitorios 153-157, 247
DowChemical 42

edredones 154-155
edulcorantes artificiales 173
Ehrlich, Ron 83
ejercicio 91
embarazo 90
enjuague bucal 84
ensalada sencilla de rúcula, brotes, hinojo y limón 219
ensaladas 219
Environmental Working Group 184
envoltorios encerados 134
esmalte de uñas 78-79
especiado, pan de higo y jengibre 230
espray antibacteriano para superficies 105
espray multiusos 105
estevia 173
Exeter, Kelly 242
exfoliante corporal de café 65
exfoliante corporal de coco, caramelo y limón 65
exfoliante facial 50
exfoliantes corporales 64-65
Exquisito tratamiento para el fortalecimiento y crecimiento de las uñas 80
externalización, de la tarea de cocinar 188

fenoxietanol 42
fiambreras 134
filtro de agua 123-125
filtro de aire 144, 146, 148-149
filtro HEPA 144, 146, 148
flacidez de la piel 47
formaldehído 78, 154
fortalecedor de proteínas para el pelo quebradizo 76
fosfato de trifenilo 43
fosfatos 100-101
fragancia del hogar 119-122
fragancias
  programables 257, 258
  falsas 30, 41-42, 85, 119, 258
  para el hogar 119-122
  personales 85-87
frittata 228
fruta, almacenamiento de 135
frutos secos, almacenamiento de 135
ftalato de dibutilo 78
ftalatos 41-42, 98, 120, 130

gelatinas 224
Gelatinas de frambuesa, menta y rosa 224
glicerina 82
Global Organic Textile Standard (GOTS) 155, 162-163
Glutamato monosódico 173
guarderías 257
guiso mauriciano de pollo 200-201

harina refinada 173
hidratantes 38
hidróxido de sodio 99-100
higo y jengibre, pan 230
hilo dental 84
hinchazón 48-49
hinojo 219
humedad, en las paredes 148

ingredientes 183-184

jabones 64-65

ÍNDICE

jabones corporales 64-65
jabones de manos 64
jardinería 183

Kasuska, Donna 99

laca 74
latas 134
látex 154
lauril éter sulfato sódico 43, 61, 82, 100
leches ultrapasteurizadas 174
lentejas 207
lentejas mauritanas fáciles 207
limpiacristales 107
limpiador antimoho 105-106
limpiador de horno 108
limpiador de joyas 111
limpiador de juntas de azulejos 111
limpiador de la toalla caliente de Amanda Cook 52
limpiador de suelos 109
limpiador en crema 109
limpiador para acero inoxidable 106
limpiador para la taza del váter 112
limpiador y abrillantador para el lavavajillas 108
limpiadores de lengua 84
limpieza en seco 115
lociones corporales 61, 62
los que mojan la cama, protectores de colchón para 156

magdalenas de loción corporal 62
magnesio 247
mandalas 244
maquillaje 56-60
marketing alimentario 194-195
masaje 91
máscaras faciales 51
meditación 244-245
meditación de mindfulness 245
meditación védica 245
mercurio 145

metales, exposición a 144-145
metilisotiazolinona 44
metoxicinamato de octilo 66
mezcla para infusiones 231
microesferas 44, 61, 82
moho 146, 148, 149
mosquiteras 156
mustias, verduras 208

nanopartículas 58
nueces pecanas ahumadas al arce 220
nuestro sensacional banquete estándar 197, 214-224

«obesógenos» 41
octinoxanato 66
oil pulling 91
ojeras 47
opacidad, de la piel 47
ordenadores 150-152
Organización Mundial de la Salud 150
oxibenzona 66
oxitocina 241

padimato-O 66
paletilla de cordero elige tu propia aventura 216-217
pan de higo y jengibre 230
pañuelos 161
parabenos 42
parafina 57
pasta de dientes 82, 84
PEG 43, 61
percloroetileno 115
perfeccionismo 234
perfumes 85-87
permacultura 178
personal, fragancia 85-87
pescado, almacenamiento de 135
petrolato 57
planificación del menú 187, 190
plástico 12, 126-131, 142, 143
plomo 57, 144
plumón 154, 155
policlorobifenilos 145
policuaternio-7 43

poliéster 158
polímeros 44
polioxietilenéteres de alcoholes cetoestearílicos 44
polvo 145-146
pollo: guiso mauriciano de pollo 200-201
presupuesto para comida 189-190
Price, Weston A. 83
productos antibacterianos 64
productos de limpieza 94, 97-115
productos para el cuidado de la piel 38, 40-55
productos para lavar la ropa ver productos de limpieza
propilenglicol 61
protector labial satinado 60
protectores de colchón impermeables 156
protectores de colchones 156
protectores solares 66
pudin de chocolate con tropezones blanditos 209-210
purificadores de aire 149
PVC 162

quitaesmaltes 80
quitamanchas 110, 114
quitamanchas para alfombras 110
quitamanchas para ropa 114

radiación electromagnética 150-152
rato tranquilo 236-237
reciclar 55
recipientes de comida de acero inoxidable 134
recipientes de cristal 133
reducción de desperdicios 136-137, 140-143
refrescos 174
regulación 94-95
regulación alimentaria 94-95
residuos de pesticida 185

resinas con formaldehído 78
resorcinol 42
Rodale Institute 178
ropa 158-163
rúcula 219

sábanas 154-155
sacarina sódica 82
sal 190
satisfacción 238
secado, de ropa 115
«secuestrantes» 91
sérums de aceite 48
siloxanos 58
smoothie de mango, pepino y menta 231
soja procesada 174
sostenibilidad 162
suavizante de olor delicioso 114
suavizantes para ropa 101, 114
sueño 246-247
sustituto del blanqueador 110
Sutton, Rebecca 98

tabletas 150-152
talco 56-57
tampones 69
tarros de fermentación 134
tarta de natillas de coco y limón 221-223
tazas reutilizables 129
tecnología 235
teflón 162
tejidos sintéticos 158, 162
teléfonos 150-152
teoría de la razón, la etapa y la vida entera 178-179
textiles 158-163
Thich Nhat Hanh 242
tiempo para uno mismo 236-237
tiendas de segunda mano 160-161
tintes capilares 75
«tocar la tierra» 242
tolueno 57, 78
tratamiento antipiojos 77
tratamientos capilares 75-76
triclosán 43, 64, 82, 98

ultrapasteurizadas, leches 174
unirse a la tierra 242
utensilios de cocina 116-118
utensilios de repostería 116-118

vasijas 134
velas 119-120, 122
verduras mustias 208
verduras, almacenamiento de 135
Vonnegut, Kurt 249

wi-fi 150-152
Wiking, Meik 240

xilitol 173

Yamada, Kobe 249
yoga 91, 245
yoga nidra 245

zanahorias 91, 217
zanahorias asadas 217
zapatos 160

Título original: *Low Tox Life*
© 2018 Murdoch Books, un sello de Allen & Unwin
Texto © Alexx Stuart 2018
Diseño © Murdoch Books 2018
Fotografía © Rob Palmer 2018
© de la traducción del inglés, Ana Isabel Sánchez Díez, 2019
© Ediciones Koan, s.l., 2019
c/ Mar Tirrena, 5, 08912 Badalona
www.koanlibros.com • info@koanlibros.com
Todos los derechos reservados
ISBN: 978-84-120537-2-2 • Depósito legal: B-19.992-2019
Maquetación: Cuqui Puig
Impresión y encuadernación: ANMAN Gràfiques del Vallès, S.L.
Impreso en España / *Printed in Spain*

El extracto de la página 242 es una traducción de un fragmento de *A Pebble for Your Pocket* (2001, 2010) de Thich Nhat Hanh, reproducido con permiso de Parallax Press, Berkeley, California. www.parallax.org

• El contenido que se presenta en este libro tiene como fin informar e inspirar. El comprador de este libro entiende que la autora no es un profesional médico y que la información contenida en este libro no pretende reemplazar el consejo médico a la hora de curar o prevenir cualquier enfermedad o condición médica.
• Aquellos que tengan mayor riesgo de sufrir los efectos de la salmonella (personas mayores, mujeres embarazadas, niños pequeños y aquellos que padecen enfermedades autoinmunes) deben consultar a su médico antes de comer huevos crudos.
• Guía del horno: los tiempos de cocción varían según el horno que se utilice. Para hornos con ventilador, como regla general, ajustar la temperatura del horno 20 °C por debajo de lo indicado en la receta.
• Guía de medidas: hemos utilizado la medida de 20 ml (4 cucharaditas) para una cuchara. Si usas una cuchara de 15 ml (3 cucharaditas), agrega una cucharadita adicional del ingrediente por cada cucharada especificada.